Kraut Vom richtigen Umgang mit Haut und Haar

Anita Kraut

Vom richtigen Umgang mit

Haut und Haar

Ganzheitliche
Zusammenhänge,
Pflege, Schutz und Hilfe
bei Erkrankungen

SIEGANI

Kraut Anita:
Vom richtigen Umgang mit Haut und Haar: ganzheitliche Zusammenhänge, Pflege, Schutz und Hilfe bei Erkrankungen.

ISBN 3-9810062-0-8
2. neubearb. Auflage
(ISBN 3-89631-239-1 Erstauflage,
erschienen im Hugendubel-Verlag, München 1998)

Lektorat: Susanne Garbers
Fotographie: Gabi Furtner
Grafiken im Text: Erwin Muschielok
Umschlaggestaltung: info@mgl-design.de
Druck und Bindung: Ebner & Spiegel, Ulm
Printed in Germany

ISBN 3-9810062-0-8

Inhalt

Vorwort

Obwohl die Haut nicht zu übersehen ist, wird doch gerne übersehen, daß sie unser größtes Organ darstellt. Alle Außen- und Innenbereiche des Menschen sind von ihr ausgekleidet in Form von äußerer Epidermis und innerer Schleimhaut. Sicher ist die Haut auch eines der am meisten strapazierten Organsysteme. Nicht nur im physischen Sinne unterliegt sie wahren Zerreißproben etwa bei Unfällen, sondern auch im physikalischen Sinne, wenn wir an die immer brisanter werdende Sonnenstrahlung denken, und im chemischen Sinne in Form all der Detergentien und Umweltgifte, die unsere arme Haut treffen. Mit ihren Anhangsgebilden, den Haaren und Nägeln, ist sie darüber hinaus eindeutig unser aussagekräftigstes Organ. Insofern ist es nicht verwunderlich, wenn wir mit Ausdrücken wie eine *ehrliche* oder eine *arme Haut* gleich den ganzen Menschen zu charakterisieren suchen. In ihrer Fähigkeit, über den Durchblutungszustand ihre Farbe zu ändern, signalisiert sie uns und allen, die es sehen wollen, wie es mit unserer Vitalität steht. Ein leichenblasser Teint vermittelt eine ganz andere Botschaft als jener Zustand, der umgangssprachlich mit dem *gesunder* oder *guter Farbe* umschrieben wird. Die gute Farbe stimmt Mütter froh, während die Blässe schon lange nicht mehr an Vornehmheit, sondern an den (irgendwann) nahenden Tod gemahnt.

An so einfachen Phänomenen wie dem Erröten können wir den ausdrucksstarken Signalcharakter der Haut und zugleich ihre enorme Ehrlichkeit erkennen. Rot ist ein Gesicht nach Anstrengung, vor Zorn oder aus Scham. Zwischen diesen drei Auslösern ist aus dem Zusammenhang jeweils sehr einfach zu unterscheiden, und so verrät die Haut uns auch hier. All das hat zur Folge, daß wohl an keinem Organ so viel herumgedoktert wird wie an unserer armen Haut. An ihr wird jede und jeder schnell selbst zum Therapeuten, und so werden Pickel ausgequetscht und lästige, weil zu ehrliche Farbschattierungen übermalt und andere aufgetragen. Große Teile der Kosmetikindustrie leben nicht schlecht davon, daß uns unsere Haut in ihrer Ehrlichkeit stört.

Auch wenn es um richtiggehende Krankheitsbilder geht, zeichnet sich die Haut durch ihre Ausdrucksstärke aus. Sie verrät zumeist auf den ersten Blick, wenn uns etwas auf der Haut oder unter den Nägeln brennt, wenn wir aus ihr herausfahren wollen oder uns ihrer nicht mehr erwehren können. Wo uns etwas juckt, wird das in Kratzspuren deutlich, mit denen wir versuchen, unsere Grenze aufzureißen, ein auf der körperlichen Ebene natürlich letztlich hoffnungsloses Unterfangen. Ausschläge deuten Aggressionen an, die von innen nach außen drängen, und die Schuppenflechte spricht von einer Panzerung, die auf der Körperebene durchaus problematisch ist. In ihrer Funktion als Grenz- wie auch in der fast entgegengesetzten als Kontaktorgan ist die Haut zwei Urprinzipien gleichermaßen verpflichtet, denen des Saturn und der Venus. Sie bietet von allen Organen durch ihre einfache Sichtbarkeit die schnellsten Zugänge für Be-Deutungen von Krankheitsbildern. Wie auf einer Landkarte können wir auf ihr lesen, was sich bei uns an Grenz- und Konktaktproblemen abspielt. Dem einschlägig Geübten verrät sie obendrein noch, was in der Tiefe gespielt wird, über all die Reflexzonen, die in der wachsenden Alternativmedizin eine immer größere Rolle spielen. Die inneren Organe des Körpers spiegeln sich und ihre Probleme sozusagen nach draußen auf die Haut. So kann man in den Ohren und an den Füßen, entlang der Wirbelsäule immer auf der Haut ablesen, was in der Tiefe nicht stimmt.

So wie der Körper ganz allgemein zur Bühne der Seele wird, ist die Haut nicht nur ihre ausgedehnteste, sondern auch aussagekräftigste und willigste Darstellerin. Nicht nur, aber eben auch in den Effloreszenzen der Kinderkrankheiten läßt sie auf der Oberfläche aufblühen, was von innen herausdrängt und wichtige Botschaften und anstehende Entwicklungsschritte andeutet. Nimmt man noch die Krallen der Finger- und Fußnägel hinzu und die Haupt- und anderen Haare ist das Repertoire dieses Organs wirklich enorm. Auf ihr lesen, d.h. ihre Botschaften empfangen zu lernen und daraus entsprechende Behandlungsschritte abzuleiten, ist das zentrale Anliegen dieses Buches. Ich freue mich besonders, daß ich mich zu seinen Geburtshelfern rechnen darf und wünsche ihm, daß es den Weg in zahlreiche Hände findet und so Zugang zu vielen anstehenden Entwickungsthemen schafft.

Johanniskirchen im April 1998 Ruediger Dahlke

Vorbemerkung

Diese Reise durch das Thema Haut, Haar und Psyche erfordert eine gewisse Aufmerksamkeit, aber sie wird, wie ich hoffe, auch aufschlußreich: sie verschafft Ihnen eine tiefgreifendere Einsicht in ein Organ, das sich ganz an der Oberfläche befindet. Eine Erkrankung der Haut stellt wegen ihrer Sichtbarkeit für den Betroffenen eine arge Belastung dar, so daß sich mancher Hautpatient wohl heimlich schon einmal ein Magengeschwür im Tausch gewünscht hätte.

Aber die objektiven Beschwerden einer Hautkrankheit sind wesentlich besser handhabbar als die subjektiven Beschwerden der Erkrankung unserer inneren Organe.

Zudem haben Sie als »Hautsensibler« den zuverlässigsten Indikator für einen falschen, das heißt zu Ihrem eigenen Nachteil gereichenden Umgang mit der Umwelt, Ihren Mitmenschen oder Ihrer Ernährung.

Sie können »Fehlverhalten« förmlich an Ihrer Haut ablesen und sind in der Lage, sofort »gegenzusteuern«. Sie können aktiv werden, neue Richtungen einschlagen, sich neue Horizonte eröffnen. Sie können sich einen Therapeuten als Begleiter auf dem zugegeben nicht immer leichten Weg der Gesundung suchen. Den Begriff Therapeut verwende ich hier wie auch im gesamten Buch als ein Synonym für medizinische Berufe im engeren Sinne, wie Ärzte, Heilpraktiker, Psychologen und Psychotherapeuten.

Und wenn vorher die Sichtbarkeit der Krankheit ein Nachteil war, so verkehrt sich das spätestens dann ins Gegenteil, wenn Sie Ihre Heilerfolge auch unmittelbar sehen können.

Mit diesem Buch möchte ich Sie auf dem Weg der Heilung begleiten. Wichtig war mir nicht nur eine isolierte Betrachtung einzelner Aspekte wie beispielsweise die seelische Problematik, Ernährung, Kosmetik, Verdauung oder Amalgambelastung. Statt dessen war ich bemüht, ganzheitliche Zusammenhänge darzustellen. Denn zur dauerhaften Heilung einer Hautkrankheit ist es notwendig, möglichst alle in Frage kommenden Ursachen ausfindig zu machen und entsprechend mit verschiedenen Therapieformen zu heilen. Vor allem für chronisch Hautkranke ist ein ganzheitliches Therapiekonzept unerläßlich.

Als Autorin dieses Buches möchte ich Sie ermutigen, die Herausforderung zu geistigem und seelischem Wachstum anzunehmen, sich also mit Ihrer Hautkrankheit auseinanderzusetzen, um sich schließlich mit Ihrer Haut und sich selbst auszusöhnen.

Fangen Sie noch heute damit an.

I
Haut und Seele

Immer mehr Menschen fühlen sich »nicht wohl in ihrer Haut«. Die steigende Zahl der Hautkranken verstärkt und präzisiert die Suche nach bakteriellen oder viralen Erregern, nach allen denkbaren Allergenen in Nahrung, Wasser und Luft.

Mit Chemie wird versucht, die immer öfter »ausschlagende« Haut in ihre Grenzen zu verweisen. Während die einen also krampfhaft versuchen, alle wissenschaftlich nachweisbaren Auslöser der Hautkrankheit zu finden, drängt sich bei den ganzheitlich Denkenden immer mehr der seelische Hinter-Grund in den Vorder-Grund.

Dabei handelt es sich keineswegs um etwas Neues – es ist ein wiederentdecktes, uraltes Wissen, das in der Euphorie der aufkommenden Technik und Wissenschaftsgläubigkeit verdrängt wurde, denn für alles, was mit Psyche und Seele zu tun hat, gab und gibt es so gut wie keine wissenschaftlichen Beweise. Die Körpersprache jedoch ist zeitlos und international; sie wird auf der ganzen Welt verstanden. Und selbst in unseren zivilisierten, hochentwickelten Ländern hat sie sich in der Umgangssprache recht deutlich erhalten: Es ist einem beispielsweise zum Kotzen (Erbrechen), man hat Schiß (Durchfall), etwas stinkt einem (Blähungen) oder man möchte aus der Haut fahren.

Es ist demnach so, daß sich ein seelisches Problem auf die Körperebene verlagert, sich eines körperlichen Leidens bedient, um auf ungelöste seelische Konflikte hinzuweisen.

Mit diesen seelischen Problemen konnte der Betroffene bisher nicht fertig werden, oder er hat sie absichtlich verdrängt, ins Unbewußte abgeschoben, in den Schatten. Von dort bahnt sich das ungelöste Problem wieder einen Weg ins Be-Wußtsein. Hierzu benutzt es die Körperbühne – eine Krankheit entsteht.

So gesehen findet man bei allen Krankheiten irgendeinen seelischen Hintergrund – allen voran bei den Hautkrankheiten, denn die Haut ist der »Spiegel der Seele«.

Selbst wenn man sich beim Kochen mit heißem Fett die Hand verbrennt, kann dies ein symbolischer Hinweis auf ungelöste Konflikte sein – wo sonst ist man dabei, sich die »Hände zu verbrennen«?

Ganz allmählich stellen wir uns die Frage: Warum habe ich dieses Leiden? Wir suchen die Antwort nicht nur in äußerlichen Dingen, wie zum Beispiel in Allergenen. Es dämmert uns, daß es zwar vordergründig einfach ist, zum Beispiel die verspeiste Nuß als »Schuldige« hinzustellen, daß damit jedoch das zugrundeliegende Problem nicht gelöst ist.

Es liegt aber nur an uns, an unserem seelischen und körperlichen Zustand, wenn wir bestimmte Nüsse nicht vertragen. Die meisten Menschen vertragen alle Arten von Nüssen ohne weiteres, was beweist, daß Nüsse nicht grundsätzlich unverträglich sind.

Bei den meisten Hautkrankheiten, die weder auf einer Allergie noch auf einer Infektion beruhen, finden wir keine einzige Ursache aus rein medizinischer Sicht. Diese »hoffnungslosen« Fälle erhalten vielleicht die Diagnose »psychosomatisch«.

Auch wenn die Schulmedizin solche Fälle nicht unbedingt bewußt so bezeichnet, deutet das Wort *psychosomatisch* unübersehbar auf die wahre Ursache: *psycho*(seelisch)*soma*(körperlich). Sogar die Reihenfolge stimmt: Ein ursprünglich seelisches Problem hat sich auf die Körperebene verlagert.

Diese Patienten landen schließlich oftmals beim Psychotherapeuten, dem die ehrenvolle Aufgabe zukommt, von der Haut abzulesen, was die Seele des Patienten eigentlich sagen will. Es ist sicher nicht leicht, das auf der Haut erschienene »Gemälde« richtig zu interpretieren. Worauf will der Maler (die Seele) durch das Bild (die Hautkrankheit) aufmerksam machen?

C. G. Jung drückt es wie folgt aus: »... die Hautkrankheit (in diesem Fall Psoriasis) ist eine Art Malerei, die auf der Haut erscheint. [...] es ist bisweilen notwendig, daß man gewisse ›seelische‹ Inhalte bildlich darstellt, weil sie begrifflich nicht gefaßt werden können, nur anschaulich.«[1]

Diese bildhafte Sprache müssen wir wieder lesen lernen.

[1] Siehe »Briefe 1906–1961«, Band 1, Seite 1.

Die Argumente der Gegner dieses ganzheitlichen Denkens prallen spätestens an der Haut ab, denn sie hat einen unmittelbaren, direkten Zusammenhang mit unserem Nervensystem. Während unserer Entwicklung im Mutterleib entsteht aus den drei sogenannten Keimblättern der ganze menschliche Körper mit seinen Organen. Jedes Keimblatt entwickelt bestimmte Organe und Organsysteme.

Aus einem dieser Keimblätter, dem *Ektoderm*, erwachsen das Nervensystem und die Haut. Die beiden sind wie Zwillinge, und somit auch auf das engste miteinander verbunden. Geht es einem gut, fühlt sich auch der andere prächtig, leidet einer der beiden, ist auch der andere traurig.

Die Verbindungen der Haut zu ihrem Zwillingsbruder, dem Nervensystem, lernen wir noch kennen: es sind die Millionen von Tastkörperchen, Druck-, Vibrations- und Schmerzmelder.

Die Verbindungen vom Gehirn und den Nerven zur »Schwester Haut« unterscheiden sich rein medizinisch gesehen nicht von den Verbindungen des Gehirns zu den übrigen Organen. Auch wenn wir nichts wirklich Sichtbares finden, so kennen wir doch alle die ganz typischen Reaktionen der Haut auf Eindrücke unserer Sinnesorgane, unserer Gedanken und Gefühle: Wir erröten vor Scham, werden blaß vor Schreck, nach einer schlechten Nachricht fährt uns ein Schauer über den Rücken, oder wir bekommen eine Gänsehaut. Sicherlich wurden auch Sie schon einmal rot vor Wut und wären am liebsten aus Ihrer Haut gefahren. Vielleicht wollte Ihnen ja jemand das Fell über die Ohren ziehen, und Sie mußten sich Ihrer Haut wehren.

Fragt man einen hautkranken Patienten nach den äußeren Umständen zu Beginn seiner Krankheit, so finden sich häufig Begebenheiten, die seelisch besonders belastend waren. Verblüffend ist oft auch die unbewußte Wortwahl des hautkranken Patienten, wenn er diese für ihn belastende Situation beschreibt; meist werden Redewendungen benutzt, die auf die Haut Bezug nehmen.

Es wäre nun falsch, dieser beschriebenen und für den Patienten so belastenden Begebenheit die alleinige Schuld am Entstehen der Hautkrankheit zu geben. Wie wir aus den Schilderungen in diesem

Buch erfahren werden, sind die körperlichen Ursachen nicht zu unterschätzen.

Ob nun der körperliche oder seelische Aspekt überwiegt, muß ganz individuell herausgefunden werden.

Bei hautkranken Patienten liegt das Problem häufig im Bereich der (Haut-)Grenze: Sie haben Schwierigkeiten, sich abzugrenzen, oder sie überschreiten ihre Grenze, sie suchen Kontakt zu anderen oder wollen ihn vermeiden.

Findet sich in der Krankengeschichte ein derartiges Problem, wird diese These bestätigt. Doch so einfach macht es uns die Haut nicht. Alle denkbaren seelischen Konflikte zeichnen ihr Bild auf die Haut; wie ein Gemälde erscheint es für jeden sichtbar. Das seelische Problem wird somit anschaulich dargestellt. Ein konkretes Beispiel kann diesen Zusammenhang verdeutlichen:

Fallbeispiel

Eine Patientin, Berta – etwa 25 Jahre alt –, kommt wegen dunkellila Flecken auf dem Bauch in meine Praxis. Rein optisch empfindet Berta die Flecke nicht als störend, da sie durch die Kleidung verdeckt werden. Aber sie jucken ständig und rauben Berta seit Jahren den Schlaf.

Alle klassischen naturheilkundlichen Therapieansätze bleiben ohne Erfolg. Cortison unterbindet im Notfall lediglich den unerträglichen Juckreiz.

Während der frustrierend erfolglosen Therapie frage ich Berta wiederholt nach etwaigen seelischen Konfliktsituationen – doch sie verneint.

Eines Tages stirbt ihre Großmutter. Berta sieht die Leichenflecke und berichtet mir entsetzt, daß ihre dunkellila Flecken so ähnlich aussehen. Ich frage sie daraufhin, ob sie schon einmal mit dem Tod konfrontiert wurde. Sie erzählt mir von einer Totgeburt und daß kurze Zeit nach dem Klinikaufenthalt auch die Flecken das erste Mal aufgetaucht seien. Berta setzt sich daraufhin bewußt mit ihrer Trauer auseinander, worauf schon innerhalb kurzer Zeit der Juckreiz wesentlich zurückgeht.

Die Fallbeispiele aus meiner Praxis sind so umschrieben, daß zwar die Grundangaben zur Krankheitsentstehung und deren Verlauf wirklichkeitsgetreu wiedergegeben werden, die Identität des Patienten jedoch gewahrt bleibt.

Ferner ist es wichtig, darauf hinzuweisen, daß jeder Hautkranke ein Individuum ist und jedes Beispiel für sich steht und nicht auf andere Menschen übertragen werden kann. Die gleiche Hautkrankheit, die bei einer Person beispielsweise eine Trennung vom Partner »eingeleitet« hat, kann bei einer anderen Person die Verbindung zum Partner wieder harmonisieren und vertiefen.

Auch bei länger bestehenden Hautleiden kann es zu einer kurzfristigen wesentlichen Besserung kommen, wenn der seelische Konflikt erkannt und gelöst ist.

Nicht immer aber ist dies so deutlich wie in dem Beispiel der Frau, bei der lila Flecke auftraten.

Fallbeispiel

Achim, 15 Jahre, leidet seit dem Säuglingsalter an schuppiger, stark juckender Haut. Er wurde mit sechs Monaten adoptiert, nachdem er von seiner unbekannten Mutter vor einem Waisenhaus ausgesetzt wurde. Das Verhältnis zu seinen jetzigen Eltern ist ausgesprochen harmonisch. Vor allem seine Mutter ist wegen seiner Hautkrankheit besorgt und hat schon eine Reihe möglicher Therapiemethoden ausprobiert. Achims Leistungen in der Schule sind gut, der Schüler ist beliebt. Einziges Handicap: Trotz seines Alters hat er immer noch Angst, wenn er seine Mutter beispielsweise im Kaufhaus aus den Augen verliert. Er unternimmt viel mit Freunden oder auch alleine. Deshalb ist ihm sein ängstliches Verhalten in solchen Situationen peinlich und unverständlich.

Im Verlauf meiner üblichen naturheilkundlichen Therapie kommen wir auch darauf zu sprechen, daß eine Hautkrankheit von manchen Menschen dazu benutzt wird, Aufmerksamkeit auf sich zu ziehen. Achim macht sich darüber Gedanken und in einem weiteren Gespräch berichtet er stolz, daß er glaube, seine Angst rühre noch aus der Zeit, als er als Kind ausgesetzt wurde, und die Hautkrankheit sei für ihn sicher eine gute Möglichkeit, die Aufmerksamkeit seiner (Adoptiv-)Mutter zu erregen und Zuwendung zu erzwingen.

Nachdem dem Patienten das Problem bewußt geworden war, verschwand das durch die Therapie schon gebesserte Hautleiden vollständig.

Sicher haben die Hautkrankheiten *(Dermatosen)* seelische Probleme zur Folge – wie ich sie in den Ausführungen aus der Sicht des Patienten beschrieben habe. Diese Schwierigkeiten sind dann zwar nicht die seelische Ursache, können aber auf diese hinweisen.

Bevor wir uns detailliert mit den seelischen Problemen bei Hautkrankheiten auseinandersetzen, werfen wir einen Blick über den Zaun und sehen uns in früheren Zeiten und anderen Kulturen um, wie sie über die Haut dachten und denken und welche Rituale und symbolischen Handlungen sie damit verbanden.

Noch heute verwenden wir den Ausdruck »sich schinden« und meinen damit, sich zu plagen, schwer zu arbeiten, überdurchschnittlich viel zu leisten. Schwere körperliche Arbeit ist eine wahre »Schinderei«. Der Schinder-Hannes war bis ins Ende des vorigen Jahrhunderts derjenige, der den toten Tieren das Fell abzog, sie also häutete. Die Kunst des Gerbens, also der Haltbarmachung der Haut, war hoch geschätzt, bestand doch die warme Winterkleidung aus dickem Schaf- oder Ziegenfell, und auch die Betten wurden mit diesen kuschelig-warmen Tierhäuten ausgelegt.

Neben diesen rein zweckmäßigen Anwendungen dienten Felle von Tieren zudem rituellen Handlungen.

Fast alle archaischen Völker vermuteten in der Haut des Tieres den Sitz der Seele. So war der Gedanke, im gegerbten Tierfell lebe die Seele des Tieres weiter, etwas durchaus Selbstverständliches.

Tiere wie Bären und Wölfe sind edle Tiere mit wunderschönen Fellen, sie sind bekannt für ihre Jagdlist, für Kraft und Stärke. Wenn die Seele eines solchen Bären in seinem Fell erhalten bleibt, dann ist es sicher auch möglich – so der zugrundeliegende Glaube –, die positiven Eigenschaften des Tieres während eines Rituals auf den Träger des Felles zu übertragen.

Uns zivilisierten, in einer rational ausgerichteten Welt lebenden Menschen fällt es schwer, nachzuvollziehen, was der Tanz beispielsweise bestimmter Indianerstämme in Wolf- und Bärenfellen für einen Einfluß auf das Jagdglück haben soll. Ganz und gar unverständlich bleibt uns oft das Verhalten des Bärenfellträgers, der sich wie ebendieses Raubtier benimmt.

Als »moderne« Menschen verhalten wir uns jedoch prinzipiell ähnlich, wenn wir Jacken und Mäntel aus edlen Tierfellen tragen.

Die Damenwelt bevorzugt Katzenhäute wie Gepard, Ozelot, Leopard: Ein »heißer Tiger« oder ein »wildes Kätzchen« sind diese Frauen deswegen jedoch noch lange nicht.

Die Katze als *das* Symbol für weibliche Unabhängigkeit schlechthin muß mit ihrem Fell auf Frauen das zur Schau tragen, was ihnen verlorengegangen ist: das echte, liebende Anschmiegen, Schmusen und Schnurren, die leichte, unbeschwerte Lebensweise, die uneingeschränkte Freiheit, das Fauchen und Knurren, die gezogenen Krallen, wenn ihnen etwas nicht paßt.

An die Stelle der alten, sinngeladenen Rituale mit Fellen und Häuten sind heute kommerzielle Interessen getreten. Edle Pelzmäntel sind Prestigeobjekte – niemand denkt im entferntesten beim Tragen des Pelzes daran, daß vielleicht die Seele des oft geschundenen, gequälten Tieres noch im Fell sitzen könnte. Dieser Gedanke ist ja auch abschreckend und würde die Freude an dem guten Stück gründlich verderben.

Die Haut – unser Kontaktorgan

Das allererste, was ein Mensch von der Welt erfährt, empfindet er über die Haut. Mit einer Größe von nur 2,5 Zentimeter im Mutterleib sind wir bereits in der Lage, zu fühlen – während Augen und Ohren noch nicht einmal fertig angelegt sind. Der Tastsinn ist also der erste Sinn, der entwickelt wird, und somit ist er der wichtigste.

Wir können nur erahnen, wie es uns im Mutterleib ergangen ist – aber eines steht fest: Wir haben uns sehr wohl gefühlt, umspült von warmem Fruchtwasser, geborgen im schützenden Uterus.

Das erste Mal erfährt unsere Haut eine Massage, eine intensive Berührung, wenn mit den Wehen die Geburt eingeleitet wird. Dieser erste kutane (die Haut betreffende) Reiz ist von größter Wichtigkeit für die weitere Entwicklung des Menschen.

Während der Geburt erlebt die Haut dann einen ersten, massiven Druck, eine bis dahin ungekannte Stimulierung. Alle Tastkörperchen, Druck-, Vibrations- und Schmerzrezeptoren werden aktiviert.

Nach der Geburt ist der kleine Erdenbürger erst einmal hilflos. Die wohlige, warme, dicht anliegende Gebärmutterwand ist verschwunden, der vertraute Herzschlag der Mutter nicht mehr zu hören. Das Kind ist noch nicht in der Lage, Geräusche richtig einzuordnen – waren sie doch im Mutterleib so gedämpft und ruhig. Die Augen wissen erst recht nicht, was die Schatten- und Lichtspiele, die verschwommenen Gestalten bedeuten. Das einzige Sinnesorgan, das in diesen ersten Lebenstagen und -wochen richtig funktioniert, ist die Haut.

Der kleine Mensch ist also auf die Signale der Haut angewiesen, damit er sich in seiner neuen Umgebung zurechtfindet, sich wohl und geborgen fühlen kann. Die Berührung ist für den Säugling daher von allergrößter Wichtigkeit. Haut an Haut an die Mutter gekuschelt, den vertrauten Herzschlag und die bekannte Stimme im Ohr, ihren Duft in der Nase – so fühlt er sich am wohlsten.

Die Bewegungen der Mutter werden registriert und helfen dem Baby allmählich, sich Orientierung zu verschaffen. Die Druckkörperchen der Haut melden die zarte, streichelnde Berührung als wohltuend angenehm oder kitzelnd. Ein fester Griff vermittelt das Gefühl von Sicherheit und Geborgenheit. Für unser ganzes Leben bleiben diese Eindrücke gleichbedeutend: In den Arm genommen und festgehalten zu werden, vermittelt zeitlebens das Gefühl von Geborgenheit.

Über die Sinne der Haut findet sich der Säugling in den ersten Lebenstagen zurecht. Ganz langsam lernt er, die wahrgenommenen Geräusche richtig einzuordnen, und einige Zeit später kann er mit den Bildern, die er sieht, seine Wahrnehmungen sozusagen komplettieren.

Im Laufe der ersten Lebensjahre kehrt sich diese Gesetzmäßigkeit der Empfindungen um: Das Auge ist *das* Sinnesorgan des Erwachsenen, die Wahrnehmungen der Ohren stehen an zweiter Stelle, und erst dann folgt der Tastsinn, die Berührung.

Unser Bedürfnis, das, was wir sehen, auch anzufassen, ist also keineswegs nur eine üble Marotte, sondern eine angeborene, wesentliche Sinneserfahrung. Die Berührung eines Gegenstandes vervollkommnet die Eindrücke von Auge und/oder Ohr. Welcher

Schneider würde einen Stoff kaufen, ohne ihn vorher zu berühren, ihn zwischen den Fingern zu reiben? Wir gehen ja auch mit jemandem auf »Tuchfühlung« und meinen damit die vorsichtige Annäherung, ja Prüfung, bevor wir uns auf eine Partnerschaft oder Geschäftsverbindung einlassen.

Auch wenn wir wissen, daß ein aus Marmor hergestellter Aschenbecher sich glatt und kühl anfühlt und unser Auge die (optische) Oberflächenbeschaffenheit sofort an das Gehirn gemeldet hat – erst durch die Berührung des Aschenbechers kommt die Bestätigung: Es ist wirklich so. Im Gehirn, genauer in der Großhirnrinde, sind die Zentren des Tastgefühls lokalisiert. Dort nehmen Lippen und Finger die flächenmäßig größten Teile in Anspruch.

Wir wissen jetzt, daß die Berührung, der Tastsinn, um so wichtiger für unsere Wahrnehmung ist, je jünger wir sind. Dies erklärt auch das selbstverständliche Anfassen aller interessanter Gegenstände bei Kindern – je jünger sie sind, um so ausgeprägter ist ihr Tastbedürfnis. Die Schilder mit der Aufschrift »Bitte nicht berühren« machen auch uns Erwachsenen oft erst wieder bewußt, wie dringend auch bei uns noch der Wunsch besteht, zum Beispiel ein edles Schmuckstück zu berühren. Obwohl wir im Laufe des Lebens durch unzählige Berührungen mit verschiedenen Metallen wissen, wie es sich anfühlt, wenn Gold oder Silber auf unseren Handflächen liegt – es ist wie ein Zwang, wieder und wieder das Gesehene anzufassen. Und dies aufgrund der Verbotsschilder nicht zu tun erfordert geradezu Beherrschung. Um etwas zu »be-greifen«, müssen wir es berühren.

Auch in unserer Erinnerung sind die Eindrücke der Haut gespeichert. Betrachten wir zum Beispiel ein Urlaubsbild, dann wissen wir sofort, ob es dort warm oder kalt, windig, feucht oder trocken gewesen ist – alles Empfindungen der Haut.

Doch gehen wir zurück zum Stadium des Säuglings und damit zu den Anfängen unserer taktilen (über die Haut empfundenen) Erfahrungen.

Der Tastsinn ist zwar der bestentwickelte Sinn zum Zeitpunkt der Geburt, aber er ist bei weitem noch nicht vollkommen.

A. Montagu schreibt: »Der lebende Organismus hängt, was

Wachstum und Entwicklung betrifft, weitgehend von der Stimulation durch seine Umwelt ab. Die Stimuli [...] sollten angenehm sein.[2]

Das Neugeborene hat fürs erste nur die Haut, um Eindrücke aus seiner Umwelt zu sammeln. Es ist in der Lage, ungleich mehr als ein Erwachsener, über die Haut zu erleben, zu empfinden, zu lernen. So betrachtet, wäre es also das beste, wir würden unsere Säuglinge nackt auf der Haut tragen. Ein Argument dagegen ist vordergründig unser kaltes Klima. Den Eskimos machen die Temperaturen jedoch weniger aus, sie tragen ihre Kinder nackt auf der Haut.

Ausgehend von der Tatsache, daß unsere Haut-Sinnesfunktionen so lernfähig sind, stellt die Kleidung sicher ein Handicap dar. Tatsächlich ist die Empfindungsfähigkeit der Haut bei den Naturvölkern in den tropischen Zonen durch ihre zwanglose Nacktheit weit besser ausgeprägt, als bei uns Europäern. Denn Kleidung schirmt den Wind, die Sonne, die Wärme, die Kälte oder den krabbelnden Käfer ab. Lediglich das Reiben der Kleidung verbleibt als ein Reiz.

Im Urlaub sind uns Europäern gerade diese natürlichen »vermißten« Reize so wichtig. Wir lieben das Streicheln des Windes, die warmen Sonnenstrahlen und die kühlen Wasserspiele auf unserer nackten Haut, denn es gibt uns ein Gefühl des Wohlbefindens.

Das kleine Kind lernt durch die Signale, die es über die Haut empfängt, sich in seiner Umwelt zurechtzufinden.

Es ist sogar fähig, die Emotionen der Mutter zu spüren. Wenn die Eltern beispielsweise abends ausgehen wollen, kann es sein, daß das Baby keine Ruhe gibt, obwohl es gewickelt und gefüttert ist und herumgetragen wird. Alles beschwichtigende Zureden hilft nichts. Dabei versteht es doch noch gar nichts, wenn die Eltern von der Oper reden, auch registrieren die noch etwas orientierungslosen Augen nicht das Festgewand. Und doch brüllt es wie am Spieß, und sonst ist es immer so brav! Wer in aller Welt sagt ihm, daß seine Eltern in die Oper wollen?

Es ist seine Haut. Über das zu dieser Zeit am besten funktionierende Sinnesorgan erhält das Gehirn des Säuglings die Nachricht:

---

[2] *A. Montagu*, »Körperkontakt«, Seite 143.

Die Eltern sind nervös und aufgeregt, ihre Berührungen sind minimal verändert, wirken fahrig, nervös und ungeduldig.

Der Säugling bringt diese übertragenen Gefühle nun keineswegs mit einem angenehmen Opernbesuch in Verbindung. Er spürt die Unruhe und denkt vielleicht an eine Gefahr. Jetzt erst recht braucht er die Eltern, ihren festen Griff, ihre vertraute Stimme, um sich wieder wohl und geborgen zu fühlen. Kaum haben sich die entnervten Eltern entschieden, zu Hause zu bleiben, schon ist der Kleine wieder lammfromm.

Europäische Kinder sind in bezug auf Empfinden und Lernen durch die Haut gegenüber Naturvölkern in jedem Fall im Nachteil. Sie werden gewickelt, in duftende, weichspülergetränkte Kleidung gekleidet und ins Bettchen – meist von Anfang an sogar in einem separaten Zimmer – gelegt, während die Kinder in den fälschlicherweise als »primitiv« bezeichneten Ländern ständig bei der Mutter sind, egal ob diese arbeitet, ruht, singt, lacht oder weint. Sie riechen die Mutter, erleben hautnah das Spiel ihrer Muskeln. Und haben sie Hunger, dann sind die Brüste ganz in der Nähe. Die Wärme der mütterlichen Haut und der vertraute Herzschlag geben ihnen ein vollkommenes Gefühl der Geborgenheit.

Ist dies vielleicht einer der Gründe, weshalb wir modernen, zivilisierten Völker den Körpergeruch des anderen als so störend empfinden? Und daß wir es nicht aushalten, wenn uns jemand »auf die Pelle« rückt, uns beim Erzählen oder Diskutieren berührt? Oder gar während der Nacht sich dicht an uns kuscheln will?

Bei den Naturvölkern sind die kleinen Kinder grundsätzlich bei der Mutter, während die Mütter der zivilisierten Völker sich schon sorgen, wenn das Kleine nach zwei Monaten immer noch nicht alleine im Bettchen des eigenen Zimmers einschläft.

Das Bedürfnis, Tag und Nacht bei der Mutter oder bei anderen, vertrauten Familienmitgliedern zu sein, ist ein Urbedürfnis des Menschen. Auch die Mutter ersehnt die Nähe des Kindes und gibt es – wenn sie ehrlich zu sich selbst ist – nur ungern in ein anderes Zimmer. Oft sind an diesem eigentlich »unnatürlichen« Verhalten die jeweils vorherrschenden Erziehungsideale schuld oder Rücksichtnahme auf den Partner. Die Mutter selbst hat einen angeborenen Instinkt, den innersten Wunsch, den Säugling in ihrer Nähe zu haben.

Selbst in der Natur, unter den Säugetieren und Vögeln, ist es unvorstellbar, daß die Alten während der Nacht an einem anderen Platz schlafen als ihre Jungen.

Die in unserer zivilisierten Welt bestehenden Formen der Kindererziehung und des Zusammenlebens haben sich über mehrere Jahrhunderte entwickelt und sind nicht problemlos von heute auf morgen zu ändern.

Grundsätzlich schadet es meines Erachtens jedoch nicht, wenn wir uns darüber Gedanken machen, wie sehr wir uns von einem natürlichen Leben und Verhalten gerade in unserer modernen Gesellschaft entfernt haben. Ja es ist sogar so, daß nur die zaghaften, vereinzelten wissenschaftlichen Hinweise zum Beispiel über die ungemeine Wichtigkeit der körperlichen Berührung und Entwicklung des Menschen uns zum Nachdenken auffordern. Selbstverständlich verlangt es Mut, diese alten, natürlichen Verhaltensweisen in unser heutiges Leben zu integrieren. Und zudem erfordert es Selbstvertrauen, unseren eigenen instinkthaften Bedürfnissen wieder nachzugeben.

Unsere Kinder, im Defizit von angenehmen taktilen Erfahrungen herangewachsen, kennen häufig die unangenehme Seite der Hautstimulation: Schläge oder der schmerzende Druck der elterlichen Hand am Oberarm. Das Kind lernt rasch, daß es verschiedene, hautbezogene Zuwendungsformen gibt. Da die Entwicklung des lebenden Organismus von den Erfahrungen der Haut abhängig ist, ist es sicher sinnvoll, sich darüber Gedanken zu machen, wie sich wohl ein Mensch entwickelt, dessen angenehme und unangenehme Erfahrungen über die Haut sich die Waage halten oder bei dem gar die unangenehmen Erfahrungen überwiegen?

Ich wage sogar zu behaupten, daß Kinder, denen eine angenehme Hautstimulation gänzlich fehlt, unbewußt eine körperliche Strafe in Form von Schlägen provozieren, um wenigstens ein wenig Hautkontakt zu erhalten, auch wenn dieser schmerzhaft ist.

Die Bestrafungsform verlagert sich mit zunehmendem Alter vom Sinnesorgan Haut zum Sinnesorgan Ohr. Erwachsene versohlen sich nicht mehr den Hintern, sondern verletzen sich mit Worten. Wobei Redewendungen wie »das hat mich zutiefst getroffen/verletzt« oder »das hat die alte Wunde wieder aufgerissen« oder »das hat mich berührt« wieder auf das Sinnesorgan Haut hinweisen.

Andererseits bin ich der Überzeugung, daß diejenigen Menschen, die viel positiven, angenehmen Hautkontakt im Säuglings- und Kleinkindalter erfahren, auch im späteren Leben (haut)kontaktfreudiger sind. Als Beweis für diese These mag gelten, daß die hautkontaktarmen Deutschen eines der Völker sind, die sich beispielsweise während eines Gesprächs kaum oder gar nicht berühren. Dagegen berühren sich »Naturvölker« während eines Gesprächs häufig am Arm oder Rücken. Wir Deutschen entschuldigen uns sogar dafür, wenn wir im Gedränge an der Kasse im Supermarkt zufällig mit jemandem körperlichen Kontakt haben. Und kaum jemand wagt es, einen anderen ohne dessen Zustimmung zu berühren.

Hautkontakt – auf welche Art auch immer – werten die Erwachsenen der zivilisierten Länder meist sofort als eine rein sexuelle Geste. Durch diese Anschauung verlieren wir sicher viel an Einfühlungsvermögen und erhalten dafür Kontaktarmut – auf allen Ebenen.

Montagu zitiert in seinem Werk Dr. Escalona, der schreibt: »In der westlichen Welt ist es vielleicht ein großer Vorteil für ein Kind, einen Windelausschlag oder eine andere dermatologische ›die Haut betreffende‹ Störung zu besitzen, denn dann ist sicher, daß ihm eine adäquate ›angemessene‹ Stimulation zuteil wird.«

Montagu bezieht sich hierbei auf die Hauterkrankung Neurodermitis bei Kindern und gibt der mangelnden hautbezogenen Zuwendung in der zivilisierten Welt eine Mitschuld am Entstehen solcher Hautbilder – zumal diese in unseren Breiten häufiger sind als in der dritten Welt. Desgleichen berichtet Condrau[3] über seine Beobachtung, daß die Mütter ekzemkranker Kinder weniger bereit sind, ihre Kinder zu herzen und zu küssen, als Mütter mit Kindern, die beispielsweise an inneren Erkrankungen leiden.

Die Frage ist also, ob der Mangel an kutaner Zuwendung die Ursache oder die Folge einer Hautkrankheit ist. Wie auf den folgenden Seiten noch oft beschrieben, ist die abstoßende Wirkung der Hautkrankheit auf andere (sicherlich auch auf Mütter) ja das Problem der Betroffenen schlechthin.

[3] G. *Condrau*, »Unsere Haut«

Ich möchte nun das Problem der Neurodermitis-Kinder und deren Mütter in bezug auf den Hautkontakt von mehreren Seiten beleuchten und dabei die Erfahrungen aus der eigenen Praxis einbeziehen.

Die meisten Mütter, die ihre neurodermitiskranken Kinder in meine Praxis bringen, sind »Durchschnittsbürger«, sie zeigen keine besonderen sozialen oder psychischen Auffälligkeiten. Die Mütter reagieren geschockt, wenn ihr Kind mit schuppiger, geröteter, vor allem aber mit juckender Haut reagiert. Sie fühlen sich hilflos gegenüber der Diagnose Neurodermitis. Sie haben zum Beispiel Angst vor den nun notwendigen Diäten oder der Nebenwirkung des Cortisons. Meist sind die Mütter auch aufgrund der durchwachten Nächte völlig erschöpft, da das Kind sich ständig kratzt und schreit. Auch tagsüber ist das juckreizgeplagte Kind nicht gerade ein Wonneproppen. Hinzu kommen die vielen gutgemeinten Ratschläge von Freunden und Bekannten – die die Mutter eher noch mehr reizen. Das Kind spürt die Gereiztheit der Mutter und reagiert entsprechend mit noch mehr »gereizter« Haut und verstärktem Juckreiz.

Bis zum Ausbruch der Neurodermitis ist das Familienverhältnis und die Stimmung der Mutter in vielen Fällen unauffällig. Mit Eintritt der *Neurodermitis* aber verändert sich *alles* innerhalb der betroffenen Familie.

Immerhin erreicht der kleine Erdenbürger mit seiner entzündeten Haut, daß ihm vollkommene Aufmerksamkeit zuteil wird. Alles dreht sich nun um ihn und seine äußere Hülle.

Die Neurodermitis hat zwar den Vorteil, daß das Kind nun viel gesalbt und eingecremt wird, aber dies ist nicht unbedingt die Zuwendung, die es sich erhoffte. Etwas anderes bekommt es aber nicht, denn seine Hauterscheinungen stoßen eher ab, und die einerseits besorgte und andererseits gereizte Mutter hat auch nicht mehr so das Bedürfnis, das Kleine zu streicheln. Vor dem Ausbruch der Neurodermitis war dies anders: Dem Kind wurde eine durchschnittliche, unserer Kultur entsprechende körperliche Zuwendung zuteil.

Die Mütter spüren diese Veränderung selbstverständlich auch, und sie leiden darunter, sie fühlen sich als schlechte, lieblose Mütter. Ganz besonders betroffen reagieren Mütter, die eine übertriebene Sauberkeit und Reinlichkeit praktizieren. Für diese Frauen ist das schuppige, noch dazu durch die Hautkrankheit etwas unangenehm riechende Kind eine enorme seelische Belastung.

Allein die notwenige Umstellung der Ernährung, die Vermeidung sämtlicher Kosmetika und die Verwendung verträglicher Waschmittel (die meist auch umweltverträglich sind) zieht eine umfassende Umstellung der bisherigen Lebens- und Denkweise nach sich. In jedem Fall wird das alltägliche Verhalten bewußter, naturnaher gestaltet. Vieles, was vorher innerhalb der Familie geschah, wird infolge der Konfrontation mit den seelischen Aspekten dieser Hautkrankheit neu überdacht.

Die Väter und Mütter wachsen durch die Krankheit ihres Kindes und die damit einhergehende Neuorientierung über sich hinaus, sie entwickeln sich häufig zu selbstbewußten Eltern. Für diejenigen, die es geschafft haben, die Neurodermitis des Kindes mit Geduld und der invididuellen Therapie zu überwinden, war diese Krankheit nicht nur ein mehr oder minder schwerer Schicksalsschlag, sondern eine Chance, sich ganz wesentlich in der persönlichen Reife weiter zu entwickeln.

Die Arbeiten von Montagu haben mich sehr beeindruckt, und so habe ich die entsprechenden Anregungen in die Tat umgesetzt: Ich habe den Müttern ekzemkranker kleiner Kinder empfohlen, sie so oft als möglich auf der nackten Haut zu tragen und beispielsweise mit ihnen zu baden. Die Auswirkungen waren erstaunlich: Die Mütter berichteten, daß das Kind unabhängig von der übrigen Therapie ruhiger ist, besser schläft und sich weniger kratzt. Und auch die Mütter fanden es nach einer Zeit der Gewöhnung ganz angenehm, ihr Kind im Wickeltuch Haut auf Haut zu tragen.

Eine Krankengeschichte

Die meisten Menschen beachten ihre Haut bis etwa zum dreißigsten Lebensjahr wenig oder gar nicht. Eine gesunde Haut ist im allgemeinen eine selbstverständliche Nebensächlichkeit. Sie wird gewaschen und vielleicht noch eingecremt – damit hat es sich.

Ungefähr ab dem Zeitpunkt des dreißigsten Geburtstages jedoch fangen wir häufig an, an unserer äußeren Hülle herumzunörgeln.

Haben wir sie vorher kaum beachtet, geschweige denn geliebt, so mißfallen uns jetzt ihre Verschleißerscheinungen wie etwa die Falten in den Augenwinkeln und um den Mund. Wir schämen uns unserer alten, faltigen Haut. Wir lieben und akzeptieren die Haut, wenn sie glatt, rosig und gesund ist. Ist sie aber alt, faltig oder gar krank, dann reagieren wir im allgemeinen mit negativen Gefühlen auf sie. Doch alle diese mehr oder weniger belastenden Makel sind unbedeutend im Vergleich gegen das »Ungeheuer« Hautkrankheit.

Das folgende Fallbeispiel beschreibt den Leidensweg einer erwachsenen Hautkranken, ihre Gefühle und Gedanken, ihr Verhalten gegenüber den Mitmenschen und damit verbundene Erlebnisse.

Fallbeispiel

Eine Zahnarzthelferin, 28 Jahre alt, seit drei Jahren in einer festen Beziehung mit einem Bankdirektor lebend, gut aussehend, stellt eines Morgens ein kleines Pickelchen auf der Wange fest. Es juckt ein wenig, und sie denkt erst an einen Mückenstich. Mit einem Abdeckstift ist das Problem schnell beseitigt, und sie verbringt ihren Alltag wie gewohnt.

Nennen wir die Arzthelferin Gabi, ihren Freund Rolf. Der Alltag von Gabi war bisher der einer ganz normalen 28jährigen berufstätigen Frau ohne Kinder. Sie und ihr Freund verdienen gut, zweimal jährlich fahren beide in Urlaub. Durch Rolfs Position in der Bank sind die beiden auch oft in feine Hotels geladen. Gabi liebt es, während der Zeit, in der Rolf sich dort Vorträge anhört, in den teuren Boutiquen zu stöbern, anschließend ein phantastisches Buffet zu genießen und dann dezente Tanzmusik.

Am Morgen nach dem Auftauchen des Pickels ist die Wange zerkratzt. Gabi hat während der Nacht unbemerkt daran herumgerieben und mit ihren langen Fingernägeln tiefe Furchen gezogen. Die Pustel ist verschwunden, dafür ist ein roter, schuppender, leicht nässender Fleck an die Stelle getreten. Diesmal bekommt Gabi Angst, da sich dieser Fleck nicht mehr ohne weiteres abdecken läßt und unablässig juckt. Und wenn die vielen Patienten in der Zahnarztpraxis sie fragen, was das ist? Sie beschließt, ihnen von einem

Sturz zu erzählen. Genau – die Waschbetonplatten auf der Terrasse, das sind die Schuldigen. Tatsächlich fragen einige Patienten, was denn passiert sei, und jedem erzählt Gabi die Geschichte von dem Sturz auf den Terrassenplatten.

Abends betrachtet sie im Spiegel den Fleck, der mittlerweile fast so groß wie ein Fünf-Mark-Stück geworden ist, intensiv. Ohne Schminke und nach dem Waschen sieht er ja wirklich schrecklich aus. Gabi wünscht sich diesen lästigen Makel an den Po. Dann wäre das Problem nur für Rolf sichtbar und der würde – so hoffte sie – ganz gut damit klarkommen. Aber mitten im Gesicht! Sie trägt das Ekzem so richtig zur Schau. Mit keinem schicken Kleid und keiner noch so tollen Frisur konnte sie bisher so viele Blicke auf sich ziehen.

Es ist zwar einzig und allein *ihr* Problem, aber sie konfrontiert die ganze Welt damit – ob sie will oder nicht.

Morgen würde sie den Dermatologen aufsuchen. Das Ekzem muß verschwinden. So schnell wie möglich. Es gibt ja inzwischen genügend Mittel, die sofort wirken. Der Besuch beim Dermatologen dauert nicht sehr lange. Gabi will ja nur eine Salbe. Nachdem der Hautarzt eine Infektion ausgeschlossen hat, schickt er sie mit einer Cortisonsalbe nach Hause. Die Bemerkung des Arztes, eine solche Salbe sei nicht für die Dauertherapie geeignet, überhört Gabi.

Tatsächlich ist der rote Fleck schon tags darauf völlig abgeheilt. Na also, kein Problem mehr. Doch schon wenige Tage später tauchen weitere Flecke dieser Art auf, vornehmlich in der Ellbeuge und am Unterarm, auch auf der anderen Wange. Gabi hat das Gefühl, es juckt jetzt überall, nicht nur an den sichtbar betroffenen Stellen.

Jeder Blick in den Spiegel wird zum Schrecken. Panisch sucht Gabi ständig nach noch mehr Flecken. War früher der Blick in den Spiegel nur nebensächlich, wird er jetzt zum Zwang. Gabi schaut mindestens jede halbe Stunde in den kleinen Taschenspiegel in ihrer Jackentasche, ob es mit der Haut jetzt besser oder schlechter ist. Keine Minute vergeht, in der sie nicht daran denkt. Die Haut mit ihrer plötzlich krankhaften Veränderung wird zu Gabis vorrangigem Problem. Alles, was ihr bisher Schwierigkeiten bereitet hat, wird plötzlich unwichtig.

Gabi fühlt sich nicht mehr wohl in ihrer Haut. Wenn es möglich wäre, würde sie einfach die alte Haut abstreifen. Sie kann nicht aus ihrer Haut. Sie sitzt fest.

Gabi sehnt das Wochenende herbei. Die fragenden Blicke der Patienten stören sie. Was kann sie denn dafür, daß sich diese Krankheit nicht verheimlichen läßt, daß sie so »offen-sichtlich« auf sich aufmerksam macht? Und sie ist sich nicht sicher, was sie mehr verletzt: das verlegene Abwenden der Blicke oder das Mitleid. Wenn Gabi morgens aufwacht, ist ihre kranke Haut ihr erster Gedanke, wenn sie abends einschläft, ihr letzter.

Als Rolf am Freitag abend nach Hause kommt, versucht er sein Entsetzen zu verbergen, als er Gabi sieht.

»Ist es sehr schlimm?« fragt Gabi und erhofft eine beschwichtigende Antwort.

»Man sieht es kaum«, tröstet Rolf. Gabi weiß, daß das nicht stimmt, und befragt ihn den ganzen Abend über immer wieder zu ihrem Hautproblem, bis Rolf entnervt aufgibt: »Es sieht wirklich nicht gerade anziehend aus!«

»Es stößt dich also ab?«, fragt Gabi.

»Nein. Aber es ist einfach so ein komisches Gefühl, über eine kranke Haut zu streicheln.«

Gabi ist sich sicher, daß es ihn ekeln würde, müßte er sie berühren. Und egal, wie er sich später im Schlafzimmer verhält: Gabi wird es in jedem Fall gegen sich oder gegen ihre Hautkrankheit gerichtet sehen. Ist er zärtlich-liebevoll zu ihr, wertet sie es als Heuchelei, ist er abweisend, so trifft sie das zutiefst.

Dieses Wochenende sind Rolf und Gabi zu einem Empfang eingeladen. Der Gedanke, sich zwischen lauter Schönheiten zu bewegen, ist für Gabi ein Greuel und würde ihre Minderwertigkeitskomplexe noch verstärken. Wie sehr sich doch ihr Leben verändert hat, seit sich die Hautkrankheit Platz verschafft hat. Schonungslos erzwingt diese eine ständige Aufmerksamkeit, schreit nach einer Lösung des Problems.

Gabi versteht darin erst einmal nur die Beseitigung des kranken Hautbildes an sich. Gemeinsam mit dem Dermatologen hat sie es ja auch mit Hilfe der Cortisonsalbe geschafft. Doch die will der Arzt jetzt nicht mehr verschreiben, nachdem sich das Ekzem so gravierend verbreitet hat. Gabi ist darüber verärgert, denn die Cortisonsalbe ist so bequem. Draufschmieren – und weg. Man muß sich keine weiteren Sorgen machen, geschweige denn seinen Lebensstil ändern oder generell seine derzeitige Lebenssituation überdenken. Nur nicht sich selbst anstrengen müssen. Die Verantwortung dafür, daß dieses juckende Übel beseitigt wird, überträgt Gabi allein dem Dermatologen.

Der nächste Besuch beim Dermatologen hat eine Überweisung in die dermatologische Klinik zur Folge. Zur Abklärung der Ursache soll sie sich für einige Tage stationär dorthin begeben. Na also – jetzt wird ja etwas für sie getan. Hauptsache, die Hautkrankheit verschwindet so schnell wie möglich, ohne irgendwelche Unannehmlichkeiten oder Konsequenzen für sie.

Gabis Ungeduld steigert sich mit jedem Tag in der Klinik. Ihre Haut sieht nach einem erneuten Schub erbarmungswürdig aus. Sie kratzt sich ohne Medikamente blutig. Das Schlimmste aber ist für sie: es ist keine Infektion und keine Allergie. Man findet nichts. Dieser Befund bedeutet, daß es kein direktes Heilmittel, nur ein vorübergehendes Linderungsmittel gibt, das Cortison. Die Prognose, daß die Cortisontherapie der einzige Behandlungsweg sei, beunruhigt Gabi noch mehr, denn ihr sind die Nebenwirkungen bekannt.

Etwas hat Gabi allerdings verwundert: sie hat sich in der Klinik wohl gefühlt. Unter den vielen Hautkranken kam sie sich fast geborgen vor. Wie in einer großen Familie. Sicherlich – alle starrten mal auf die Flecken. Aber selbst hatten sie auch irgend etwas an der Haut. Und so kam keiner auf die Idee, den anderen zu verurteilen oder über ihn zu richten. Noch vor vier Wochen wäre es für Gabi undenkbar gewesen, zwischen lauter »Gezeichneten« zu sein. Und jetzt fühlte sie sich nur unter ihnen wohl!

Entlassen aus der Welt der Gleichgeplagten, wird sie nun um so heftiger mit der Reaktion der Hautgesunden konfrontiert, wobei vor allem die Erwachsenen Schwierigkeiten haben, mit ihr umzugehen. Manchmal hat sie das Gefühl, kein einziger benimmt sich normal, keiner kann unbefangen mit einem Hautkranken umgehen. Das Schlimmste aber ist der entsetzte Kommentar der Kinder: »Mama, schau mal, wie die da aussieht!« Oder die bange Frage aus den Mündern aller Altersklassen: »Ist das ansteckend?« Wie sie bloß alle auf die Idee kommen, daß jede Hautkrankheit ansteckend sein könnte. Wenn jemand humpelt oder eine Augenbinde trägt, fragt auch kein Mensch, ob das ansteckend ist. Nur der Hautkranke wird gleich zum Aussätzigen.

An der fatalen Situation in und um Gabi hat sich nichts geändert. Nach wie vor kreist alles, was sie tut, um ihre Haut. Fast alle Verhaltensweisen – sei es im alltäglichen Leben oder im Umgang mit anderen Menschen – sind auf ihre Hautkrankheit abgestimmt. Gabi trifft es besonders, daß sie das Ekzem sichtbar zur Schau trägt und nicht durch Kleidung verdecken kann. Noch dazu arbeitet sie in einer Praxis, in der sie ständig mit Menschen in Kontakt kommt und sich mit deren Blicken auseinandersetzen muß. Zu öffentlichen Veranstaltungen geht Gabi seit dem Ausbruch der Krankheit ohnehin nicht mehr. Das gleiche gilt für Schwimmbad und Saunabesuche. Sich auszuziehen ist zu einem Drama geworden: Sogar vor Rolf wird es zum Problem.

Wenn sie sich nackt im Spiegel betrachtet, kommen ihr die Tränen. Sie haßt ihr Aussehen, ihre Haut. Wenn sie sich eincremt, dann rasch und lieblos.

Gabi weiß inzwischen aus Gesprächen mit anderen Hautkranken und aus eigener Erfahrung, daß Betroffene immer dazu neigen, zuviel Gewicht in die Blicke oder Worte des »Betrachters« zu legen. Auch muß sie sich gegen das Bedürfnis wehren, sich ständig für ihr Aussehen zu rechtfertigen, wobei die Beteuerung, daß das Ekzem nicht ansteckend ist, die Hauptaussage bildet.

In ihrer scheinbar hoffnungslosen Lage kommt Gabi in meine Praxis.

Der Fall Gabi aus der Sicht des Therapeuten: Die naturheilkundlichen Therapien haben die Hauterscheinungen zwar etwas zurückgehen lassen – aber das Symptom blieb, und immer wieder flammte das Ekzem auf. Auffallend war, daß immer wieder dann regelrechte »Spitzenwerte« erreicht wurden, wenn die monatliche Regel der Patientin einsetzte. Aus gynäkologischer Sicht gab es keinen pathologischen Befund.

Immerhin wies diese Tatsache darauf hin, daß es einen Zusammenhang zwischen Gabis weiblichen Aspekten und ihrem Ekzem gibt. In diesem Fall war es aus der Sicht der Außenstehenden einfach: Gabi wünschte sich ein Kind. Da Rolf dies jedoch grundsätzlich ablehnte, verdrängte Gabi diesen Wunsch. Durch die Hautkrankheit gelangte der »Kinderwunsch« wieder sichtbar an die Oberfläche und zwang Gabi, sich damit auseinanderzusetzen.

Anfangs war dieser Zusammenhang nicht erkennbar. Im nachhinein fiel Gabi jedoch auf, daß das Ekzem das erste Mal bei Eintritt der Menstruation aufgetreten ist.

Im Vordergrund stand zweifellos auch das gestörte Sexualleben zwischen Rolf und Gabi. Sie schämte sich und er fühlte sich abgestoßen. Das verhinderte zuverlässig eine Schwangerschaft. Trat dann die Menstruation ein, so war eine unbewußte Enttäuschung in Gabi, die sich sichtbar durch das Ekzem aus*drückte*.

Gabis Leben war – bedingt durch das großzügige Gehalt von Rolf – sehr angenehm, fast ein wenig luxuriös. Sie glaubte rein verstandesmäßig, daß dieses Leben für sie das richtige sei, schließlich ging es ihr doch gut.

Durch die Hautkrankheit wurde ihr bewußt, daß für ihr seelisches Wohlbefinden Geld und Urlaub nicht alles sind. Und sie stand vor der Entscheidung, den Kinderwunsch bewußt zu überdenken und schließlich aufzugeben, oder sich von Rolf zu trennen und mit einem anderen Mann eine Familie zu gründen.

Sie entschied sich für letzteres. Schon nach der Trennung von Rolf (die ihr nicht leichtgefallen war) verschwand das Ekzem, bis auf die ersten zwei Tage der Regel. Als sie nach zwei Jahren von ihrem jetzigen Mann schwanger wurde, heilte die Haut ganz. Von einem Tag auf den anderen war das größte Problem ihres Lebens wie weggeblasen, und sie fühlte sich wieder wohl in ihrer Haut. Der Wandel war schwer für Gabi, die Konsequenzen mit viel Tränen verbunden, ganz abgesehen von den veränderten Ernährungsgewohnheiten und der allgemeinen Lebensweise – ein völlig anderes Leben, als es zuvor gewesen war, aber für Gabi das richtige.

Heute hat sie eine neue Beziehung zu ihrer Haut. Sie sagt, daß sie sie manchmal liebevoll streichelt und daß es ihr erst durch das Ekzem bewußt wurde, was es bedeutet, eine gesunde Haut zu haben.

Das Hauptproblem des Hautkranken – daß er die Aufmerksamkeit aller Mitmenschen auf sich zieht und gleichzeitig abstößt – überträgt sich auch auf sein Umfeld. Wie ich schon mehrmals angedeutet habe, ist ein unbefangener, offenherziger Umgang mit einem Hautkranken nicht einfach.

Die primäre Angst des Gesunden ist freilich die, daß diese Hautkrankheit ansteckend sein könnte. Wieso das so ist, habe ich im Kapitel »Der Hautkranke – ein Gezeichneter« näher beleuchtet. Berührt und gestreichelt zu werden ist ein Grundbedürfnis des Menschen. Und gerade in dieses Bedürfnis treibt die Hautkrankheit einen dicken Keil. Es bedarf wohl keiner weiteren Erklärung, weshalb die Hautkranken ein Defizit an Streicheleinheiten haben, wobei wir das Augenmerk nicht nur auf die mangelnde Zuwendung des Partners oder der Eltern richten dürfen. Die Hautkrankheit ist das Problem des Betroffenen, die Reaktion des Umfeldes ist nur eine Folge.

Genau betrachtet läßt der Hautkranke selbst seiner erkrankten Hülle auch keine angemessene Behandlung zukommen – denn er haßt sie. Die einzige zwangsläufig gewährte Zuwendung ist das Kratzen, wenn es juckt, und das möglicherweise notwendige Eincremen.

Wie soll ein anderer die kranke Haut lieben können, wenn der Betroffene selbst es nicht tut? Alles, was der Haut guttäte, verweigern wir: Licht, Luft und ein gesundes Maß an Sonne. Dazu liebevoll-zärtliche Streicheleinheiten. Dann könnten wir im wahrsten Sinn des Wortes aufblühen – und müßten das nicht unserer Haut überlassen.

Wenn wir jemanden hassen, ist es schwierig, mit ihm zusammenzuarbeiten. Wenn unser erkrankter Partner – in unserem Fall die Haut – von uns nicht angenommen und liebevoll behandelt wird, dann kann sie nur schwer oder gar nicht heilen.

Mit anderen Organen gehen wir viel einfühlsamer um: Haben wir uns zum Beispiel beim Sport das Knie verletzt, so erfährt dieses Gelenk eine intensive, gutgemeinte Aufmerksamkeit. Wir punktieren, machen Krankengymnastik, schonen es, reiben es mit Salben ein, verbinden es. Ganz besorgt sind wir und prüfen täglich mehrmals, ob es mit der Beweglichkeit schon wieder bessergeht. Fragt uns jemand, weshalb wir humpeln, so erzählen wir stolz, daß wir uns beim letzten Tennisturnier verletzt haben. Wir hinterlassen also nicht nur Mitleid, sondern auch noch den Eindruck, daß wir sportlich, jung und fit sind. Ganz anders stellt sich die Situation dar, wenn unsere Haut krank ist.

Unabhängig von den üblichen naturheilkundlichen Therapieansätzen, wie sie im zweiten Teil beschrieben werden, ist die liebevolle Zuwendung von außen ein wesentlicher Faktor. Licht, Luft, Sonne und Streicheleinheiten sind äußerlicher Balsam für die Haut.

Wir denken beim Wort Zuwendung oft in erster Linie an Reinigung und Kosmetik. Doch ist gerade das nicht gemeint. Sicher ist es wichtig, das Ekzem vor den Blicken der anderen weitestgehend zu verstecken, um die seelische Wunde nicht noch mehr aufzureißen. Ob der Haut das Zupflastern mit Make-up und Puder und das Zudecken mit Kleidung angenehm ist, ist zu bezweifeln. Auch ständiges Waschen ist keine Zuwendung. Zudem sind Kosmetika und übertriebene Reinigung belastend für die Haut.

Wesentlich gesünder ist es für sie, wenn wir uns ausziehen – je nach Klima draußen oder drinnen, den Wind darüberstreichen lassen, uns sanft berühren.

Die klassische Schulmedizin steht vielen Hautleiden machtlos gegenüber. Wenn Infektionen und Allergien ausgeschlossen sind, wird die Diagnose schon schwierig. Es sieht so aus, als würden sich die Hautkrankheiten absichtlich den meisten medizinischen Behandlungen entziehen, um auf ihre wesentliche Ursache hinzuweisen, nämlich die seelische Dimension.

Sind Krankheiten für die Medizin nicht wissenschaftlich, also rational erklärbar, entsteht häufig eine gewisse Hilflosigkeit. Die seelischen Ursachen sind selbstverständlich auch der Schulmedizin bekannt, nur ist der Umgang damit scheinbar noch immer ein Problem. Diese Patienten werden an Psychologen und Psychotherapeuten verwiesen.

In die Seele eines Hautkranken einzudringen ist nicht einfach. Schon seine Krankheit symbolisiert ja: »Bleib mir bloß vom Leib.« Andererseits benötigt er dringend Zuwendung und ein klärendes, hilfreiches Gespräch. Die Auseinandersetzung mit den seelischen Ursachen seines Hautleidens ist eine Herausforderung, der sich nahezu jeder chronisch Hautkranke früher oder später stellen muß. Bereits die Tatsache, daß das Ekzem so deutlich sichtbar und damit so unumgänglich erscheint, läßt ahnen, wie notwendig es ist, sich umgehend mit seiner seelischen Situation auseinanderzusetzen.

C. G. Jung beschreibt dieses aufdringliche Erscheinen einer Hautkrankheit sehr schön:

».. kommt alles ans Tageslicht, was bisher verdrängt war. Diese psychischen Hautkrankheiten sind wahrscheinlich so etwas wie der Schweiß der Seele. So als ob die bisher zurückgehaltenen oder gestauten Inhalte durch die Haut sickerten und an der Oberfläche erschienen, ähnlich wie aus feuchten Wänden Salpeter dringt.«[4]

Das seelische Problem durchbricht die (Haut-)Grenze, es will ins Bewußtsein dringen und wird deutlich sichtbar. Und hier liegt die Aufgabe des Patienten. Er allein ist es, der an sich arbeiten muß, der Therapeut kann ihn auf diesem Weg nur begleiten.

Für viele Patienten ist die Einsicht, daß ihre seelische Situation, ihre Denkweise, ihr Handeln, ihr Umgang mit anderen Menschen oder ihre derzeitige Lebensweise einen Einfluß auf ihre Hautkrankheit haben, eine völlig neue Erfahrung. Sie müssen erst verstehen lernen, daß bestimmte Seelenqualitäten erst den Boden bereiten, auf dem eine Hautkrankheit entstehen kann.

Die Reise in tiefere Schichten unserer Seele ist keineswegs immer angenehm. Denn was da bei näherem Hinsehen ans Licht kommt, ist nicht immer nur Bedauernswertes, wie beispielsweise Unterdrückung durch den Partner oder mangelnde Zuwendung. Es stehen auch Gefühle und Haltungen wie Haß, Eifersucht, Zorn, Egoismus oder Arroganz auf der eigenen Seite zur Diskussion. Es ist meist nicht einfach, sich mit seinen Schattenseiten auseinanderzusetzen.

Gerne »kratzen« die Patienten nicht nur die Haut, sondern auch »die Kurve«, bevor sie zu den eigentlichen seelischen Problemen vordringen. Sie bevorzugen häufig Therapeuten, die ihre eigene Meinung bestätigen und jegliche unangenehme Konfrontation mit sich selbst vermeiden. Beliebt sind auch Schuldzuweisungen an andere, wie zum Beispiel: »Weil mein Mann mich betrügt, habe ich den Hautausschlag.« Die Frage ist nur, ob der *Ausschlag*, der sicher den Mann treffen soll, verschwindet, wenn dieser seine außerehelichen Sexualkontakte beendet. Das eigentliche Problem liegt immer in der eigenen Person begründet.

---

[4] »Briefe 1906–1961«, Band I, Seite 369.

Der Hautkranke – ein Gezeichneter

Das besondere an einer Hautkrankheit gegenüber anderen Krankheiten ist die Tatsache, daß wir sie nicht verstecken können, sondern für jeden sichtbar mit uns herumtragen. Dieser Umstand stellt nicht nur für den Hautkranken ein Problem dar, sondern auch für seine Mitmenschen. Einem Hautkranken gegenüberzustehen löst häufig ein Gefühl der Unsicherheit aus. Das Verhalten reicht von Gefühlen des Ekels bis zu schockähnlichen Reaktionen.

Warum stößt uns eine Hautkrankheit ab? Warum reagieren wir mit Angst vor Ansteckung? Bei unseren frühen Vorfahren und bei Naturvölkern ist die Anschauung nicht selten, daß die Haut der Sitz der Seele ist. Wenn ein Mensch ein Hautleiden entwickelt, dann war, so glaubt man, mit seinem Seelenleben irgend etwas nicht in Ordnung. Je nach Kultur werden die verschiedensten Ursachen dafür angegeben:

In sehr vielen Fällen glaubte man an eine Bestrafung für größere Vergehen gegen die jeweils geltenden Gesetze oder Moralvorstellungen. Die »Säfte« des Hautkranken, so war man der Überzeugung, seien schlecht und vergiftet. Und dieses seelische wie körperliche Gift sucht sich nun einen Ausweg über die Haut.

Die Therapie war entsprechend der Ursache erst eine körperliche Entgiftung und anschließend oder gleichzeitig die seelische Reinigung. Meist wurde der Betroffene aus der Gesellschaft verstoßen. In erster Linie geschah dies sicher wegen der möglichen Ansteckungsgefahr. Vielleicht stand aber auch der Gedanke dahinter, daß dem Leidenden in der Einsamkeit oder in der Gesellschaft mit anderen Hautkranken (wie zum Beispiel den Leprakranken) die Möglichkeit gegeben war, sich über sein Seelenleben klarzuwerden. Hatte er das Glück, seine »Fehler« einzusehen und wurde ihm Vergebung gewährt, bevor er an der Hautkrankheit selbst oder an einer Infektion starb, dann durfte er – mit gesunder Haut – wieder in die Gemeinschaft zurückkehren.

Bei dieser »seelischen Reinigung« waren die weisen Frauen, die Hexen, die Medizinmänner, die Schamanen, die Heiler und die Priester die Helfer. Sie alle kannten sich mit seelischen Problemen aus. Gleichzeitig nahmen sie, mit Ausnahme der christlichen Priester, die körperliche Entgiftung vor.

Mit magischen Ritualen wurde die Seele gereinigt, in der christlichen Religion durch die Beichte die Schuld vergeben. Reingewaschen von aller Schuld und Schlechtigkeit fühlte man sich wieder wohl in seiner Haut. Die Hautkrankheiten gelten im Volksmund bis in unsere Zeit als *Unreinheiten*.

Die großen Geißeln der Menschheit waren der Hunger und die Seuchen. Pocken, Pest, Syphilis, Lepra und Fleckfieber standen dabei an erster Stelle. Betrachten wir diese schweren Krankheiten, so stellen wir fest, daß alle ein deutliches Hautbild aufweisen. Zudem sind sie allesamt äußerst ansteckend. Bis vor etwa hundert Jahren hatten wir nicht die geringste Ahnung von der Existenz von Bakterien, Viren und anderen Erregern, die diese Krankheiten hervorrufen.

Es war nur klar, daß prinzipiell jeder an diesen schrecklichen Seuchen erkranken konnte. Je näher ein Gesunder mit einem bereits Erkrankten zusammentraf, um so wahrscheinlicher war eine Ansteckung. Nur auf welchem Wege die Ansteckung erfolgte, wußte niemand. Darüber hinaus verliefen die großen Seuchen fast immer tödlich. Ein »gezeichneter« Mensch war also immer eine potentielle Gefahr – vielleicht konnte man sich anstecken und müßte dann sterben.

Wohl niemand, bis auf wenige Samariter, hätte sich damals freiwillig um die Kranken gekümmert. Sie wurden verstoßen, ausgesetzt, sich selbst überlassen. Noch heute sprechen wir davon, daß uns jemand wie einen Aussätzigen behandelt.

Das Erscheinen eines Hautkranken löste Angst und Panik aus, Verachtung und Haß schlugen ihm entgegen. Denn er trug den Tod auf seiner Schulter.

Sicher gibt es so etwas wie ein »kulturelles Erbe«, eine kollektive Angst und Abscheu gegenüber Hautkranken, die wir von unseren Vorfahren übernommen haben. Auch wenn heute die meisten Hautkrankheiten nicht ansteckend sind, so ist doch die Angst geblieben, es könnte eine der tödlichen Seuchen sein.

Und die brutale, verletzende Reaktion der Mitmenschen, die erbarmungslose Isolation und der Verlust der Geborgenheit der Dorfgemeinschaft in früherer Zeit sind sicher auch Gründe, weshalb wir noch heute mit Panik reagieren, wenn unsere Krankheit für jeden sichtbar auf die Haut geschrieben ist.

Kein Wunder also, daß wir die Hautkrankheit zu verbergen suchen und sie so schnell wie möglich wieder loswerden wollen.

Der Volksmund bezeichnet bis heute eine Hautkrankheit als Unreinheit. Für Pickel und Mitesser ist die Bezeichnung »Hautunreinheit« ein medizinischer Begriff.

Eine Hautkrankheit hat demnach wohl auch etwas mit Schmutzigsein zu tun. Und tatsächlich war es so, daß zum Beispiel die Pest durch Rattenflöhe übertragen wurde, die Krätzemilben, die Läuse, Schaben und Wanzen eher dort beheimatet waren, wo es mit der Reinlichkeit weniger genau genommen wurde.

Wenn wir es in einer Herberge ungemütlich und schmutzig finden, dann »kriegen wir hier die Krätze« oder es sieht »schäbig« aus. Kommen wir dann übersät mit Bissen und Stichen und kratzend wieder unter Menschen, so denken diese sicher, bei uns zu Hause hätten wir recht schmuddelige Verhältnisse. Wir tragen die juckenden Pusteln ja auch deutlich genug zur Schau.

Wir stellen fest: Bis vor wenigen Jahrzehnten war eine Hautkrankheit

1. wahrscheinlich ansteckend und dann vielleicht sogar tödlich,
2. ein Beweis für Schmutz und Dreck in der Wohnung und
3. für ein »unreines« Handeln in Gedanken, Worten und Werken, das über die Haut sichtbar wird.

Verständlich daher auch der unbewußte häufige Waschzwang bei Ekzempatienten. Die Betroffenen wollen den ihnen im wahrsten Sinn des Wortes anhaftenden Makel abwaschen, sich reinwaschen. Ich erlebe auch immer wieder in meiner Praxis, daß die Hautpatienten sich rechtfertigen, indem sie mehrfach betonen, wie reinlich sie sind.

Unsere scheinbar so paradoxen Reaktionen gegenüber Hautkranken wurzeln also in den Erfahrungen, die wir Menschen über Jahrhunderte gesammelt und weitergegeben haben. Aller medizinischen Forschung zum Trotz haben wir immer noch Angst vor Ansteckung, ja vor dem Tod im Gefolge, und sind immer noch der Meinung, eine Hautkrankheit hätte auch etwas mit körperlicher und seelischer Unreinheit zu tun. Daher rührt die Scheu, ein allergisches Hautbild zu berühren, auch wenn wir sicher wissen, daß dies niemals ansteckend sein kann.

Haut und Sexualität

Im 15. Jahrhundert tauchte die Geschlechtskrankheit Syphilis das erste Mal in Europa auf. Seefahrer brachten sie von der Insel Espalona (Haiti) mit nach Barcelona. Über die Freudenmädchen gelangte die Seuche unter die Menschen in Spanien. Aufgrund der damaligen Feldzüge verbreitete sich die Syphilis rasend schnell über den europäischen Kontinent.

Die »Lustseuche« ist eine hinterlistige Krankheit. Nach drei Wochen kommt es am Ort der Infektion zu einer harten, schmerzlosen Wucherung, die in ein hartes Geschwür zerfällt und nach einigen Wochen von selbst abheilt. Das Geschwür sowie die geschwollenen Lymphknoten sind schmerzlos. Dieses erste Stadium der Syphilis kann daher durchaus auch unbemerkt verlaufen. Etwa neun bis zehn Wochen nach der Infektion (die Zeiträume können variieren) kommt es zu grippeähnlichen Erscheinungen, die Haare fallen vermehrt aus, und auf der Haut erscheinen runde Flecke, sogenannte *Roseolen* mit einem grau-weißen Belag.

Wenn die Syphilis sich immer im gleichen Gewand zeigen würde, wäre die Diagnose einfach. Doch sie kann in diesem zweiten Stadium alle nur denkbaren Hautbilder produzieren. Diese Hauterscheinungen bleiben über mehrere Wochen relativ therapieresistent und verschwinden dann von selbst.

Nun herrscht trügerische Stille. Mehrere Jahre passiert nichts – der Kranke ist scheinbar gesund. Dann bilden sich sogenannte *Gummen,* harte Geschwülste unter der Haut, die im Laufe der Zeit nach außen aufbrechen. Gleichzeitig kommt es (ebenfalls durch Gummenbildung im Gehirn) zu Wesensveränderungen und Störungen im Bewegungsablauf. Alles in allem also ein über Jahre schleichender, grausamer Tod.

Die Syphilis galt als die Seuche des Mittelalters bis in die heutige Zeit und hat die Menschen in der Wurzel ihres Daseins getroffen – dem Geschlechtstrieb. Mit den entsprechenden Hautbildern kam zum Ausdruck, daß etwas Verwerfliches und Unmoralisches geschehen sein mußte. Die Hüter der christlichen Moral bezeichneten die Syphilis als Tochter der Wollust, als eine Strafe für Unzucht und Hurerei. Manche Theologen behaupteten sogar, die Syphilis hätte ihre Ursachen in der Sodomie.

Diese Vorstellungen entsprangen der christlichen Auslegung einer Sexualmoral, die jede körperliche Berührung – wenn sie nicht der Vermehrung diente – ohnehin verwarf. Jegliche Berührung der Haut galt demnach als Sünde. Körperkontakt zwischen Erwachsenen beschränkte sich fast ausschließlich auf den Geschlechtsverkehr. Haut zu zeigen galt als schamlos, als provokativ, von zärtlichen Berührungen ganz zu schweigen.

Lange Zeit bestand der Glaube, man könne sich vor den großen Seuchen durch ein frommes, sittsames und vor allem wohl enthaltsames Leben schützen.

Im Umfeld dieses Sittenkodexes von erlaubter und verbotener Berührung entstand die Syphilis:

Sie zog durch die entsprechenden Hautbilder die Aufmerksamkeit der Mitmenschen auf den Kranken, offenbarte ihnen seine bisher geheimgehaltenen, unzüchtigen Taten. Gleichzeitig wirkten die offenen Geschwüre und Ekzeme – wie eine Strafe – abstoßend auf den Betrachter, vor allem aber abstoßend auf eventuelle Sexualpartner. Damit waren gleichzeitig die sündhaften Freuden genommen. Keiner wollte mit einem Syphiliskranken in Kontakt treten, geschweige denn, ihn berühren.

Die Syphilis vergiftete zwangsläufig das Verhalten der Geschlechter zueinander. Jegliche Freude an liebevoller und zärtlicher sexueller (Haut-)Zuwendung war genommen, ein ungezwungenes Verhalten unmöglich.

Neben der kirchlichen Bewertung der Syphilis entstanden um diese Krankheit zudem unzählige Sagen und Geschichten, zusätzlich zu der Bezeichnung Syphilis sprach man auch von Lues (*luo* = Auflösung), was soviel bedeutet wie »Schandmensch, Pest, Ansteckung, Unheil«.

Der französische Dichter Jean Lemaire de Belges (1473 – 1515) kleidete die Antwort auf die Frage, woher die Syphilis wohl kommen mag, in eine Erzählung:[5] »Amor, der Gott der Liebe, und die Todesgöttin Atropos begegnen sich eines Tages, beginnen miteinander zu plaudern und beschließen, in einer nahen Schenke ein wenig zu trinken. Bald sind die beiden so betrunken, daß sie beim Ver-

[5] Entnommen aus HP-Magazin 8/88, Seite 28 ff., HP H. Hübner, – Syphilis – Amors vergifteter Pfeil.

lassen der Schenke ihre Köcher mit den Pfeilen verwechseln. Berauscht kommen Amor und Atropos zum nahe gelegenen Marktplatz und beginnen, ihre Pfeile in die vergnügte Menschenmenge zu schießen. Als ein kraftstrotzender Jüngling – von Amors Pfeil getroffen – tot zu Boden sinkt, ist die Todesgöttin höchst entzückt. Ihre Pfeile hingegen lassen – zu ihrer Verwunderung – die Getroffenen in heißer Liebesglut entflammen. Amor, der trotz Trunkenheit keine weiteren Pfeile entsendet, kehrt erschöpft nach Hause zu seiner Mutter Venus zurück. Müde schläft er sofort auf ihrem Schoß ein, nachdem er zuvor seinen Bogen und den Köcher nebenan auf ein Kissen gelegt hat. Unglücklicherweise legt sich kurze Zeit später seine Tochter Voluptas (lat.: den Sinnen unterworfen) auf das Kissen und verletzt sich an den giftigen Pfeilen. Sie zieht sich eine böse Wunde zu, worauf Venus Bogen und Köcher ins Wasser des Schloßgrabens wirft. Die Kraft des unerbittlichen Giftes ist aber so groß, daß das Wasser bald verseucht und ungenießbar ist. Schließlich müssen die Dienerinnen der Venus das Wasser mit Blumen und Honig reinigen. Dadurch wird es aber so süß und schmeckt so verlockend, daß immer mehr Menschen wiederholt davon naschen. Trotz der Reinigung des Wassers ist das Gift von Atropos' Pfeilen noch immer wirksam, und so bricht bei all den Menschen, die davon getrunken haben, bald eine scheußliche Seuche aus: die Syphilis.«

Wohl kaum eine andere Krankheit hat das Verhältnis gegenüber Hautkranken so nachhaltig geprägt, wie die Syphilis:

Die Haut als *das* Organ der sexuellen Anziehung war entsetzlich entstellt, die Krankheit selbst führte früher oder später zum qualvollen Tod.

Eine Hautkrankheit nimmt immer Einfluß auf das Sexualverhalten des Betroffenen. Es entsteht ein quälender Zwiespalt: Durch den Hautausschlag zieht er die Aufmerksamkeit auf sich, und gleichzeitig stößt er eben dadurch ab, weist zurück, baut eine Barriere zwischen sich und seinem Gegenüber.

Der Kontakt zwischen zwei Menschen beginnt für gewöhnlich mit einem Augen-Blick. Während man sich weiter tief in die Augen schaut, redet man über dies und jenes, kurzum, man flirtet.

Es ist geradezu ein Bedürfnis, die Haut des anderen zu berühren, wenn man ihn sympathisch findet und gerne als Partner hätte. Blicke und Worte sind Verbindungsglieder zwischen allen Menschen. Die Berührung der Haut allerdings ist der erste Schritt zu mehr Intimität zwischen Liebenden.

So ist es ein großer Unterschied, ob uns ein guter Freund aufmunternd den Handrücken tätschelt, oder ob die Frau oder der Mann unserer Träume zufällig unsere Hand berührt. Nur ein Sekundenbruchteil Hautkontakt läßt in uns das Gefühl entstehen, als hätte uns eine Starkstromleitung gestreift.

Diese Berührung geht einem »durch und durch«, man saugt sie auf, läßt sie herein. Die Haut als Hauptorgan der sexuellen Anziehung ist in diesem Fall also eine offene Grenze, ein Vermittler von Zuneigung und Zärtlichkeit – sie läßt durch, was uns guttut.

Die flüchtige Berührung zu Beginn einer Partnerschaft ist die zarteste Form der Sexualität. Bis zum Geschlechtsverkehr als der größten Stimulation der Haut gibt es zahlreiche Möglichkeiten, Erotik und Lust auszukosten – allesamt über das Organ Haut. Um Sexualität erleben zu können, benötigen wir die Haut und ihre Sinne. Ist die Haut krank, ist damit gleichzeitig das Erleben der Sexualität eingeschränkt oder völlig unmöglich.

Hier drängt sich der Gedanke auf, daß die Hautkrankheit wohl auch dazu dienlich ist, sich den Partner »vom Leib zu halten«. Wer in einer Beziehung nicht Nein sagen kann, ist gezwungen, sich auf andere Weise abzugrenzen – am einfachsten ist dies mit einer Hautkrankheit, denn damit ist das Organ der sexuellen Anziehung verunstaltet.

In den meisten Fällen sind es Frauen, die eine Hautkrankheit zur Abwehr einsetzen (wie zum Beispiel auch Scheidenentzündungen oder ständige Blutungen).

Anstatt die Lösung des Problems unserem Körper zu überlassen, ist es hilfreich, bewußt dazu überzugehen, sich durchzusetzen, das Nein in der Sexualität bewußt einzusetzen. Denn nur wer Nein sagen kann, ist in der Lage, in entsprechenden Situationen auch Ja zu sagen und sich dem Partner mit Leib und Seele hinzugeben.[6]

---

[6] Siehe hierzu auch: *Peter Schellenbaum*, »Das Nein in der Liebe. Abgrenzung und Hingabe in der erotischen Beziehung«, und *Ulrike Dahm*, »Die Kraft des Nein. Wegweiser zur Entscheidungsfreiheit für Frauen«.

Viele Autoren behaupten in ihren Werken, Sexualität sei grundsätzlich *das* Problem bei Hautkrankheiten. Aus meiner Erfahrung kann ich sagen, daß Hautkrankheiten bei Patienten in den mittleren Lebensjahren sehr häufig ihre seelische Ursache im sexuellen Bereich haben, aber daneben meist noch andere seelische Probleme zu finden sind, die *Sexualität* also nicht die alleinige Rolle spielt.

So gut wie gar keinen sexuellen Bezug kann ich bei meinen kleinen Patienten im Säuglings- und Kleinkindalter finden, oder bei einer Frau, die mit 83 Jahren an extrem juckenden Ausschlägen am Schienbein leidet.

Der Juckreiz wird von medizinischer Seite oft als »autoerotischer Vorgang« bezeichnet, denn es entsteht ein gewisses Gefühl der Befriedigung, wenn man sich kratzt. Auch bei sexuellen Lustgefühlen wird ja oft davon gesprochen, daß es einen »juckt« oder »reizt«. Die juckende und gereizte Haut spiegelt demnach häufig die Probleme, die in dieser Beziehung bestehen. Doch neige ich dazu, mein Augenmerk auch auf andere seelische Ursachen, und nicht nur auf eventuelle sexuelle Hintergründe zu lenken.

Anne Maguire hat es sehr treffend formuliert: »Das Kratzen bei Juckreiz ist wie das symbolische Graben nach der Ursache.«[7] Diese Aussage umfaßt meiner Ansicht nach exakt die Bedeutung des Juckreizes.

Was juckt uns in unserem Leben? Wo werden wir gereizt oder wollen wir reizen? Wir bezeichnen viele Situationen als reizvoll. Der eine reagiert gereizt auf eine Begebenheit, den anderen »kratzt das wenig«.

Eine juckende Haut schreit nach intensiver, fast schmerzhafter Berührung. So aggressiv der Juckreiz, so aggressiv ist die Gegenwehr, oft ist es ein Kampf bis aufs Blut.

Gereizt reagiert man auch, wenn vorhandene Leidenschaft und Lust keine Er-Lösung findet, wenn es keinen juckt, daß es einen juckt. Der Juckreiz ist demnach die körperliche Reaktion auf einen Reiz. Ein Weg aus dem juckenden Dilemma wäre die bewußte Auseinandersetzung mit dem, was einen juckt.

Rüdiger Dahlke schreibt dazu in seinem Buch »Krankheit als Symbol«: »Das Leben, die eigene Situation und die Lage der Welt

---

[7] Siehe A. *Maguire*, »Hautkrankheiten als Botschaften der Seele«, Seite 16 ff.

dürfen einen ruhig jucken. Die vielen Reize bewußt zu sich hereinlassen und sich herauslocken lassen, reaktionsfreudiger werden, sich mehr erlauben ›um den Körper vom Juckreiz zu befreien‹.«[8]

In den Büchern der Homöopathie wird unterschieden zwischen dem »gewöhnlichen« Juckreiz, der unerträglich, ständig, wiederholt, gelegentlich oder milder Art sein kann, und dem wollüstigen Jucken, das sich eindeutig auf die Sexualität bezieht.

Die Haut und das Symbol der Schlange

Die Schlange – für die einen ist sie ein ekelhaftes Gewürm, für die anderen ein faszinierendes Reptil.

Die symbolische Betrachtung der Schlange ist daher auch vieldeutig und gegensätzlich. Zum einen stellt sie – wie im Alten Testament in der Geschichte von Adam und Eva – die Gestalt des Bösen dar. Auf zahlreichen religiösen Darstellungen zertritt die Mutter Gottes, Maria, unter ihren Füßen eine Schlange: Sie vernichtet damit das Böse, das ihr nachgestellt hatte.

Auf der anderen Seite galt die Schlange bei vielen heidnischen Völkern als Symbol der Fruchtbarkeit und Sexualität. Sie entsprach zum einen dem Phallus-Symbol, also dem männlichen Pol, zum anderen war sie ein Symbol für die Verbundenheit mit der Erde, dem weiblichen Pol, da sie mit ihrem ganzen Körper auf ihr dahinkroch.

Die Schlange ist scheu. Sie ist in der Lage, feinste Vibrationen des Bodens zu fühlen, was ihr eine rechtzeitige Flucht ermöglicht – lautlos und schnell. Normalerweise ist sie nicht aggressiv, nur wenn sie sich bedroht fühlt oder wir sie erschrecken, können die Giftschlangen für uns gefährlich werden. Die Körpertemperatur der Schlange ist abhängig von der Außentemperatur: deshalb sonnt sie sich gerne. Ist es ihr zu kalt, bewegt sie sich nur schwerfällig. Im Winter schläft sie in einem Erdloch versteckt.

Die feinschuppige Haut der Schlange ist etwas Besonderes: Sie wächst nicht mit der übrigen Körpermasse mit. Die Schlange ist gezwungen, ihre alte, zu kleine Haut abzustreifen, wenn sie überleben will. Kurz vor der Häutung sieht die Haut der Schlange krank

---

[8] R. *Dahlke*, »Krankheit als Symbol«, Seite 297.

aus: Sie hebt sich stellenweise schon von der darunterliegenden, neuen und gesunden Haut ab, an einigen Stellen ist sie bereits eingerissen oder hängt in kleinen Fetzen weg.

Es ist anzunehmen, daß sich die Schlange zu diesem Zeitpunkt nicht wohl fühlt in ihrer Haut, vielleicht verspürt sie auch eine Art Juckreiz. Sie wird folglich versuchen, das Alte, für sie nicht mehr Brauchbare, möglichst schnell loszuwerden: Sie kriecht zwischen Ästen hindurch, an Rinden entlang, unter Felsen, um die alte Haut förmlich abzuschürfen.

Der Lohn für diese Mühe ist eine Verjüngung, eine gesunde Haut und eine neue Vitalität. Die Schlange weiß über diesen steinigen Weg, daß sie wachsen, sich wandeln und erneuern kann.

Auch die menschliche Haut unterliegt einem ständigen Wandel. Die Epidermis wird, von uns unbemerkt, alle 28 Tage erneuert. Wird dieser Erneuerungsprozeß, also die Häutung gestört, entsteht eine Hautkrankheit.

Auf das Beispiel der Schlange übertragen, kann die Situation eines Hautkranken auf die Häutungsphase bezogen werden. Der Betroffene kann dementsprechend offensichtlich nicht aus seiner Haut, er bleibt in seiner alten Haut stecken, und die Erneuerung oder Verwandlung findet nicht statt.

Wir gehen davon aus, daß es – wie bei der Schlange – etwas Altes ist, was der Hautpatient eigentlich nicht mehr braucht, von dem er sich lösen will und das er nicht los wird. Sich zu »entwickeln« wird für ihn zu einem Problem, zu einer notwendigen Aufgabe, die ihn zu dem gegebenen Zeitpunkt allem Anschein nach (noch) überfordert und die er nicht meistern kann oder will.

Fallbeispiel

Eine 55 Jahre alte Patientin arbeitet in einer Chemiefabrik. Durch die dort entstehenden giftigen Dämpfe bekommt sie nach etwa fünf Jahren ein schuppiges Ekzem im Gesicht und an den Händen. Zu diesem Zeitpunkt wird sie in eine andere Abteilung versetzt, in der sie sich gegenüber ihren wesentlich jüngeren Arbeitskollegen nicht durchsetzen kann – ein Zustand, der sie sehr belastet.

Die Patientin sieht wie eine Schlange während der Häutung aus. Ein rein organischer Befund ergibt, daß die Haut durch die vermehrte Schuppung versucht, die abgelagerten Giftstoffe loszuwerden. Aber auch die seelischen Giftstoffe tragen ihren Teil zur Ausbreitung des Ekzems bei. Die Patientin verlangt jedoch lediglich eine cortisonfreie Salbe, mit deren Hilfe sie die restlichen fünf Jahre bis zur Pensionierung in diesem Betrieb durchhalten könne. Eine derartige Salbe ist mir jedoch nicht bekannt.

Auf meine Frage, weshalb sie nicht die Arbeitsstelle wechseln wolle, führt die Hautkranke eine ganze Reihe von Gründen an: Dazu müsse sie umziehen (was wegen der kleinen, schimmligen Wohnung schon längst hätte geschehen sollen), außerdem wieder mit neuen Kollegen klarkommen (obwohl sie im jetzigen Betrieb einem ausgeprägten Mobbing unterworfen war, und es eigentlich nicht mehr schlimmer hätte kommen können), zudem verdiene sie sehr gut.

Fazit: Die Patientin wollte sich offensichtlich nicht verändern, obwohl ihr Leben in vielen Bereichen trostlos festgefahren war und sie sich selbst in keiner Weise glücklich fühlte. Aber dieser Zustand war ihr lieber, als eine »ungewisse« Zukunft.

Es ist anzunehmen, daß dies eine der Hauptursachen war, weshalb das Ekzem jeglichen Therapieversuchen trotzte: War die Hautkrankheit doch die einzige Möglichkeit der Seele, die Patientin »anschaulich« darauf hinzuweisen, daß sie sich dringend andere Lebensumstände schaffen mußte, wenn sie zu einem zufriedeneren und ausgeglicheneren und damit gesünderen Leben gelangen wollte.

Einige wichtige Entwicklungsstufen des Menschen werden durch Krankheit mit Hautbildern *verdeutlicht,* so zum Beispiel die wichtigen Kinderkrankheiten wie Masern, Röteln, Windpocken, Scharlach oder das Drei-Tage-Fieber. Der Ausschlag symbolisiert, daß etwas Neues ins Leben des Kindes bricht. Die Kinderkrankheiten entstehen meist auch zu einem bestimmten Lebensalter: Das Kind erkrankt in gewisser Hinsicht »zum richtigen Zeitpunkt«. Viele Mütter können bestätigen, daß ihr Kind nach den klassischen Kinderkrankheiten in seiner geistigen und körperlichen Entwicklung einen merklichen Schritt nach vorne getan hat. Heute sind die Kinderkrankheiten als Entwicklungshilfen sozusagen »abgeschafft«, denn Impfungen verhindern ihr Auftreten. Unsere Mütter und Großmütter waren dagegen noch bemüht, den »Ausschlag«, wenn er nicht so richtig aufblühen wollte, mit Hilfe von lauwarmen Salzwasserwaschungen »herauszuziehen«. Sie wußten, daß die Kinder oft noch mehrere Wochen kränkelten, wenn die »Häutung« nicht gänzlich vollzogen wurde.

Was im Kindesalter einen positiven Entwicklungsschub darstellt, kann im Alter, etwa in den Wechseljahren, zunehmend zu einem Problem werden: »Häutung« kann nun bedeuten, die vermeintlich junge Hülle abgeben zu müssen und mit ihr die jugendlichen, fruchtbaren Jahre. Männer und Frauen, die unter diesen naturgegebenen seelischen und körperlichen Veränderungen leiden, können mit Hilfe der Symbole der Schlange zu einer anderen Sichtweise und damit neuen Bewertung dieser Lebensphase gelangen. So können sie erkennen, daß mit dieser »Häutung« eine Wandlung und Erneuerung einhergeht und nicht nur etwas Altes verlorengeht, sondern abgegeben wird, um etwas Neues an dessen Stelle treten zu lassen.

In der Homöopathie gibt es viele Heilmittel für die klassischen Beschwerden in den Wechseljahren. Dabei stehen die Schlangengifte, wie beispielsweise Naja, Vipera berus, Crotallus horr. bezeichnenderweise an erster Stelle. Die homöopathischen Mittel helfen aber nicht nur gegen die eigentlichen Beschwerden, sondern wirken ebenso als »Entwicklungshelfer« beim fortlaufenden Häutungsprozeß.

Für den Hautkranken ist der Prozeß des Häutens, der Wandlung und Erneuerung sichtbar gestört:

Die Haut wird verlangsamt oder beschleunigt abgestoßen. Es ist die Aufgabe des Betroffenen, wieder einen Rhythmus in seine natürliche »Häutung« zu bringen, um dadurch wieder heil zu werden und heil zu bleiben.

Das Augenmerk ist dabei, wie wir gesehen haben, nicht nur auf die Haut als erkranktes Organ zu richten. Auch im Umfeld des Patienten, seiner Familie, in seiner Partnerschaft, in seiner Lebensweise, muß wieder ein gesunder Rhythmus einkehren, der es ihm erlaubt, Altes abzustreifen und Neues anzunehmen.

Fälschlicherweise wird häufig der »Austausch« des Partners als Lösung der Hautprobleme angesehen. Sicher ist dies in etlichen

Fällen die einzige Möglichkeit. Trotzdem sollte man bedenken, daß man auch innerhalb einer festen Partnerschaft Veränderungen vornehmen kann, zum Beispiel in der Freizeitgestaltung, der Wohnungseinrichtung, oder – ganz wesentlich – im Sexualleben. Wie eine Schlange kann auch die Beziehung zwischen Menschen wachsen und sich erneuern, oftmals gerade nach einer Krise.

Die Haut und das Symbol des Feuers

Als die Menschen lernten, das Element Feuer zu beherrschen und es zu ihrem Vorteil zu gebrauchen, machten sie wohl einen der größten Schritte in ihrer Entwicklung.

Feuer verwandelte eine kalte Höhle in eine warme Höhle oder ein rohes Essen in eine gekochte Speise.

Doch nicht nur mit diesen positiven Energien des Feuerelements mußte der Mensch umgehen lernen, auch die negative Form der Verwandlung, wie beispielsweise die Feuersbrunst, die alles in Schutt und Asche legt, mußte bewältigt werden.

Wir kennen alle die Buschfeuer, die in den trockenen Zonen der Erde alljährlich über den ausgedörrten Boden ziehen. Was auf den ersten Blick wie eine Katastrophe aussieht, ist bei näherem Hinsehen für viele Pflanzenarten lebensnotwendig. Es gibt verschiedene Arten, deren Samen erst dann aus der Kapsel fallen, wenn Feuer über sie hinweggezogen ist. Die verbrannte Vegetation spendet auch eine fruchtbare Asche – ein Paradies für den Neubeginn.

Vergleichen wir das Symbol der Schlange und das Symbol des Feuers, so stellen wir fest, daß die Schlange sich immer wieder erneuert, damit sie wachsen kann, dabei aber die gleiche Schlange bleibt. Das Feuer hingegen verbrennt alles restlos, nimmt das Alte weg, damit Platz für das Neue wird.

Das Symbol des Elements Feuer paßt demnach zu all jenen Hautleiden, die eine radikale Änderung der bisherigen Lebensweise oder des seelischen Befindens begleiten. Ein herausragendes Beispiel hierfür ist die Akne in der Pubertät. Diese Zeit kann man auch als die ersten »Wechseljahre« im Leben eines Menschen bezeichnen. Das Feuer dieser Zeit verbrennt die Kindheit und ebnet dadurch den Weg zum Erwachsensein. Haben wir diese Zeit durchlebt und sind erwachsen geworden, dann gibt es kein Zurück mehr in die unbeschwerte Kindheit, so wie aus der Asche das Alte auch nicht mehr hergestellt werden kann. Es gibt demnach keinen Weg zurück, nur ein Vorwärts.

Betrachten wir die Aknepusteln, so erscheinen sie uns wie kleine (feuerspeiende) Vulkane auf der Haut. Der ausfließende Eiter stellt symbolisch die glühende Lava dar. Es brodelt mächtig im Inneren der Teenager. Denn neue Gefühle verschaffen sich Raum, die sie bisher nicht gekannt haben: Erotik, Sexualität, Verliebtsein und Sehnsucht beispielsweise.

Es beginnt ein Feuer in ihnen zu brennen. Zum ersten Mal im Leben sind sie für jemanden »Feuer und Flamme«, haben sie ein Auge auf eine heiße Mieze oder einen feurigen Knaben geworfen. Doch es ist nicht einfach, mit diesen aufflammenden Gefühlen fertig zu werden, man fühlt sich noch unsicher, weiß noch nicht, wie man mit diesen neuen Erfahrungen umgehen soll.

Einerseits möchte man die ersten erotischen Gedanken in die Tat umsetzen, andererseits weiß man nicht wie.

Mit den Pickeln im Gesicht ziehen die Teenager die Aufmerksamkeit auf sich und stoßen gleichzeitig ab. Dies spiegelt deutlich den seelischen Zustand dieser Zeit wider.

Der »brodelnde« Widerstand gegen die Eltern, die »aufflammende« Leidenschaft drückt sich in den kleinen Vulkanen auf der Haut aus, den Pickeln. Daher verschwindet die Akne meist von selbst wieder, wenn der Jugendliche zu persönlicher Reife gelangt ist, seine eigenen Wege sucht und eine Partnerschaft eingeht.

Die Haut in der Mythologie

Man sollte meinen, bei der gewichtigen Rolle, die die Haut als unser größtes Sinnesorgan im Leben spielt, müßte das Thema in zahlreichen Geschichten erwähnt sein. Doch auf meiner Suche nach »Hautgeschichten« habe ich nur sehr wenige gefunden. Andersen erwähnt sie gelegentlich in seinen Märchen.

Eigentlich gibt es nur zwei Erzählungen, bei denen die Haut eine Hauptrolle spielt. Es ist dies die Erzählung von Hiob im Alten Testament und die Nibelungensage mit der unverletzbaren Haut des Helden Siegfried.

»Das Buch Hiob« wurde bereits von mehreren Autoren in bezug auf die Haut untersucht und interpretiert. Da diese Geschichte einer Hautkrankheit jedoch sehr berührt, möchte ich sie aus meiner Sicht trotzdem noch einmal erzählen:

Hiob ist ein gläubiger, rechtschaffener Mensch mit reichlich Hab und Gut. Er ist fromm und seinem Gott treu ergeben. Satan will ihn von Gott abbringen: Nach und nach verliert Hiob seinen gesamten Besitz. Dadurch hofft Satan, würde Hiob seinem Gott abschwören. Doch Hiob glaubt weiter, unbeirrt von seinen materiellen Verlusten. Erst als Satan ihn mit einer entsetzlichen Hautkrankheit belegt, gerät sein Glaube ins Wanken. Die Stelle lautet: »... und schlug Hiob mit bösen Geschwüren von der Fußsohle an bis zum Scheitel.« Die Hautkrankheit veranlaßt Hiob zum ersten Mal, Gott in Frage zu stellen. Hiob ist verzweifelt, denn nun wenden sich alle von ihm ab. »Mein Odem ist zuwider meiner Frau, und den Söhnen meiner Mutter ekelt vor mir«, stellt er fest, und weiter: »Mein Fleisch ist um und um eine Beute des Gewürms und faulig, meine Haut ist verschrumpft und voller Eiter.«

Hiob war trotz aller bisherigen Prüfungen standhaft im Glauben geblieben, erst die Hautkrankheit, mit ihrer Wirkung auf seine Mitmenschen brachte ihn im wahrsten Sinn des Wortes an die Grenze dessen, was er aushalten konnte: an die Grenze von sich selbst, an seine Haut. Mit Beginn der Hautkrankheit wurde das Leben Hiobs einschneidend verändert, ab diesem Zeitpunkt wurde er gezwungen, sich nicht nur mit Gott, sondern vor allem mit sich selbst auseinanderzusetzen. Die Hautkrankheit führte ihn dazu, darüber nachzudenken, was er wirklich fühlte und wollte – in bezug auf seine religiöse Einstellung. Diese schwierige Aufgabe meistert Hiob nach viel Leid und Pein. Er ist in seinem Glauben gewachsen, er ist gereift. Sein Gott und sein Glaube sind zwar derselbe geblieben, aber er hat verstanden, was die tiefen, eigentlichen Werte, die wahren Inhalte seiner Religion sind. Zu dieser tiefen Einsicht schenkt Gott ihm auch noch all sein Hab und Gut zurück, und noch mehr dazu. Auch kehren alle wieder zu Hiob zurück, die ihn verlassen hatten. In jeder Beziehung hatte Hiob gewonnen: an Weisheit, an Besitz und an Anerkennung.

Wohl keine andere Krankheit als die Hautkrankheit hätte diese Wirkung auf Hiob gehabt. Hier in dieser Geschichte scheint es so, als wäre eine Hautkrankheit die größte und schwierigste Prüfung im Leben eines Menschen.

Wie schwer es ist, sich mit der Hautkrankheit und ihrem seelischen Hintergrund auseinanderzusetzen, können wir in der Geschichte Hiobs gut nachvollziehen. Es geht aus der Erzählung eindeutig hervor, daß die überstandene Hautkrankheit einen weisen, gereiften Menschen hervorbringt und es diesem in jeder Hinsicht so gut wie nie zuvor geht.

Auch die Nibelungensage ist eine Erzählung, in der die kranke Haut des Helden eine zentrale Rolle spielt. Anders als in der Geschichte von Hiob jedoch führt nicht die Bewältigung eines Hautleidens zu einer persönlichen Weiterentwicklung des Helden. Der Held Siegfried verweigert sich der Aufgabe, die Hautkrankheit als Anlaß und Hilfe zu einer seelischen Reifung anzunehmen. Man kann sogar sagen, daß er sich der Hautkrankheit als eines Mittels bedient, um jegliche Auseinandersetzung mit seinen seelischen Problemen zu vermeiden.

Siegfried war das Kind des niederländischen Königs Sigmund und seiner Frau Sigelinde. Seine unglaubliche Kraft und sein Mut machten ihn schon früh zu einem wilden, nicht zu bändigenden Knaben. In seiner Verzweiflung brachte ihn das Königspaar zu einem Schmied, von dem man wußte, daß er mit solch grobschlächtigen Knaben gut umgehen konnte.

Nach einiger Zeit wußte auch der Schmied mit Siegfried nicht mehr ein noch aus. Schlug er beim Schmieden der Schwerter doch so stark zu, daß das Eisen in Splittern davonflog und der Amboß zur Hälfte im Boden versank.

Mit List wurde Siegfried zum Holzholen in einen dunklen Föhrenwald gesandt. Denn hier hauste ein gar schrecklicher Drache und allerlei Schlangen und »schändlich Gewürm« krochen in den Moorlachen. Der Schmied hoffte innig, daß der Drache Siegfried töten würde – doch es kam anders: mit drei Keulenhieben tötete Siegfried den Drachen.

Erst hat Siegfried nur einen Finger in das Blut getaucht. Als er sah, daß dieser daraufhin eine dicke Hornschicht bekam, zog er sich aus und badete seinen ganzen Körper darin. Für ihn unbemerkt fiel in diesem Augenblick ein Lindenblatt vom nahen Baum und legte sich auf seinen Rücken, gegenüber dem Herzen auf der linken Seite.

Die Linde ist das Symbol der Weiblichkeit, der Weichheit (Schnitzholz), der Liebe (Blattform), sie ist verzeihend, gefühlvoll und mütterlich.

Der harte, unverletzbare Panzer überzog Siegfrieds ganzen Körper – bis auf den Platz am Rücken, an dem das Lindenblatt klebte.

Bedenkt man, daß einer Sage immer eine wahre Begebenheit zugrunde liegt, die mit phantastischen Elementen zu einer Erzählung ausgeschmückt wird, so mag Siegfried in Wirklichkeit vielleicht an Sklerodermie erkrankt gewesen sein, eine sehr seltene, angeborene sogenannte Autoimmunkrankheit, bei der sich die Haut des Betroffenen verhärtet und panzerähnlich umwandelt. Mit dem Fortschreiten der Erkrankung bekommt die Haut der Patienten ein echsenähnliches Aussehen, die Bewegung ist stark eingeschränkt.

Auch Siegfrieds Mitmenschen hat die Sklerodermie (wenn es denn eine war) sicher stark beeindruckt. Wenn ein Königssohn eine Haut wie eine Schlange oder Echse bekam, dann konnte das nur durch Magie geschehen sein: zum Beispiel durch ein Bad im Drachenblut.

Siegfried war in späteren Jahren immer noch ungebändigt: durch seine Kraft und durch die Gewißheit, daß er mit seiner Panzerhaut unverletzbar war. Im Kern aber war er ein gerechter, friedlicher Mensch. Seine Liebe zu Kriemhild kam von ganzem Herzen, und es schien fast so, als würde das Leben von Siegfried gekrönt sein durch seine Heldentaten und seine Großmut. Geschickt verbarg er seinen weichen Kern unter der rauhen, schuppigen Schale. Er war unverletzbar, er ließ nichts herein, was ihm schadete: weder Pfeile noch Hiebe. Doch sicherlich war es auch so, daß er das Gute ebenso nicht hereinlassen konnte. Darüber steht zwar nichts geschrieben, doch ist es einfach, sich ein Bild davon zu machen, wie gehemmt ein Mensch mit einem Panzer ist, wenn er den Wind auf seiner Haut, edle Seide oder eine streichelnde Hand spüren möchte.

Im Tierreich finden wir Ähnlichkeiten. Je dicker der Panzer, um so weicher und hilfloser das Innere. Nehmen wir einer Schildkröte den Panzer, der Muschel die Schale, so bleibt ein schutzloses, weiches, hilfloses Wesen übrig. Siegfried bedachte nicht, daß, wenn es jemandem gelingen würde, seinen harten Panzer zu durchstoßen, dies seinen sicheren Tod bedeuten würde.

Stark schuppende Hautkrankheiten haben ebenfalls eine Panzerwirkung. Sie machen körperlich wie seelisch dicht: für das, was einem guttut genauso, wie für das, was einem schadet. Wer sich im seelischen Sinne keinen Panzer zugelegt hat, steckt sicherlich des öfteren auch Verletzungen ein, doch er ist offen – im wahrsten Sinne des Wortes – für alles.

Und er wird mit diesen gelegentlichen Verletzungen oder Beleidigungen sicher besser fertig als derjenige, der diesen Erfahrungen mit Hilfe seines körperlichen und seelischen Panzers aus dem Weg geht.

Siegfried war durch seine Sklerodermie in diesen Panzer gezwungen. Das Lindenblatt, mit seinen beschriebenen symbolischen Eigenschaften, ließ gerade den Platz über seinem Herzen frei: dies war das Tor zu seinem weichen Kern.

Ausgerechnet Kriemhild, die Dame seines Herzens und geliebte Ehefrau, stickte ein Kreuz auf die Jacke an dieser Stelle, damit Hagen von Tronje ihn besser beschützen könne. Sie tat es ohne Siegfrieds Wissen. Für den niederträchtigen, rachsüchtigen Hagen aber war das gestickte Kreuz die Zielscheibe – und er ermordete Siegfried, während dieser an einer Quelle trank.

Ein dicker Panzer schützt demnach nicht vor Verletzungen – er macht sie zwar seltener, dafür aber gefährlicher.

Übertragen auf den Hautkranken unterstreicht das Beispiel mit Siegfried den unbewußten Abgrenzungsversuch.

Nur einem Menschen mit viel Einfühlungsvermögen und echter Zuneigung wird es gelingen, den Haut- und Seelenpanzer eines Betroffenen zu durchdringen, ihn »offen zu machen«. Doch die kleinste verbale Verletzung kann ausreichen – und der Panzer ist wieder geschlossen, die Hautkrankheit ist wieder da.

Denn in erster Linie versucht der Panzerträger ja, die aus seiner Sicht negativen Erlebnisse fernzuhalten.

Wenn nun beispielsweise eine verletzende Bemerkung den Haut- und Seelenpanzer durchdringt, dann wirkt dies nicht, wie bei Siegfried, gleich tödlich, aber der Hautkranke reagiert darauf »tödlich beleidigt« und »zutiefst verletzt«.

Sich allem – dem Guten wie dem Schlechten – etwas mehr zu öffnen, verletzlich zu werden im Sinne von sensibel, würde beim Hautkranken die »tödliche« Verletzungsgefahr durch negative Erlebnisse doch erheblich einschränken und die Lebensfreude durch die positiven Ereignisse deutlich erhöhen. Und der Panzer (die Hautkrankheit) wäre im Laufe der Zeit überflüssig.

Hilfe für die Seele

Die Therapie der Hautkrankheiten kann mit dem Schälen einer Zwiebel verglichen werden: Die äußeren Schichten entsprechen den vielen »not-wendigen« Maßnahmen, wie sie im zweiten Teil beschrieben werden. Der Kern der Zwiebel ist fast ausnahmslos ein seelisches Problem, das dem Patienten bisher nicht bewußt war, oder das er absichtlich verdrängt hat.

Dieses zugeschüttete seelische Problem sucht sich einen Weg ins Bewußtsein, indem es sich an*schau*lich darstellt.

In dem Moment, da sich der Hautkranke zum ersten Mal Gedanken darüber macht, was ihm seine Krankheit sagen möchte, hat er einen wesentlichen Schritt auf dem Weg der Therapie gemacht.

Leiden wir unter einer Hautkrankheit, müssen wir uns also fragen, was ausschlägt, welches Problem gerade unsere Haut benutzt, um beachtet zu werden. So wie es aussieht, handelt es sich um ein absolut wichtiges Thema, denn die Haut unterscheidet sich in ihrer Symbolik doch erheblich von den anderen Organen. Beim Hautleiden haben wir nicht nur Schmerzen (zum Beispiel Juckreiz), sondern wir können die Krankheit *sehen.* Angesichts dieser anschaulichen Präsentation duldet die Therapie des Leidens offensichtlich keinen Aufschub.

Um eine Hautkrankheit heilen zu können, brauchen wir den Mut, die dunklen, verdrängten inneren Themen herauswachsen zu lassen, damit wir sie bearbeiten können.

Bei der Aufgabe, die seelischen »Unreinheiten« herauszufinden, ist es hilfreich, sich folgende Fragen zu stellen:

- Woran hindert mich die Hautkrankheit?
- Benutze ich meine Krankheit, um bestimmte Dinge durchzuset-

zen oder abzuwehren, weil ich sonst nicht den Mut und die Kraft dazu habe?
- Will ich mir etwas oder jemanden vom Leibe halten?
- Welche Probleme habe ich mit meiner (Haut-)Grenze, und wie gelingt es mir, mich anderen gegenüber abzugrenzen?
- Lasse ich durch meine Hautgrenze alles durch, alles herein?
- Kann ich mich meiner Haut nicht erwehren?
- Habe ich nie gelernt, nein zu sagen?
- Verfüge ich über einen eigenen persönlichen Bereich, über den nur ich bestimmen kann?

All diese Überlegungen weisen auf den zentralen Problembereich hin, der sich häufig über die Haut äußert: Es handelt sich hierbei letztlich um die Fähigkeit, in Harmonie mit sich selbst und mit anderen sowohl innere wie äußere Grenzen zu ziehen, diese aufrechtzuerhalten und immer wieder neu zu bestimmen.

Unsere Haut als eine Hülle, die einerseits unsere ganz individuelle äußere (Körper-)Form unterstreicht und die andererseits innere (Körper-)Grenze nach außen darstellt, wird zu einem Spiegel innerer seelischer Prozesse, die um eben die Fähigkeiten, sich Form zu geben und sich sowohl abzugrenzen als auch zu öffnen kreisen.

Wenn es uns schwerfällt, uns anderen gegenüber abzugrenzen und zu behaupten und unsere Individualität zu bewahren und zu leben, besteht ein seelisches Ungleichgewicht, und eine entsprechende Therapie des Hautleidens sollte hier ansetzen. So sollte man sich – symbolisch für die gesamte Persönlichkeit – einen Bereich schaffen, der nur einem selbst gehört, den man nach eigenen Wünschen gestaltet, und in den niemand ohne Erlaubnis eintreten, geschweige denn darin etwas verändern darf. So könnte man beispielsweise ein Zimmer für sich einrichten, oder ein Stück Gartenanteil in eigener Regie bepflanzen, sich einen eigenen Telefonanschluß zulegen oder ähnliches.

Es geht also darum zu lernen, rechtzeitig und bestimmt dem anderen die eigenen Grenzen deutlich zu machen: Bis hierher und nicht weiter. Sind erst einmal klare Grenzen gezogen, wird auch die Haut wieder klar und rein.

Die Bach-Blütentherapie und die Traumarbeit sind zwei weitere Möglichkeiten, selbst etwas unterstützend zum therapeutischen Gespräch zu tun.

Eine sehr einfache Art der Selbsttherapie ist die Anwendung der Bach-Blüten. Bach-Blüten sind »Blumen, die durch die Seele heilen«, so der Titel der deutschen Ausgabe der grundlegenden Schriften Edward Bachs. Sie helfen uns, das seelische Gleichgewicht wiederzufinden und negative Gemütsstimmungen besser zu verarbeiten. Bach-Blüten führen weder zu einer Abhängigkeit noch haben sie Nebenwirkungen. Sollten Sie versehentlich eine falsche Blüte genommen haben, so schadet es Ihnen in keinem Fall.

In den letzten Jahren hat die Bach-Blütentherapie immer mehr Anklang gefunden, und die Bach-Blütenkonzentrate sind in vielen deutschen Hausapotheken zu finden. Aus meiner langjährigen Arbeit mit Bach-Blüten kann ich die positive Wirkung und den Heilerfolg dieser Therapie nur bestätigen.

Da es den Rahmen dieses Buches sprengen würde, die Bach-Blütentherapie im einzelnen zu erklären, beschränke ich mich an dieser Stelle auf die Bach-Blüten, die häufig bei der Heilung von Hauterkrankungen Verwendung finden.

Die nach dem englischen Arzt Dr. Edward Bach (1886–1936) benannte Blütentherapie beruht auf dem Grundsatz, daß mittels energetischer Kräfte bestimmter Pflanzen negative Gefühle (zum Beispiel Machtgier) in ihr positives Gegenteil (zum Beispiel innere Großmut) umgewandelt werden können. Durch die Einnahme der entsprechenden Blütenkonzentrate können seelische Blockaden aufgelöst und damit verbundene Krankheiten positiv beeinflußt werden.

Vor der Verwendung der Bach-Blüten, die bei Hauterkrankungen zu empfehlen sind, sollten Sie sich in jedem Fall intensiv mit der Bach-Blütentherapie beschäftigen und kritisch prüfen, ob einige der folgenden Blütenessenzen auch tatsächlich Ihren Bedürfnissen entsprechen. Die Bach-Blütenmischungen können Sie sich in Apotheken zubereiten lassen.

Empfehlenswerte Bach-Blüten bei Hautkrankheiten:

– *Crab Apple* (Holzapfel)
Crab Apple ist die sogenannte »Reinigungs-Blüte«. Man fühlt sich äußerlich oder innerlich beschmutzt, unrein oder infiziert, was sich als Krankheitsbild auf die Haut übertragen kann.

Zudem kämpft der Hautkranke ohnehin in erster Linie mit den oben beschriebenen Gefühlen und Gedanken. Daher kommt diese Blüte bei nahezu allen Hautpatienten zum Einsatz.

– *Impatiens* (Drüsentragendes Springkraut)
Diese Blüte wird auch die »Gedulds-Blüte« genannt. Impatiens-Patienten sind von Ungeduld geprägt. Sie wollen von ihrer Hautkrankheit sofort und ohne großen Aufwand befreit sein. Sind sie nach dem ersten Arzttermin noch nicht geheilt, können sie durchaus schon gereizt reagieren. Insgesamt sind ihre Reaktionen im allgemeinen den Umständen nicht angemessen. Sie neigen zu Überreaktionen und explodieren gerne (und mit ihnen die Haut).

– *Pine* (Schottische Kiefer)
Diese Blüte heißt auch die »Verzeihungs-Blüte«. Die Probleme der Pine-Patienten kreisen um Schuldgefühle und Selbstvorwürfe. Die Angst vor Bestrafung, vor allem für Vergehen im Sinne der Sexualmoral, sind in diesem Zusammenhang dominierend. Die Ausführungen im Kapitel »Haut und Sexualität« machen die häufige Anwendung der Pine-Blüte bei Hauterkrankungen verständlich.

– *Centaury* (Tausendgüldenkraut)
Dies ist die sogenannte »Willens-Blüte«. Centaury-Patienten sind gutmütig und weichherzig. Sie können sich nicht abgrenzen. Sie lassen sich alles gefallen und können nicht nein sagen. Aschenputtel aus dem gleichnamigen Märchen verkörpert den Centaury-Typ.

– *Water Violet* (Sumpfwasserfeder) und *Beech* (Rotbuche)
Die Blüte Water Violet (die »Isolations-Blüte«) sowie die Blüte Beech (die »Toleranz-Blüte«) bieten sich bei der gegenteiligen Haltung an, also bei einer zu starken Abgrenzung, einer Isolation oder sogar Arroganz.

In jeder Bach-Blütenmischung sollte die »Schock-Blüte« *Star of Bethlehem* enthalten sein. Das Auftreten einer Hautkrankheit ist für den Betroffenen meist ein regelrechter Schock. *Star of Bethlehem* hat einen beruhigenden, tröstenden Einfluß auf die Seele und mildert somit die psychischen Folgen.

Auch die Anwendung von *Rescue Remedy* ist bei der Heilung von Hautleiden sehr hilfreich. Die Einnahme dieser »Notfall-Tropfen« während ein oder zwei Tagen kann die gegebenenfalls auftretende Angst oder Panik bei einem Rückfall *(Rezidiv)* etwas dämpfen.

Eine der positiven Nebenwirkungen der Bach-Blüten sind vermehrte Träume. Durch die Träume als Seelenbilder versucht unsere Seele mittels Symbolen mit uns zu »sprechen«. Wenn man es versteht, die Sprache der Träume zu entschlüsseln, können Träume sehr hilfreiche Begleiter auf dem Weg der persönlichen seelisch-geistigen Entwicklung sein. Die Traumarbeit sollte unter Anleitung entsprechend ausgebildeter Therapeuten vorgenommen werden. Wer sich jedoch ernsthaft mit der Traumdeutung auseinandersetzen will, dem sind die Werke des Seelenforschers C. G. Jung und seiner Anhänger empfohlen. Literatur zu diesem Thema finden Sie im Anhang.

II
Aufbau und Funktion der Haut

In einem Buch über die Haut ist es sinnvoll, auch deren Aufbau und Funktion zu erklären, ein trockenes, aber wichtiges Thema. Es besteht die Gefahr, daß Sie, lieber Leser, nach den ersten Seiten einfach weiterblättern, diesen Teil also überspringen. Damit Ihnen bei der Lektüre dieses Buches jedoch nichts Entscheidendes entgeht, werde ich mich als Autorin bemühen, Ihnen diesen Abschnitt so schmackhaft wie möglich zu machen.

Ich lade Sie ein zu einer Phantasiereise in die Welt der Poren, Drüsen, Schuppen.

Was sich auf und in der Haut abspielt, läßt sich ohnehin bildhaft und symbolisch besser darstellen als in einem nüchternen Wissenschafts-Jargon. Ihnen wird es, wie ich hoffe, das Verstehen der oft komplizierten Zusammenhänge und Abläufe erleichtern. Eintritt in diesen »Science-fiction-Roman«, in dem Sie selbst die Hauptrolle spielen, können Sie sich ganz einfach kraft Ihrer Vorstellung verschaffen: Lassen Sie sich in Gedanken zusammenschrumpfen, in etwa auf die Größe eines Punktes, den man mit einer Stecknadel auf ein Blatt Papier drückt.

Sind Sie bereit? Dann kommen Sie mit in eine faszinierende, scheinbar fremde Welt, die in Wirklichkeit Ihre eigene ist.

Die Hautoberfläche

Für mich als Reiseführer ist es gar nicht so einfach zu entscheiden, auf welchem Platz wir unsere Reise beginnen. Denn die Oberfläche des größten Organs unseres Körpers beträgt bei einem Erwachsenen immerhin 1,5 bis 2 Quadratmeter.

Landen wir doch erst einmal auf dem Unterarm.

Zugegeben, hier sieht es fürchterlich aus, fast wie nach einem Krieg: Was wie abgestorbene Baumstämme aussieht, deren Rinde aus riesigen Fischschuppen zu bestehen scheint, sind eigentlich »Haare«. Um diese unheimlich wirkenden Gebilde sehen wir eine zerfurchte, zerklüftete, trostlose Kraterlandschaft: unsere Hautoberfläche.

Gigantische Hautschuppen wirken auf uns wie große Felsplatten, die sich lösen und abfallen. Wir müssen aufpassen, daß wir nicht zusammen mit den Hautschuppen abgestoßen werden. So würde es feindlichen Hautbesetzern nämlich ergehen – sie werden auf diesem Weg entsorgt.

Eine Wanderung in diesem Gelände gestaltet sich schwierig und mühevoll: Wir rutschen ständig aus, denn es ist hier glitschig, fettig, schmierig. Zudem ist der Boden sauer (pH-Wert von 5–6), das brennt an den Füßen, ebenso wie das Salz, das gleichmäßig auf der Hautoberfläche verteilt liegt.

Man könnte meinen, daß sich in diese ungastliche Gegend nur selten ein Tourist verirrt: Aber wir sind hier nicht allein. Man fühlt sich eher wie in den Straßen von Tokio: Die anderen Hautgäste sind Bakterien, längliche, ovale, stäbchenförmige, aber auch kugelrunde, stachlige Gesellen. Manche Hautbewohner haben Tentakeln wie Tintenfische. Sie beäugen uns kritisch, denn sie sind die ersten Wachposten unserer Körperabwehr, und wären wir nicht Studienreisende mit entsprechendem Visum, hätten wir hier eine erste Schlacht zu bestehen, die wir obendrein mit ziemlicher Sicherheit verlieren würden.

Haben Sie sich an den Anblick dieser unwirtlichen Gegend und die besonderen Umstände gewöhnt? Dann kann ich ja mit meinen Erklärungen fortfahren:

Wir befinden uns im obersten Stockwerk unserer Haut. In der Medizin spricht man von der Oberhaut, der Hornhaut oder der Epidermis.

Die Hornschuppen

Die riesigen Hornschuppen bilden eine dicke und vor allem dichte Schicht. Unentwegt werden die obersten Teile davon abgestoßen. Sie fallen von allein ab, werden mit der Kleidung abgerieben oder beim Waschen entfernt. Dies ist nur möglich, weil ständig neue Zellen in der untersten Schicht der Epidermis produziert werden.

Langsam schieben sich die Zellen weiter nach oben. Während dieser Wanderschaft verlieren sie etwa auf halbem Weg ihren Zellkern. Das heißt, die Zelle ist tot, es wird nur noch die hornige Hülle weitertransportiert. Die Zeit von der Herstellung in den tiefen Schichten der Epidermis bis zur Abschilferung an der Oberfläche beträgt etwa 28 Tage. Das bedeutet, daß sich diese oberste Schicht der Haut, die Epidermis, alle 28 Tage runderneuert.

Die Fettschicht

Wenn die Zellen auf halbem Weg nur noch tote Hüllen sind, dann muß es etwas geben, das sie zusammenhält, denn sonst würden ja alle sofort abfallen. Der »Klebstoff« ist Fett. Ein wesentlicher Bestandteil dieses Fettes ist die Linolsäure. Von der Linolsäure werden wir noch des öfteren hören, denn außer, daß damit die Hornschuppen aneinandergeklebt werden, bildet diese Fettschicht auch einen guten Schutz gegen das Eindringen von feindlichen Mikroben wie Bakterien, Viren oder Pilzen.

Die Desmosomen

Die tiefer sitzenden Hornhautzellen besitzen Kerne, wie wir jetzt wissen, also leben sie noch. Diese sind nicht mit Fett verbunden, sondern – wie andere Körperzellen auch – mit sogenannten *Desmosomen.* Sie wirken etwa wie Klettverschlüsse mit Sekundenkleber: Sie sind nicht aufzulösen.

Die Tonofibrillen

Die Haut hat im Vergleich zu anderen Organen noch eine Besonderheit: die *Tonofibrillen.* Diese befinden sich innerhalb der Zelle. Man kann sie sich vorstellen wie die Gummizüge eines Expanders. Dadurch wird die Haut nicht nur dehnfähig, sondern vor allem reißfest. Die Haut hält im gesunden Zustand 90 Kilogramm Zuggewicht pro Quadratzentimeter aus, ohne zu reißen.

Die Bakterien auf der Haut

Von den Hautschuppen beziehungsweise Hautzellen der Epidermis wissen wir also schon einiges, und an den Anblick der Bakterienheere haben wir uns auch schon etwas gewöhnt. Wären wir übrigens in der Achselhöhle, müßten wir uns einen Quadratzentimeter Haut mit bis zu vier Millionen Bakterien teilen. Bei dem Gedanken an das fürchterliche Gedränge dort fühlen wir uns hier, auf der trockenen Haut des Unterarms, zusammen mit nur ein paar Hundert Bakterien pro Quadratzentimeter geradezu einsam.

Die Haare

Sehen wir uns weiter um. Es liegt nahe, daß wir uns die Haare etwas näher betrachten – auffallend genug stehen sie ja da.

Wenn wir uns den Haaren nähern, sehen wir, daß die Rinde aussieht wie ein Fisch: Sie besteht aus regelmäßig übereinandergeschichteten Hornschuppen. Berühren wir das Haar, dann stellen wir fest, es ist geschmeidig, aber fest. Solange wir das Haar nur berühren, würde unser Körper das nicht spüren, denn in den Haaren selbst sind keine Nervenenden; es ist tot. Erst wenn wir daran ziehen oder das Haar umknicken oder gegen die Wuchsrichtung drücken, dann spüren wir dies. Wieso das so ist, sehen wir uns gleich etwas näher an.

Wir stehen also vor einem der rund fünf Millionen Haare. Am Kopf stehen die größten, dichtesten Haare: rund 110 000 an der Zahl.

Interessant wird das Thema Haar natürlich erst, wenn wir an den eigentlichen Produktionsort vordringen. Außen sehen wir ja nur die schuppige Rinde der Hornfäden. Zwar haben die Haare in ihrer Mitte ein lockeres Mark, dies ist aber mit bloßem Auge nicht zu erkennen. Dazu müßten wir ein Haar abschneiden und der Länge nach spalten – erst unter dem Mikroskop ist dann das Haarinnere sichtbar.

Um darüber mehr zu erfahren, versuchen wir also, in den Schaft einzudringen, aus dem das Haar herauswächst. Diesen Schaft können wir uns wie einen in die Haut eingestülpten Schlauch vorstellen, in dem das Haar steckt. In diesen Haarschaft einzudringen ist ein wahrlich fettiges Unternehmen, denn aus ihm quillt ständig Talg, der das Haar und die Haut geschmeidig hält. Gegen diesen Strom schwimmen wir in unserer Phantasie am Haar entlang in die Tiefe. Die Wand des Haarschafts besteht aus den gleichen Hornschuppen wie die Epidermis. Sie wird hier sozusagen nur in die Tiefe gezogen. Die Anordnung der Hornschuppen im Haarschaft ist wiederum wie beim Fisch, und zwar so, daß der ausfließende Talg nicht mehr zurücklaufen kann. So kommt es erstens nicht zu einem Talgstau und zweitens wird ein Eindringen von Bakterien verhindert. Würden die auf der Hautoberfläche harmlosen und sogar nützlichen Tierchen in die Tiefe des Haarschafts gelangen, könnten sie dort Entzündungen auslösen. Je tiefer wir kommen, um so steriler wird es folglich zugehen. Jetzt sind wir wirklich einsam.

Der Ausführungsgang der Talgdrüse mündet etwa auf halber Höhe in den Haarschaft. Fast jedes Haar besitzt so eine Talgdrüse. Die größten und aktivsten Talgdrüsen haben die Haare auf dem Kopf, dem Gesicht, dem Dekolleté und dem oberen Rücken. Der Talg hält Haut und Haar geschmeidig und trägt zur Wärmeisolierung bei, denn Fett hält warm. Das bedeutet, daß die Talgproduktion normalerweise im Winter verstärkt ist. Dadurch aber, daß wir ganzjährig in klimatisierten Räumen leben, ist die Talgdrüsenproduktion weitestgehend konstant. Im Sommer wird die Talgdrüsenproduktion unter UV-Licht-Einfluß allerdings gedrosselt.

Zusammen mit dem Talg scheidet der Körper auch anteilig fettlösliche Giftstoffe, wie beispielsweise die Halogene und Cholesterin, aus. Der Talg ist also nicht nur lästiges Fett, sondern für unsere Haut und den gesamten Körper von großer Bedeutung: zur Wärmeisolation, zum Erhalt der Geschmeidigkeit von Haut und Haar und als Ausscheidungsweg für fettlösliche Gifte.

Auf unserer weiteren Reise im Haarschaft lassen wir die Talgdrüse achtlos links liegen. Sie ist ohnehin nur ausgefüllt mit Fett. Wenn man sie von außen betrachtet, sieht sie aus wie ein kleiner Blumenkohl.

Ein wenig tiefer im Haarschaft, etwas unterhalb der Mündung des Talgdrüsengangs, können wir schwach einen Muskelring erkennen, der sich außerhalb an die Wand des Haarschafts legt. Wir können ihn nicht direkt sehen, nur erahnen, denn wir befinden uns ja innerhalb des Haarschafts. Dieser Muskel ist der sogenannte Haarsträuber, auch Haarbalgmuskel genannt. Diesen Muskel haben wir schon oft in Aktion gesehen: wenn wir frieren, bekommen wir eine Gänsehaut. Dabei wird das Haar aufgerichtet – dies geschieht durch den Haarbalgmuskel.

Nun werden Sie sich fragen, welchen Einfluß dieses Haareaufrichten auf die Körpertemperatur hat – friert uns mit Gänsehaut doch genauso wie vorher.

Diese »haarsträubende« Einrichtung haben wir noch aus der Zeit, da wir reichlich behaart in Höhlen hausten. Wir haben sehr viele grundlegende Körperfunktionen aus dieser Zeit mitgenommen und nicht abgelegt. Das Haareaufrichten bei Kälte ist nur eine davon. Durch das Aufrichten der Haare wurde Luft in das Fell eingeschlossen. Diese erwärmte sich und bildete so eine Isolierung. Vögel machen es mit ihrem Federkleid genauso: Im Winter sind sie immer dick aufgeplustert. Indem sich der Haarbalgmuskel zusammenzieht und das Haar aufstellt, quetscht er gleichzeitig die Talgdrüse, so daß mehr Talg ausgeschieden wird, der ebenfalls isoliert.

Im Tierreich haben die aufgestellten Haare darüber hinaus eine psychologische Bedeutung: Die gesträubten Haare sollen dem Gegner imponieren und ihm signalisieren: Vorsicht, ich bin gereizt.

Das Ziel unserer Reise im Haarschaft ist die Haarzwiebel mit der Haarpapille. Die Haarzwiebel sieht tatsächlich wie eine Zwiebel aus. Hier liegen die haarbildenden Zellen, die von den kleinsten Blutgefäßen, den sogenannten Kapillaren, mit Nährstoffen versorgt werden. (Wir befinden uns schon sehr tief in der Haut. Aber uns ist der Zugang wie auch die Sicht zu den uns umgebenden Hautschichten von hier aus verborgen. Es gibt keine Fenster). Um die Haarzwiebel liegt ein dichtes Netz von Nervenzellen. Diese melden jede Bewegung des Haares an das Gehirn. Die Haare mit den dazugehörigen Nervenzellen sind somit wesentlich am Tastempfinden beteiligt.

Das bloße Berühren des Haares spüren wir nicht, aber jede Bewegung desselben. Wobei wir zum Beispiel ein Streicheln *mit* dem Verlauf des Haares als angenehm empfinden, *gegen* die natürliche Neigung des Haares allerdings als unangenehm. Diese Berührung geht uns im wahrsten Sinn des Wortes gegen den Strich. Die Haare sind im übrigen fast ausnahmslos von oben nach unten geneigt (vom Kopf zum Fuß), damit das Wasser aus »unserem Fell« immer zum Boden hin abläuft.

Das Nervennetz ist für uns »Haarschafttouristen« ebenfalls nicht direkt sichtbar. Alles, was wir erkennen können, sind die haarproduzierenden Zellen und die tropfenförmige Wurzel des Haares. Hier wachsen sie also, die Hornfäden, um die wir Menschen so einen großen Aufwand betreiben. Entweder sind sie zu wenig (dann meist am Kopf) oder zu viel (dann meist am Körper).

Nehmen wir als Beispiel das Kopfhaar: Es wächst zwei bis acht Jahre lang, etwa einen Zentimeter im Monat. Hat es seine endgültige Länge erreicht, ruht es für zwei bis sechs Monate und fällt dann aus, beim Kopfhaar sind dies 60 bis 80 Haare täglich. Im Frühjahr und Herbst wird »der Fellwechsel« deutlich spürbar: Dann befinden sich bis zu 100 Haare pro Tag in der Haarbürste oder Duschwanne.

Da wir einen Haarschaft des Unterarms besichtigen, sind die Haare weit dünner als am Kopf. Die Haardicke hängt nämlich davon ab, wie dicht die Blutgefäße um den Haarschaft liegen. Je besser die Blut- und damit Nährstoffversorgung, um so dicker ist das Haar. Allerdings ist die Haardicke auch individuell verschieden: Das erklärt die feinen, fliegenden Härchen des einen und die dicken, festen Haare des anderen.

Weiter unterscheiden wir uns durch die Haarfarbe. Diese wird wie bei der Haut selbst durch den Farbstoff Melanin geprägt. Viel Melanin bedeutet dunkle Haare, wenig Melanin helle Haare. Anders als bei der Haut wird die Haarfarbe nicht durch Sonneneinstrahlung beeinflußt. Wenn die Haare durch intensive Sonneneinstrahlung heller werden, dann ausschließlich durch den Bleichvorgang. Sie wachsen jedoch immer in der gleichen Haarfarbe nach. Im Laufe unseres Lebens läßt die Leistung der Melanin bildenden Zellen immer mehr nach, bis sie schließlich ganz ausfällt und wir entfärbte, pigmentlose Haare bekommen: unseren weißen Schopf.

Hier beenden wir unsere Haarschaftwanderung und kehren wieder an die Oberfläche des Unterarmes zurück.

Die Nägel

Beinahe hätten wir sie vergessen, denn während der Reise sind wir ihnen bisher nicht begegnet: die Nägel.

Die Nägel gehören neben den Haaren zu den Anhangsgebilden der Haut. Sie enthalten wie die Hornschuppen der Epidermis sogenanntes *Cystein* – nur wesentlich mehr, und dadurch sind sie härter. Nägel gehören zur Epidermis. Ihr Nutzen ist mehr mechanisch-technischer Art: Sie erleichtern das Tasten und Greifen durch den Gegendruck und ihre verstärkende Wirkung auf die Fingerspitzen.

Ähnlich den Haaren unterliegen sie besonderer Aufmerksamkeit bei der Körperpflege, wobei wir das Augenmerk vor allem auf die Fingernägel richten. Diese wachsen übrigens drei Millimeter pro Monat, die Zehennägel wesentlich langsamer.

Veränderungen an den Nägeln können auf verschiedene innere Störungen hinweisen. Zum Beispiel bedeuten Querrillen vorübergehende Stoffwechselstörungen oder Mineralstoffmängel. Auch nach erlittenen Infektionen erscheint häufig eine Rille. Diese Querrillen wachsen mit nach vorne und werden irgendwann abgeschnitten.

Längsrillen sind meist angeboren. Die Erklärung, es handle sich hier um eine chronische Stoffwechselstörung, ist nicht immer richtig. Viele Menschen mit Längsrillen sind gesund.

Flecken auf den Nägeln können Pilzinfektionen sein. Ebenso haben Menschen mit Schuppenflechte häufig fleckige Fingernägel. Viel öfter als man allgemein annimmt, sind Kosmetikschäden Ursachen für fleckige Fingernägel. Weiße Punkte können Lufteinschlüsse sein, in manchen Fällen deuten sie auch auf Störungen im Mineralstoffhaushalt.

Die symbolische Bedeutung der Finger- und Zehennägel ist leicht zu erkennen: Sie sind das kleine Überbleibsel der Krallen. Diese kamen fast ausschließlich zu aggressiven Zwecken zum Einsatz: um sich das »zu krallen«, was man zum Leben braucht (Beutetiere, Wurzeln und natürlich den Partner).

Die Schweißdrüsen

Nur ein kurzes Stück Weg über die Hautoberfläche und wir treffen auf einen der vielen Millionen Krater. In diesem Fall ist es der Ausführungsgang einer *Schweißdrüse*. Von dieser Sorte gibt es zwei: die sogenannten *ekkrinen Drüsen*, die den Schweiß produzieren, und die apokrinen Drüsen, die für den individuellen Körpergeruch sorgen. Vor uns liegt eine ekkrine Drüsc.

Ununterbrochen tritt Schweiß aus ihrer Öffnung, wie aus einer unterirdischen Quelle, selbst dann, wenn wir in Ruhe sind und uns nicht anstrengen. Während des ganzen Tages werden so zwischen 0,6 und 1 Liter Flüssigkeit insgesamt an die Körperoberfläche abgegeben. Diesen unbemerkten Verlust von Flüssigkeiten nennt man auch *Perspiratio insensibilis.* Da wir in Ruhe sind, läßt sich die Schweißdrüse gut beobachten. Würden wir jetzt gerade Sport treiben, so bräuchten wir für weitere Studien einen Schwimmreifen. Denn innerhalb von nur wenigen Minuten kann die Gesamtausscheidung aller Schweißdrüsen auf das Hundertfache steigen.

Wozu aber dienen diese Drüsen, denn eigentlich ist uns der Schweiß ja eher lästig, vor allem dann, wenn man an schwitzenden Händen leidet und jeder Händedruck vermieden werden will. Krankhaft vermehrte Schweißproduktion sämtlicher Schweißdrüsen des Körpers machen dem Betroffenen Probleme. Er vermittelt ständig den Eindruck, als wäre er schweißgebadet, entweder, weil er sich überfordert fühlt, oder weil ihm der Angstschweiß aus den Poren kriecht. Dabei spielt sich das ganze weniger im körperlichen als mehr im seelischen Bereich ab:

Wovor fürchtet er sich so sehr? Mit welcher seelischen Problematik fühlt er sich ständig überfordert? Das Bewußtmachen solcher seelischen Hintergründe und ihre Bearbeitung kann das Krankheitsbild der vermehrten Schweißproduktion erheblich bessern.

Die Natur hat uns mit rund zwei Millionen dieser ekkrinen Schweißdrüsen ausgestattet. Allein auf den Handinnenflächen liegen 400 Stück pro Quadratzentimeter Haut. Die Schweißproduktion scheint eine nicht unerhebliche Körperfunktion darzustellen.

Die wichtigste Aufgabe des Schweißes besteht in der Kühlung des Körpers (siehe Seite 73). Zudem scheidet der Körper zusammen mit dem Schweiß Mineralien und Salze aus. Das Salz auf der Haut bindet Wasser, so daß die Haut immer ein wenig feucht bleibt. Zusammen mit dem Talg aus der Talgdrüse wird somit eine Austrockung der Haut verhindert. Sie können den Salzgehalt auf der Hautoberfläche leicht feststellen: Lecken Sie doch einfach mal über Ihren Unterarm – er schmeckt salzig.

Wenn wir am Krater einer ekkrinen Schweißdrüse stehen, riechen wir nichts. Die vielen Millionen dieser Sorte von Drüsen produzieren einen geruchlosen Schweiß. Bis zu Beginn der Pubertät bleibt das generell so. Ein gesundes Baby riecht nicht unangenehm, auch wenn es klatschnaß geschwitzt ist, ebenso ein gesundes Kleinkind. Wieso ist das so?

Erinnern Sie sich noch an das Beispiel mit den gesträubten Haaren? Auch das Phänomen Körpergeruch stammt aus längst vergangenen Zeiten, und wieder läßt uns ein Vergleich mit dem Tierreich diese Körperfunktion besser verstehen:

Vom Rehkitz wissen wir, daß man es nicht berühren soll, da es sonst von der Mutter verstoßen wird, weil es einen fremden Geruch verströmt. Ursprünglich hat dieses Rehkitz nämlich keinen Eigengeruch, damit es von niemandem gerochen werden kann und so sicher vor Feinden ist. Ein Fuchs findet ein Rehkitz nur dann, wenn er der Fährte der Mutter folgt. Er könnte es nicht riechen, selbst wenn er knapp neben ihm vorbeilaufen würde. Und wie mit dem Rehkitz verhält es sich mit vielen anderen Tieren auch. Wer noch nicht in der Lage ist, selbst zu fliehen oder sich zu verteidigen, der darf einfach nicht gefunden werden, deshalb darf man denjenigen nicht sehen und hören und vor allem nicht riechen.

Beim Menschen gibt es eine Ausnahme, so daß auch dieser ekkrine Schweiß riecht, und zwar bei Nierenversagen. In diesem Fall übernimmt die Schweißdrüse die Ausscheidung der harnpflichtigen Stoffe, der Schweiß riecht dann leicht nach Urin.

Auch während einer Abmagerungskur oder einer schweren Krankheit kann sich die Zusammensetzung des Schweißes ändern und somit Körpergeruch entstehen. Das liegt wie oben erklärt an der vermehrten Ausscheidung schädlicher Stoffe über den Schweiß.

Selbst die psychische Verfassung nimmt Einfluß auf die Zusammensetzung des Schweißes. Wenn wir Angst haben, schwitzen wir nicht nur mehr, wir riechen auch anders. Wir Menschen können mit unserem degenerierten Riechorgan diese feinen Unterschiede meist nicht mehr wahrnehmen. Ein Hund jedoch kann das: er *riecht,* daß Sie Angst haben, egal wie mutig Sie sich zeigen.

Die Duftdrüsen

Beim Thema »individueller Geruch« wenden wir uns doch gleich dem näher liegenden Krater zu: dem Ausführungsgang einer apokrinen *Schweißdrüse* oder *Duftdrüse.* Den Unterschied haben Sie sicher schon »errochen«. Die Anzahl der Duftdrüsen ist zwar weit weniger als die der Schweißdrüsen und individuell verschieden. Manche Menschen jedoch besitzen davon zu ihrem Leidwesen immerhin so viele, daß es auch den Mitmenschen nicht verborgen bleibt.

Die Duftdrüsen beginnen ihre Produktion erst mit Beginn der Pubertät. Der Schweiß aus den apokrinen Drüsen enthält Stoffe, die von den Millionen Bakterien zersetzt werden – und erst dieser Prozeß bedingt den individuellen Körpergeruch. Schweiß alleine, Bakterien alleine sowie Stoffe aus den Duftdrüsen alleine verursachen noch keinen Körpergeruch. Erst das Zusammenwirken der drei Faktoren sorgt für ein Duftergebnis. Dies zu wissen ist wichtig für die Ausführungen über Deodorant im Kapitel »Haut und Kosmetik« (siehe Seite 119).

Doch bleiben wir erst einmal bei unserem Krater der Duftdrüse. Die Duftdrüsen befinden sich zwar überall am Körper, vermehrt jedoch in der Achselhöhle, um die Brustwarze, in der Leistengegend, an den äußeren Geschlechtsorganen und – man höre – im äußeren Gehörgang und in Teilen der Ohrmuschel. Dem aufgeklärten Leser fällt auf, daß diese Bereiche nahezu allesamt zu den sogenannten erogenen Zonen zählen. Nicht umsonst, denn der Schweiß der Duftdrüsen enthält »erotisierende« Botenstoffe für den Partner der gleichen Art. Das Hundeweibchen betört den Rüden oder die Kuh ihren auserwählten Stier. Auch wir Menschen sprechen auf die jeweiligen Duftstoffe des Partners an. Eine ganze Industrie lebt vom Verkauf erotischer Duftwässerchen.

Kommt es zur übermäßigen Bildung von Körpergeruch, ist kaum zu verbergen, daß dem Betroffenen »etwas gewaltig stinkt«. Sind die unerwünschten Düfte mehr im Achselbereich, so stinkt einem wohl die Arbeit, erst recht dann, wenn man sich anstrengen muß, um weiterzukommen, gezwungen ist, die Arme hochzustrecken, um etwas Höheres und Besseres zu erreichen – denn dann sind die Duftwolken erst recht präsent. Auch stinkt es einem, daß man nicht wie andere voller Begeisterung die Arme hochreißen und sich freuen kann.

Eine Etage tiefer ist die Be-Deutung schon augenscheinlicher. Ist der natürliche, geschlechtsspezifische Geruch sehr intensiv, stinkt einem sicherlich entweder der Partner oder es stinkt einem, daß man gar keinen hat. Der übertriebene Duft soll (gemäß seiner ursprünglichen Funktion) die Partner anlocken, dann jedoch wird er zum Problem – meist des Betroffenen und weniger des »angelockten« Partners. Ist der richtige Partner gefunden und wird eine befriedigende Sexualität erlebt, so verliert der starke Geruch allmählich seine Existenzberechtigung.

Die Hautatmung

Verlassen wir diesen »anrüchigen« Ort und kämpfen uns weiter durch die unwirtliche Gegend der Hautoberfläche des Unterarms. Unter den vielen Kratern werden wir keinen finden, der für die *Hautatmung* zuständig ist. Die Haut an sich atmet so gut wie überhaupt nicht. Nur etwa ein bis zwei Prozent des Gasaustauschs erfolgen über die Haut. Jedoch keineswegs über Trichter oder Röhrchen, wie oft angenommen wird. Die Haut läßt Sauerstoff herein und Kohlendioxid hinaus und herein. Dies geschieht aber nur in verschwindend kleinen Mengen und völlig unbemerkt durch die verschiedenen Hautschichten.

Wer kennt nicht die Geschichte vom James-Bond-Girl, die angeblich erstickt ist, weil ihr Körper mit Goldbronze angestrichen wurde. Dies ist so nicht richtig dargestellt. Durch die zugestrichene Haut war keine Wärmeabgabe nach außen mehr möglich: Das einzige offene Ventil war die Lunge. Der Atem wurde immer heißer, doch schließlich reichte die verhältnismäßig kleine Oberfläche der Lunge nicht mehr aus, die angestaute Körperwärme abzugeben. Die Frau ist innerlich »verbrannt«, aber nicht erstickt.

Die tiefe Schicht der Epidermis

Jetzt haben wir uns lange genug an der Oberfläche aufgehalten. Vom glitschigen, fettigen Boden, den herumliegenden Trümmern der Hornschuppen, dem unwegsamen Gelände, dem hektischen Gedränge der Bakterien haben wir genug gesehen.

Wenn wir in die tieferen Schichten der Hautoberfläche vordringen, sind wir alleine. Kein einziges Bakterium wird uns folgen können. Es wäre sein Tod. Nur dort oben, auf der Oberfläche der Haut, werden sie gebraucht und daher auch geduldet. Sie leben hier mit uns in sogenannter *Symbiose.* Wir brauchen sie – und sie brauchen uns.

Wenn wir tiefer in die Haut eindringen, dann wird es immer enger: Die Hornschuppen sind kompakter angeordnet und fest miteinander durch Fett verbunden. Diese Hornschicht ist je nach Körperregion unterschiedlich dick. An der Ferse kann sie mehrere Millimeter betragen, in der Ellbeuge dagegen ist sie nur hauchdünn. Dringen wir noch weiter in die Haut ein, begegnen wir Zellen, die noch leben, also einen Kern enthalten. Diese sind untereinander mit den bereits erwähnten *Desmosomen* verbunden.

Und schließlich stoßen wir auf eine Membran, eine Art Haut in der Haut. Auf dieser *Basalmembran* sitzen Zellen, die sich ständig teilen und somit für Nachschub von Hautzellen der Epidermis sorgen.

Unterhalb dieser dünnen Membran laufen sämtliche Versorgungsleitungen. Von dort kommen die Nährstoffe in die Oberhaut – und nur von dort. Eine Ernährung von außen ist so gut wie unmöglich.

In die fleißigen Zellen der Basalmembran sind unsere *Melanozyten* eingebettet. Mit ihren langen Tentakeln erinnern sie uns an Tintenfische. Von diesen Tentakeln lösen sich kleine Bläschen, die in die Hautzellen der Epidermis eingebaut werden und mit an die Oberfläche gelangen. Je nachdem, wie viele dieser Bläschen in einer Zelle enthalten sind, erscheint sie hell oder dunkel, oder einfacher gesagt, sind wir blaß oder braun. Von diesen Melanozyten haben wir 1000 bis 2000 pro Quadratmillimeter Haut. Die Anzahl ist angeboren und läßt sich durch nichts verändern. Die Hauptaufgabe dieser Melanozyten ist der Schutz vor UV-Schäden. Folglich reagieren sie auf Lichteinfall beziehungsweise Sonnenbestrahlung, ihre Aktivität ist allein davon abhängig. An der Produktion des braunfärbenden Melanins ist ein Enzym beteiligt, das durch Sonnenlicht aktiviert wird. Für die »Bleichgesichter« der gemäßigten Klimazonen gilt somit: kein Sonnenlicht – keine Aktivität des Enzyms – keine Bräune.

Die Lederhaut

Kaum haben wir uns durch die dünne, aber feste Basalmembran hindurchgezwängt, stehen wir in einem Labyrinth aus Schläuchen, Blasen und Fasern. Wir sind auf unserer Reise durch die Haut in der *Lederhaut* angekommen. Am auffallendsten unter diesen unzähligen Schläuchen sind die *Blutgefäße*. Hier kommen sie ganz an die Basalmembran heran, um die Nährstoffe abzuladen und den »Abfall« mitzunehmen.

Die Blutgefäße

Die *sauerstoff*- und nährstoffreichen Blutgefäße (die *Arterien*) werden auf ihrem Weg vom Herzen zur Haut immer dünner, bis sich sogar die roten Blutkörperchen nur noch mühsam hindurchquetschen können. Diese allerfeinsten Gefäße nennt man *Kapillaren*. Während sich nun das Blut dort hindurchzwängt, gibt es durch die halbdurchlässige Wand der Kapillaren Sauerstoff und Nährstoffe ab und nimmt Kohlendioxid und Schlackenstoffe auf. Zwangsläufig tritt durch die Wand der Kapillaren auch ein wenig Flüssigkeit aus. Diese wäßrige Flüssigkeit sickert bis zu den *Lymphbahnen*, die immer in der Nähe der Blutgefäße laufen. Dort wird sie wieder aufgenommen, abtransportiert und in der Nähe des Herzens dem Blutkreislauf wieder zugeführt: Dort münden die Lymphbahnen in die großen *Venen*.

Wenn sich das Blut beladen mit Müll auf den Rückweg zum Herzen macht, dann läuft es durch die Venen. Arterien und Venen sind also nicht wirklich getrennt. Vor der Kapillare werden die Blutgefäße Arterien, nach der Kapillare Venen genannt.

In der Haut ist das Netz von Blutgefäßen besonders dicht. Pro Quadratzentimeter finden wir dort einen Meter Blutgefäße. Die Haut ist in der Lage, ein Drittel der Gesamtblutmenge aufzunehmen. Diese ganz besondere Regulation ist lebenswichtig: Sie sorgt für eine gleichmäßige Körpertemperatur.

Die Wärmeregulation

Im Kabelsalat der Lederhaut entdecken wir noch andere, seltsame Gebilde: Wie Maiskolben stehen die Temperaturmesser *(Thermorezeptoren)* nahe der Basalmembran. Pro Quadratzentimeter Haut haben wir zwölf Kältemelder und zwei Wärmemelder. Die sogenannten *Kälterezeptoren* melden Temperaturen bis plus 36 Grad Celsius über Nervenbahnen ans Gehirn. *Wärmerezeptoren* registrieren Temperaturen, die über plus 36 Grad Celsius liegen. Außer diesen Temperaturmessern in der Haut haben wir auch welche in der Lunge. Diese messen die Temperatur der Atemluft.

Angenommen, es wäre uns zu warm, dann könnten wir beobachten, wie die Blutgefäße anschwellen, die Haut also stark durchblutet wird. Dadurch fühlt sie sich warm an. Drei Viertel der überflüssigen Wärme werden allein durch diese Abstrahlung abgegeben.

Ein Viertel der Wärmeabgabe geschieht durch Wasserverdunstung. Dafür ist wiederum der Schweiß vonnöten. Dieser verdunstet auf der heißen Haut und kühlt sie dabei ab.

Das kennen wir aus dem Garten: Sie spritzen die heißen Steinplatten auf der Terrasse ab, und dadurch, daß das Wasser verdunstet, kühlen diese ab (Verdunstungskälte). Genauso funktioniert es bei der Haut. Gleichzeitig wird über die Lunge Wärme abgegeben – unser Atem wird heiß.

Nehmen wir nun das gegenteilige Beispiel: Es ist kalt, wir frieren. Jetzt können wir beobachten, wie sich die Blutgefäße zusammenziehen, es wird merklich kälter in der Lederhaut. Nur mehr wenig Blut wird antransportiert, damit dem Körper nicht wertvolle Wärme verlorengeht. Denn nur bei Temperaturen um 37 Grad Celsius im Inneren (die Temperaturen schwanken zwischen den einzelnen Organen um einige Grad) ist Leben möglich. Unser Körper ist daher bemüht, die sogenannte *Kerntemperatur* zu halten. Aus einem einfachen Grund: Die Leber zum Beispiel hört schon zu arbeiten auf, wenn ihre Grundtemperatur um nur zwei Grad Celsius sinkt.

Erwähnenswert ist noch, daß die Thermorezeptoren der Haut Temperaturen unter minus 25 Grad Celsius nicht mehr unterscheiden können. Das heißt, minus 30 Grad Celsius empfinden wir genauso kalt wie minus 60 Grad Celsius.

Bei Temperaturen zwischen plus 20 Grad Celsius und plus 40 Grad Celsius kommt es zu einer Gewöhnung. Das haben Sie sicher schon erlebt: Erst ist das Wasser im See eiskalt, wenn wir eine Weile darin schwimmen, empfinden wir es als angenehm. Genauso geht es uns mit dem heißen Badewasser: Anfangs ist es kaum auszuhalten, nach ein, zwei Minuten schon empfinden wir es nur mehr gut warm.

Während unserer Reise durch die Lederhaut treffen wir immer wieder auf *Freßzellen*, Mitglieder des Abwehrsystems. Sie wirken groß und glibberig, mit ihren langen, klebrigen Tentakeln fangen sie alles ein, was verdächtig ist, und fressen es auf. Uns »Studienreisende« lassen sie nur ungern in Ruhe. Schließlich sind sie für die innere Sicherheit zuständig. Auch wenn sie unsere ständigen, noch dazu mißtrauischen Begleiter sind, lassen wir sie im Moment noch außer acht.

Während wir uns mühsam durch die Schläuche und Fasern drängen, treffen wir auf allerlei seltsame Gebilde: Da sind riesige Wollknäuel, unsere Schweißdrüsen.

Ein Stück weiter treffen wir auf einen Haarschaft. Was wir vorhin von innen betrachtet haben, sehen wir jetzt von außen. Deutlich erkennt man einen breiten Muskelstrang, der sich um den Haarschaft wickelt, den *Haarsträuber.* Um die Haarzwiebel und die am Haarschaft befestigte Talgdrüse wickelt sich ein dichtes Netz von Blutgefäßen und Nervenzellen.

Die Kollagenfasern

Am auffälligsten in diesem Kabelsalat sind die *Kollagenfasern.* Die Aufgabe dieser Bindegewebsstränge ist es, die Haut zusammenzuhalten und ihr Reißfestigkeit und Elastizität zu verleihen, ähnlich den Tonofibrillen in den Hautzellen. Alle zusammen ergeben eine Reißfestigkeit von 90 Kilogramm pro Quadratzentimeter Haut.

In diesen Kollagenfasern ist Wasser gespeichert. Je mehr Wasser, um so frischer, glatter und jugendlicher wirkt die Hautoberfläche. Damit das Wasser zum Beispiel bei Belastung oder Druck auf die Haut nicht herausgedrückt werden kann, sind in diesen Kollagenfasern noch sogenannte *Proteoglykane* enthalten, die das Wasser fest an sich binden.

Diese *Proteoglykane* unterliegen einem ständigen Auf- und Abbau. Je älter wir werden, um so schneller geht der Abbau vor sich. Es entsteht also langsam ein Ungleichgewicht, mit der Folge, daß immer weniger Wasser gespeichert wird. Die Kollagenfasern sind dadurch nicht mehr so elastisch, und die Haut wirkt faltiger.

Die Kosmetikindustrie versucht seit ihrem Bestehen, diesen Prozeß aufzuhalten. Ihr Ziel ist es, der Haut Kollagene und Proteoglykane von außen mit Hilfe von Salben, Cremes, Masken und Pasten zuzuführen. Das hat jedoch wenig Sinn, denn die Epidermis, also die Hornhaut, ist für Kollagen absolut undurchlässig. Würde es dem Kollagen wirklich gelingen, durch die Haut zu dringen, wie die Kosmetikhersteller oft fälschlicherweise behaupten, so hätte das katastrophale Abwehrreaktionen zur Folge (siehe dazu ausführlicher im Kapitel »Die Haut als Teil des Immunsystems« auf Seite 79).

Ganzheitlich betrachtet gehört die Bildung von Falten und die nachlassende Spannkraft der Haut in dieses (Wechseljahre-)Alter ab etwa 40 bis 45 Jahre. Wir können in unserer (An-)Spannung etwas nachlassen. Der Kampf um Macht, Position und Geld ist in der Regel überstanden, der Partner gewählt. Unser Gewebe leistet nicht mehr so viel Widerstand, es ist entspannter und gelöster. Die Falten sind die Noten auf dem Notenblatt des Lebens. Sie erzählen von unserer Erfahrung, unseren Schicksalsschlägen, unseren Freuden und Sorgen und letztendlich von Weisheit. Je mehr dieser »Noten« wir besitzen, um so melodischer und beeindruckender klingt unsere Lebenssymphonie.

Die Tastkörperchen

In unserer Lederhaut finden wir auch edle, grazile Gebilde, wie etwa die *Tastkörperchen.* Großen Tulpen ähnlich stehen sie in der Lederhaut, sehr nahe der Basalmembran. Sie sind zusammen mit den Nerven an der Haarwurzel die Berührungsmelder. Je dünner die Oberhaut, um so empfindlicher reagiert sie. Angenommen, ein Käfer krabbelt über Ihre Ferse, so kann es sein, daß sie ihn nicht spüren. In der Ellbeuge oder am Hals jedoch bemerken Sie ihn sofort.

Beim Erwachsenen befinden sich die meisten Tastkörperchen in den Fingerspitzen. Beim Säugling und Kleinkind sind Lippen und Zunge am dichtesten mit Tastkörperchen ausgestattet. Das ist mit einer der Gründe, warum kleine Kinder alles in den Mund nehmen: Sie ertasten mit Lippen und Zunge, wofür wir Erwachsenen die Fingerspitzen benutzen.

Die Tastkörperchen sind lernfähig. Sie können ihre Sensibilität erheblich steigern. Fällt zum Beispiel das Sinnesorgan Auge aus, so verfeinern die Tastkörper ihre Berührungsmeldung: Die Übermittlung an das Gehirn wird schneller und präziser. Das beste Beispiel hierfür ist die Fähigkeit, mit Hilfe der Blindenschrift fließend zu lesen.

Die Schmerzrezeptoren

Die Tastkörperchen sind nur eine Sorte der Nervenrezeptoren. Wenn wir uns genauer umsehen, entdecken wir etwas tiefer in der Lederhaut die sogenannten *Merkeltastkörper.* Sie sehen aus wie große, aufgestellte Fingerabdrücke. Sie sind zuständig für die Meldung der Druckintensität. Dann gibt es noch *Vibrationsmelder* und schließlich die wichtigen *Schmerzrezeptoren.*

Es lassen sich verschiedene *Schmerzrezeptoren* unterscheiden. Einige erzeugen einen »hellen«, plötzlichen Schmerz, der meist einen Reflex auslöst. Wenn Sie zum Beispiel auf die heiße Herdplatte fassen, dann ziehen Sie die Hand zurück, noch bevor Sie bewußt registriert haben: Hier verbrenne ich mich. Andere *Schmerzrezeptoren* rufen einen dumpfen, chronischen Schmerz hervor. Dieser Schmerz erzwingt eine Schonhaltung, und sicherlich werden wir nach einer Ursache mit der entsprechenden Therapie suchen. Die dumpfen Schmerzen erinnern uns ständig daran, daß zum Beispiel mit unseren Knien etwas nicht in Ordnung ist. Wir schonen unsere Knie dann, indem wir uns wenig und wenn doch, dann vorsichtig bewegen. Dadurch hat das Knie die Möglichkeit, in Ruhe zu heilen. Unterdrücken wir den Schmerz mit Medikamenten, so entfällt die

Schonhaltung und damit die zur Heilung so wichtige Entlastung des Knies.

Die Unterhaut

Wir verlassen die Lederhaut und gehen etwas tiefer, bis wir das Unterhautfettgewebe erreichen. Der Übergang ist hier fließend und nicht durch eine Haut (wie die Basalmembran) getrennt.

Das Fettgewebe

Und wie der Name schon sagt, tummeln sich hier die Fettzellen. Einige Bindegewebsstränge halten diese Fettzellen in Grüppchen zusammen. Hier hindurch schieben sich die größeren Blutgefäße und Lymphbahnen. Dieser Fettgürtel ist unser Vorratsspeicher – wie viele zu ihrem Leidwesen schon erfahren haben, nämlich dann, wenn er zu viel speichert. Da die Vorratsräume der Unterhaut für den Körper überlebenswichtig sind, sorgt er hier für eine optimale Durchblutung. Neben Hirn und Herz ist das Unterhautfettgewebe am dichtesten mit Blutgefäßen durchzogen. Je größer der Speicher wird, um so mehr Blutgefäße werden angelegt – und um so mehr muß unser Herz leisten.

Dieses Unterhautfettgewebe prägt auch die typische Figur von Mann und Frau, außerdem dient es als Kälteschutz.

In unserer heutigen Zeit, in der wir allerbestens mit Nahrung versorgt sind, könnten wir eigentlich auf den Vorratsspeicher verzichten. Warum legt der Körper immer noch Vorräte in Form von Fett an, wo wir doch alles jederzeit haben können? Noch während des Zweiten Weltkriegs und die Jahre danach herrschte in unseren Landen Hungersnot – so wie die vielen tausend Jahre vorher auch immer wieder. Auch wenn wir uns sicher wägen, daß uns so etwas nie wieder passieren kann, so traut unser Körper diesem Frieden nicht. Er legt also Vorräte an: Je mehr Nahrung er bekommt, um so größer wird der Speicher. Das bedeutet, daß immer mehr Fettzellen zur Speicherung der »überschüssigen« Nahrungsmittel produziert werden. Diese Vorgänge geschehen, ohne daß wir sie mit unserem Verstand beeinflussen können.

Eine Hungerkur ist für unseren Körper eine Notzeit. Er glaubt an eine Hungersnot. Schweren Herzens geht er dann, wenn alle sonstigen Reserven aus der Nahrung und dem Speicher der Leber verbraucht sind, ans Eingemachte: Er öffnet die Fettzellen und nimmt das frei werdende Fett zur Energiegewinnung. Die Fettzelle selbst ist dadurch nicht verschwunden – sie ist nur leer.

Und da die einzige Aufgabe einer Fettzelle die Speicherung von Fett ist, wird sie zeit ihres Lebens (ca. vier bis fünf Jahre) versuchen, von irgendwo Fett zu bekommen, um sich wieder zu füllen. Unterstützt wird die Fettzelle bei diesem Vorgang durch den Körper selbst. Nach der vermeintlichen Hungersnot speichert er so schnell wie möglich alles, was er bekommen kann. Und vielleicht vergrößert er den Vorratsraum, damit bei der nächsten Not auch ja genügend vorhanden ist, um das Leben erhalten zu können. Das erklärt die traurige Diätenfolge: je mehr Diäten, um so dicker. Die einzig wirksame Methode, ein angemessenes und gesundes Gewicht zu erhalten, besteht in einem langsamen Umstellen der Ernährung auf die wirklichen, individuellen Bedürfnisse.[9]

Vitamin-D-Produktion

Einige Dinge konnten wir während unserer Reise auf und unter die Haut nicht erkennen: Dazu gehört unter anderem die Produktion von Vitamin D. Dieses Vitamin entsteht unter Lichteinfluß. Das heißt nicht, daß Sie in der prallen Sonne liegen müssen, um Vitamin D zu produzieren. Beim Erwachsenen reicht es aus, das Gesicht und die Hände eine halbe Stunde täglich dem Tageslicht auszusetzen. Wenn wir länger draußen sind und die Vitamin-D-Produktion ausreicht, dann hört die Haut einfach auf, weiter Vitamin D herzustellen. Sie paßt die Produktion dem Bedarf an.

Vitamin D ist unter anderem verantwortlich für den Einbau von Calcium in den Knochen. Man kann es vergleichen mit Lastwagen, die das Calcium zum Knochen transportieren. Wenn sich Erwachsene wie auch Kinder ausreichend in frischer Luft aufhalten, ist eine zusätzliche Gabe von Vitamin D in Tablettenform meist nicht nötig.

---

[9] Die seelischen Hintergründe von Über- und Untergewicht sind sehr schön beschrieben im Buch »Gewichtsprobleme« von Ruediger Dahlke.

Die Haut als Teil des Immunsystems

Die Aufgabe der Haut innerhalb des Immunsystems werde ich ausführlich erläutern, denn das Wissen um diese Funktion der Haut ist für das Verständnis der weiteren Ausführungen in diesem Buch unerläßlich. Ein solches Wissen gibt Ihnen darüber hinaus Sicherheit und eine gewisse Kritikfähigkeit, damit Sie selbst entscheiden können, was Sie in Zukunft Ihrer Haut zumuten: in bezug auf Kosmetik und Sonnenbestrahlung und in weiterem Sinn auch in bezug auf die Ernährung.

Unsere Haut ist die Grenze zwischen innen und außen. Alles, was innerhalb der Haut liegt, ist eigen, alles, was außerhalb von ihr liegt, ist fremd. Sie schützt uns vor dem Verlust von körpereigenen, lebenswichtigen Stoffen. Auf der anderen Seite läßt sie so gut wie nichts herein. Der Schutz vor dem Eindringen fremder Stoffe ist ihre primäre Aufgabe.

Schutzmechanismen der Hautoberfläche

Das Abwehrsystem der Haut ist in allen drei Hautschichten verteilt. Daher werde ich in den folgenden Ausführungen nicht erwähnen, in welcher Hautschicht sich dies oder jenes abspielt. Sehr pauschaliert könnte man sagen, daß die Lederhaut der Ort ist, an dem sich die meisten Abwehrpolizisten tummeln.

Wenn ich behaupte, daß die Haut »so gut wie nichts hereinläßt«, dann bedeutet dies, daß nur ganz wenige Stoffe es schaffen, die Hornhautbarriere zu überwinden. Und dann steht dort schon die nächste Einheit der Körperabwehrsoldaten. Die Aufnahme fremder Stoffe durch die Schweißdrüsen ist allein schon durch den Gegenfluß erschwert. Das gleiche gilt für die Talgdrüsen. Außerdem enthält der Schweiß verschiedene Stoffe, die fremde Bakterien vernichten oder zumindest angreifen.

Schon allein aufgrund dieser kurzen Ausführungen können Sie erkennen: Die Haut ist ein Bollwerk der Verteidigung. Und sie reagiert auf *alles,* was auf ihre Oberfläche gelangt oder gar tiefer will. Ja, sie ist sogar verpflichtet, zu reagieren, eine Immunantwort *muß* erfolgen. Und wie dies geschieht, sehen wir uns anhand mehrerer bildlicher Beispiele an.

Gehen wir zurück auf die Hautoberfläche, zwischen die Hornschuppen und Hornfäden (unsere Haare) und in das dichte Gedränge der Bakterienflora.

Wir wissen inzwischen, daß die Haut für fast alles undurchlässig ist. Das gilt für die gesunde Haut. Die kranke Haut ist offen – im wahrsten Sinn des Wortes. Und daher können Bakterien, Pilze und Schadstoffe aus der Umwelt viel leichter eindringen. Eine gesunde Haut aber ist wie eine dicke Stadtmauer: Keiner kommt unerkannt beziehungsweise ungebeten herein.

Eine Sonderstellung nimmt die Haut des Neugeborenen ein. Die Hornhaut hat noch wenig Barrierefunktion, sie ist weich, ihre Beschaffenheit gleicht einer Schleimhaut. Aus diesem Grund kommt das Baby mit einer dicken Schicht Fett für den ersten Schutz zur Welt: der Käseschmiere. Diese Käseschmiere verstärkt die Abwehrfunktion der oberen Hautschichten in den ersten Tagen und Wochen nach der Geburt.

Daher sollte das Baby nicht gebadet oder eingecremt werden, bis der Nabel abgefallen ist. Verunreinigungen sollten nur mit klarem, warmem Wasser abgewaschen werden. Die Ausscheidungen des Babys sind vollständig wasserlöslich, wir benötigen zur Reinigung also keine Seife. Das gleiche gilt für Babys Wäsche. Auch sie kann mit klarem Wasser gereinigt werden. Waschmittel sind nicht nötig.

Die zarte, weiche Haut des Babys erleidet durch zu frühes Baden und zu frühe (völlig sinnlose) Kosmetik Schäden. Kaum der schützenden Gebärmutter entflohen, schon muß sie sich gegen die Chemie in Kosmetik- und Reinigungsmitteln wehren.

Die Hornhautbarriere

Wir »Studienreisende« wirken völlig machtlos gegen diese dicke Hornschicht. Sie erinnert uns an die dicken Mauern einer Festung – nahezu uneinnehmbar. Wie ein Panzer schützt sie unser Inneres. Noch dazu schilfert die Hornhaut ständig ab, wie wir bereits wissen, und somit fallen auch eventuell vorhandene schädliche chemische Stoffe sowie ungebetene Mikroben mit den Hautschuppen vom Körper ab.

Die feindlichen Hautbesetzer, wie zum Beispiel Bakterien oder Pilze, finden auf unserer Hautoberfläche auch wenig Futter. Die

Hornhaut ist wenig schmackhaft und dazu noch schwer verdaulich. Lediglich einige Pilzarten und die Milben tun sich daran gütlich. Was jedoch nicht heißt, daß wir diese Schmarotzer so einfach dulden. Der saure ph-Wert und das Salz auf der Haut machen ihnen weiter zu schaffen und ihre Mahlzeit recht ungemütlich.

Sollten zum Beispiel Bakterien auf die Idee kommen, das Fett auf der Haut zu verspeisen, so wird ihnen das schlecht bekommen. Die Hautfette, auch Hautlipide genannt, sind leicht antibakteriell und wirken pilztötend. Ebenso enthält der Schweiß Stoffe, die Bakterien angreifen und vernichten. Wem das noch nicht reicht, der muß sich mit Stoffen herumschlagen, die von unseren freundlich gesinnten Bakterien produziert werden. Diese Stoffe hemmen beispielsweise das Wachstum von Pilzen und Bakterien.

Die Produktion von Antikörpern

Die einzige Möglichkeit, sich in tiefere Schichten der Epidermis zu schmuggeln, ist entlang der Fettschicht, die die Hornschuppen zusammenhält. Sollte es Mikroben oder chemischen Stoffen gelingen, hier ein Stück tiefer zu gelangen, so reagiert die Haut alsbald mit einer vermehrten Schuppung. Der Feind wird somit nach oben abgestoßen.

Bis hierher war es vielleicht nur ungemütlich, aber jetzt wird es ernst. Jetzt werden wir mit dem eigentlichen Immunsystem konfrontiert, und das ist brutal und grausam. Wer hier hereinkommt wird angegriffen und sofort getötet. Nur so ist Überleben möglich. Wäre unser Unternehmen nicht eine Phantasiereise, wir würden keinen Lebenshauch mehr von uns geben. Niemals wären wir in der Lage, die Lederhaut zu erreichen.

Das Immunsystem mit all seinen Abläufen ist ein hochkomplizierter, schwieriger Sachverhalt. Damit es leichter verständlich wird, habe ich es sehr vereinfacht. Die folgenden Schilderungen erheben daher nicht den Anspruch auf Vollständigkeit.

Neben dieser Vereinfachung habe ich auch nach einem symbolischen Vergleich gesucht und bin dabei auf die Polizei gestoßen. Der Vergleich mit unserer Polizei-Organisation veranschaulicht in einfacher Weise das komplizierte Immunsystem. Unser Immunsystem arbeitet rücksichtslos und brutal, ich bitte Sie, dies jedoch nicht als Diffamierung unserer Polizisten aufzufassen – es handelt sich hierbei lediglich um vergleichende Beispiele.

In Klammern habe ich die gebräuchlichen medizinischen Fachausdrücke für jene Leser gesetzt, die medizinische Vorkenntnisse besitzen.

Da sind zum einen die Streifenpolizisten. Zu ihnen gehören die verschiedenen Typen von Freßzellen (zum Beispiel *Makrophagen*). Wir sind ihnen schon während unserer letzten Reise des öfteren begegnet. Sie patrouillieren durch die Haut, schauen, ob auch alles in Ordnung ist. Sie unterhalten sich miteinander durch Funktelefone *(Signalstoffe)*. Wenn Sie sich zum Beispiel einen kleinen Holzsplitter unter die Haut stoßen, dann gibt der Streifenpolizist vor Ort Alarm mit Hilfe einer Handsirene *(Chemotaxis)*. Dann kommen sehr viele Streifenpolizisten beziehungsweise Freßzellen an den Ort sowie Spezialeinheiten wie die Sonderkommissionen.

Die klassischen Freßzellen haben lange, klebrige Tentakeln, wie schon beschrieben. Daran bleibt alles »Verdächtige« hängen. Schließlich wird es ins Innere der Freßzelle aufgenommen *(phagozytiert)* und vorsichtshalber verdaut. Um beim Beispiel der Polizei zu bleiben: Der Streifenpolizist nimmt den Verdächtigen fest und eliminiert ihn an Ort und Stelle. Dabei kommen sicher auch gelegentlich die Falschen um. Aber unserer Körperabwehr ist das egal: lieber einen zuviel gefressen, als einen durchgelassen.

Unsere Streifenpolizisten sind gut geschult. Sie erkennen die klassischen Täter auf Anhieb, wie zum Beispiel Bakterien. Leider lassen sie aber gerade die gefährlicheren Feinde unbeobachtet, so zum Beispiel Viren. Sie erkennen sie nicht, weil diese bestens getarnt sind.

Ein einfaches Beispiel:

Stellen wir uns vor, unser Körper wäre eine Dorfgemeinschaft. Nun gelangt ein Virus in Form einer Handgranate in dieses Dorf. Das alleine ist schon gefährlich, aber noch nicht unbedingt lebensbedrohlich. Diese Handgranate besetzt nun eine Bäckerei und zwingt den Bäcker, statt Brötchen Handgranaten zu produzieren. Und das im Eiltempo. Der Bäcker (unsere Körperzelle) ist völlig überfordert und hilflos. Mit letzter Kraft produziert er die geforderten Handgranaten (die weiteren Viren). Er kann sich dem Befehl der Handgranate nicht widersetzen, er hat nur eine einzige

Möglichkeit: Er kann die anderen Dorfbewohner (Körperzellen) warnen, damit sie den Handgranaten (also den Viren) nicht die Tür öffnen, indem er mit ihnen telefoniert (unter anderem Ausschüttung von Interferon). Diese Telefonate registrieren auch die Sonderkommissionen unserer Körperpolizei und schicken ihre Spezialisten zum Ort des Geschehens. Jetzt wird es noch schlimmer für den Bäcker. Da die Handgranaten (Viren) immer nur innerhalb der Zellen stecken, wird die ganze Bäckerei samt unschuldigem Bäcker und feindlichen Handgranaten vernichtet (also die ganze infizierte Zelle samt Inhalt von den Freßzellen aufgefressen). In diesen Trümmern wird dann der Feind gesucht.

Ist er gefunden, wird er sofort eingesperrt. Bevor nun das Todeskommando seiner Aufgabe waltet, wird der Feind noch fotografiert. Diese Fotografie wird an ein großes Fenster der Polizeistation geklebt (Präsentation des *Antigens*). Irgendeiner der vielen tausend Spezialisten im Körper erkennt das Foto und beginnt damit, einen Abdruck des gefangenen Feinds anzufertigen. Hat er diesen Abdruck, so gibt er den Auftrag an seine Einheit, Teile zu produzieren, die den Feind auf der Stelle wehrlos machen *(Produktion von Antikörpern)*. Diese Teile (*Antikörper* oder auch *Immunglobuline*) heften sich an die restlichen Feinde (in unserem Beispiel die Handgranaten), die sich noch im Körper befinden, und verhindern, daß sie explodieren oder erneut Häuser besetzen – die Handgranaten sind kampfunfähig.

Die Feinde und die Antikörper bilden eine feste Verbindung *(Antigen-Antikörper-Komplex)*. Dieser Komplex wird dann von den Freßzellen aufgefressen und verdaut – es herrscht wieder Ruhe im Dorf.

Die Spezialisten, die dies alles in die Wege geleitet haben, legen schlauerweise noch eine Akte an, in der vermerkt ist, wie der Feind aussieht, was er macht und vor allem, welche Teile *(Antikörper)* gebraucht werden, um ihn »kampfunfähig« zu machen. Diese Akte wird von den Bürokraten unserer Polizei verwaltet. Die Bürokraten nennt man in der Medizin *Memoryzellen* (Gedächtniszellen).

Kommt irgendwann wieder wie in unserem Beispiel eine Handgranate in das Dorf, so wird sie von den Bürokraten sofort erkannt, und noch bevor die Handgranaten (Viren) irgendeinen Schaden anrichten können (sprich: bevor wir wieder erkranken), ist die Soko schon im Einsatz, werden den Feinden die Antikörper angeheftet und alles zusammen aufgefressen.

Dieser Vorgang der sogenannten *Immunisierung* ist Ihnen bekannt: Wer einmal als Kind die Masern hatte, bekommt sie normalerweise nie wieder und zwar dank unserer Gedächtniszellen.

Wir sehen also, die Abwehr von Krankheitserregern funktioniert hervorragend. Unser Körper reagiert perfekt auf *Mikroben* (Sammelbegriff für Viren, Pilze, Bakterien), denn das hat er über die Jahrtausende gelernt. Genaugenommen reagiert er auf das Eiweiß der Mikrobe.

Jeder Mensch hat seine ganz individuelle Eiweißstruktur, und auf ebendiese Eiweißstruktur ist unsere Körperabwehr »programmiert«.

Gelangen nun Bakterien mit zwangsläufig anderer Eiweißstruktur in bestimmte Körperregionen, wo sie nicht geduldet sind, so reagieren wir mit unserem Immunsystem. Aber auch wenn körpereigene Zellen ihre Eiweißstruktur verändern, wie dies beispielsweise Tumorzellen tun, so greifen wir körpereigene Zellen an und vernichten sie.

Für diese Aufgabe haben wir die sogenannten *Killerzellen.* Wie der Name schon sagt, sind diese Zellen wenig feinfühlig. Wenn sie das Kommando erhalten, zu töten, dann tun sie dies präzise und rücksichtslos. Damit auch wirklich nur die Körperzellen vernichtet werden, die krankhaft verändert sind, und die Killerzellen keine Möglichkeit haben, im Amoklauf auch gesunde Zellen zu »morden«, müssen die Befehle und ihre Ausführung von mehreren Seiten unserer Körperpolizei genehmigt und überwacht werden.

Wenn sich die geschilderten Vorgänge auch gefährlich anhören, so bleiben sie bei einem gesunden Menschen der Situation angemessen und auf den Ort des Geschehens begrenzt. Ist der Feind vernichtet, ist wieder Ruhe eingekehrt. Amokläufer gibt es nicht, und Unschuldige werden nicht hingerichtet – normalerweise nicht!

Die Reaktion auf chemische Stoffe

Wir haben gehört, daß unsere Körperpolizei auf fremdes oder verändertes eigenes Eiweiß reagiert. Und bis vor etwa 100 Jahren waren das auch die einzigen Feinde.

Dann begann für unser Immunsystem der Streß, indem die Chemie auf den Plan der Evolution trat. Nun ist unser Immunsystem (unsere Körperpolizei) durchaus lernfähig. Wird sie über einige Zeit (im Vergleich zur Evolution etwa 30 bis 50 Jahre) mit einem chemischen Stoff konfrontiert, lernt das Immunsystem, damit umzugehen. Es ist ohnehin sehr schwer für unsere »Polizisten«, denn sie sind ja über Jahrtausende nur auf Eiweiß spezialisiert. Folglich scheitert es meist schon an der Erkennung der Aggressoren.

Erst wenn die chemischen Stoffe unsere Körperzellen und diese Körperzellen dann ihr Eiweiß in einer ganz bestimmten Form verändern, erkennt unsere Körperabwehr, daß hier etwas vor sich geht.

Nehmen wir wieder ein einfaches Beispiel:

Die Körperzellen sind diesmal die Menschen in unserer Dorfgemeinschaft. Nun kommt so ein chemischer Stoff XY und heftet sich an die Wade eines Mitbürgers (der Körperzelle). Das gelingt ihm ohne weiteres, denn er wird ja nicht erkannt.

Dieser Mitbürger verändert aber nun sein Aussehen (seine Eiweißstruktur): er wird lila gestreift. Das fällt unserer Abwehrpolizei auf, und nach eingehender Prüfung kommen die Freß- und Killerzellen zum Einsatz. Die Polizei ist verwirrt, den so etwas kennt sie nicht – doch vorsichtshalber vernichtet sie den lila Gestreiften, um zu verhindern, daß plötzlich alle anderen Menschen lila gestreift werden.

Vorher hat die Polizei ein Foto vom lila gestreiften Mitbürger angefertigt, wie auch in unserem vorigen Beispiel. An diesem Foto haftet der Hinweis: Stoff XY macht solche Streifen. Die Information gelangt in die Akte und wird in der Verwaltung aufgehoben.

Trotz dieser Erinnerungsfotos und dem angebrachten Hinweis, kann der chemische Stoff XY das nächste Mal wieder ungehindert eindringen. Erst wenn sich der Mensch lila gestreift verfärbt, wird er erkannt. Das alleine verwirrt die Polizei schon sehr.

Aber es kommt noch schlimmer: XY heftet sich diesmal an den Oberarm eines Mitbürgers, statt an seine Wade. Daraufhin wird dieser nicht lila gestreift, sondern schwarz-weiß kariert. Es ist also der gleiche chemische Stoff XY, aber wenn er an einer anderen Stelle des Mitbürgers (der Zelle) andockt, ist die Reaktion eine andere.

Der weitere Ablauf verläuft dann wie oben. Wenn sich das nächste Mal XY an die Stirn eines Mitbürgers (einer Zelle) heftet, wird dieser blau, und so weiter. Das gibt Hektik und Verwirrung in der Körperabwehr und macht die diensthabenden Polizisten aggressiv und nervös.

Hier haben wir das Bild *eines einzigen* chemischen Stoffes beschrieben. Inzwischen gibt es Zigtausende Stoffe auf der Erde, und täglich kommen neue hinzu. Nicht alle diese Stoffe gelangen auch in unseren Körper. Aber es sind immer noch genug, um reichlich Verwirrung zu stiften. Wen würde es wundern, wenn die völlig überforderten Polizisten nun in überschießender Reaktion das angreifen, was ihnen vertraut ist? Denn mit den chemischen Stoffen werden sie nicht fertig! In meinen Augen erklärt sich damit die überschießende Reaktion auf unsere Grundnahrungsmittel wie Weizen, Nüsse oder Milch. Das überforderte Abwehrsystem greift in der Panik die Dinge an, die ihm vertraut sind beziehungsweise reagiert auf sie mit einer regelrechten Aggression – mit einer Allergie.

Die Allergie

Die vorhergehenden Ausführungen über die Abwehr körperfremder Stoffe lassen schon ein wenig in dieses unkontrollierte Abwehrgeschehen blicken.

Eine Allergie ist eine »überschießende Reaktion«. Eine allergische Reaktion zeigt sich überwiegend auf den Körperoberflächen: der Haut, den Schleimhäuten, dem Darm (innere Oberfläche) und der Lunge. Auch das Gehirn kann auf *Allergene,* das sind Allergie auslösende Stoffe, reagieren, zum Beispiel mit Hyperaktivität, Schwindel, Konzentrationsstörungen, Schriftbildveränderungen, oder das Herz reagiert mit einem erhöhten Puls.

Grundsätzlich kann jeder eine Allergie haben. Häufig betroffen sind die sogenannten *Atopiker.* Atopiker sind Menschen, bei denen schon im Erbmaterial, den Genen, die *Neigung* zu allergischen Reaktionen verankert ist. Entgegen weitläufiger Meinung ist diese genetische Information noch kein zwingender Grund für das Auftreten irgendeiner Art von Allergie im Leben des betroffenen Menschen.

Mit Hilfe der Gentechnik ist man heute in der Lage, diese angeborene Allergiebereitschaft festzustellen. Diese Medaille hat allerdings zwei Seiten. Einerseits ist es zweifellos von Vorteil, wenn gerade solche Menschen »naturbelassen« leben und auf eine richtige Ernährung und Körperpflege besonders achten. Andererseits kommt ein seelischer Aspekt hinzu: die Angst vor Allergien, die Angst davor, auf dieses oder jenes zu reagieren, was ohne Zweifel das Auftreten einer Allergie begünstigt.

Eine weitere (ge)wichtige Rolle spielt bei der Allergie neben der Vererbung und Ernährung das seelische Befinden. Ganz eindeutig handelt es sich hierbei um eine Ausdrucksform der Aggression. Die überschießende, nicht angepaßte Reaktion des Immunsystems verläuft parallel zu den Aggressionen im seelischen Bereich. Im Volksmund hat sich die Redewendung »gegen den Typ bin ich allergisch« schon einen festen Platz erkämpft. Gemeint ist damit, daß wir ebendiese Person nicht leiden können, ja eine Wut auf sie haben und uns regelrecht beherrschen müssen, um nicht handgreiflich zu werden.

In unserer leistungsorientierten Gesellschaft mit ihrem Wettbewerbsdenken hat wohl fast jeder eine »Allergie« gegen den Kollegen, den Chef oder den Partner. Aus Rücksicht muß man sich beherrschen, oder man ist einfach nicht der Typ Mensch, der seine Aggressionen verbal verarbeiten kann. Also staut sich unsere Wut und Aggression und richtet sich auf harmlose Dinge wie Pollen oder Nüsse. Das Problem ist demnach nur verlagert. Anstatt rechtzeitig *zurückzuschlagen* (mit Worten), und unsere Grenzen (Haut) klar darzustellen, *schlagen* wir über die Haut *aus,* um den Gegner zu treffen und ihm unsere Grenzen deutlich zu machen.

Unter den allergischen Hautreaktionen gibt es verschiedene Variationen:

Da ist zum einen die Kontaktallergie: Wenn Sie eine bestimmte Körperlotion benutzen, juckt es Sie überall dort, wo Sie sie aufgetragen haben, und wenig später ist die Haut gerötet, schuppig und vielleicht mit Pusteln übersät. In diesem Fall ist die Therapie einfach: Lassen Sie die Körperlotion weg.

Leider ist es nicht immer so eindeutig. An einer Allergie sind auch die sogenannten Mastzellen mit ihrem Histamin beteiligt. Um die Vorgänge bei einer Allergie leichter zu verstehen, möchte ich die Reaktion der Mastzellen kurz bildhaft darstellen, indem ich zuerst die natürliche, normale Reaktion bei einem Gesunden und dann die eines Allergikers beschreibe.

Wir sind wieder in unserer Dorfgemeinschaft. Unsere Mastzellen sind in diesem Fall kleine Lagerhallen, die vereinzelt im Ort stehen. In diesen Lagerhallen (den *Mastzellen*) sind Geräte und Vorrichtungen wie etwa Planierraupen und Walzen (das *Histamin*) aufbewahrt. Verantwortlich für die Maschinen und ihren Einsatz sind die Lageristen in den Lagerhallen (den Mastzellen), die Befehlsgeber für den Einsatz sind Polizisten mit Antikörpern (zum Beispiel dem IgE), die auf diesen Lagerhallen sitzen. Beim gesunden Menschen befinden sich beispielsweise drei Polizisten mit Antikörpern gegen Bienengift auf den Lagerhallendächern. Kommt nun das Bienengift mit dem Antikörper des Polizisten in Kontakt, so ruft dieser den Lageristen in den Lagerhallen (den Mastzellen) zu, sie sollen mit Hilfe ihrer Geräte und Maschinen (dem Histamin) den Weg frei und breit machen (die Blutgefäße erweitern) für mehr Zufuhr von Blut und somit auch Freßzellen (die das Bienengift fressen) und um Schlacken und Abbauprodukte schneller abtransportieren zu können. Dieser Vorgang läuft normalerweise nur an Ort und Stelle ab und nur in dem Maße, wie er benötigt wird. Die Gefäße werden so stark verbreitert (mit Hilfe des Histamins), wie unbedingt nötig, nicht mehr und nicht weniger.

Normalerweise ist dies überhaupt nicht zu spüren. In unserem Beispiel mit dem Bienengift ist die Reaktion heftig, und es kommt zur einer gewaltigen Histaminausschüttung am Einstichort. Durch die vermehrte Durchblutung und die nachfolgende Abwehrreaktion kommt es zu Rötung, Wärmeentwicklung, Schwellung und Schmerzen. Dies sind die klassischen Entzündungszeichen.

Der Allergiker nun hat im Verhältnis zum Gesunden weit mehr als nur drei Polizisten (IgE) auf den Lagerhallen sitzen. Bei ihm sitzen dort vielleicht 20 Polizisten mit Antikörpern. Nun kommt also wieder (um beim gleichen Beispiel zu bleiben) Bienengift, und plötzlich schreien 20 Polizisten: »Macht die Straßen frei!« Die Lageristen in den Lagerhallen (den Mastzellen) sind nun hektisch am Werk. Wenn so viele brüllen, dann muß tatsächlich etwas los sein. Also fahren sie sämtliche Planierraupen und Straßenwalzen aus (es wird weit mehr als notwendig Histamin ausgeschüttet). Statt eines benötigten Radweges entsteht nun eine Autobahn (die Gefäße sind maximal erweitert). Es wird eine heftige Reaktion auftreten, und wir spüren die Entzündungszeichen: Die Haut ist gerötet, sie schwillt an, ist heiß, und sie juckt. Das entzündete Gebiet ist weit ausgedehnter als beim Gesunden, die Reaktion überschießend! Der Juckreiz beim Entzündungsvorgang ist übrigens der Schmerz der Haut.

Wir sehen also, die eigentliche allergische Reaktion ist ganz wesentlich von der Anzahl der Polizisten mit den Antikörpern (zum Beispiel dem IgE) auf den Lagerhallendächern (den Mastzellen) abhängig. Das IgE wiederum wird wie alle anderen Antikörper auch von den Sonderkommissionen gebildet, wie vorhin beschrieben.

Die Haut reagiert allerdings nicht sofort auf alles. Es gibt verschiedene Allergietypen. Da ist zum einen die Allergie des *Soforttyps*. Beim ersten Kontakt passiert noch nichts, jetzt werden erst einmal die Antikörper gebildet. Beim zweiten Kontakt entsteht allerdings eine heftige, allergische Reaktion, den gegebenen Verhältnissen in keiner Weise angepaßt.

Weit häufiger jedoch sind die *verzögerten* Allergien. Wir können beispielsweise jahrelang das gleiche Deo benutzen, und plötzlich bekommen wir davon ein juckendes Ekzem. Hier läuft die gesamte Reaktion nur langsamer ab.

Dann gibt es noch die Variante, daß die Reaktion auf das Deo zeitverzögert verläuft: Sie haben zum Beispiel morgens das Deo auf die Haut gesprüht, und erst abends juckt es dort. Oder ein anderes Beispiel: Das Schaumbad mit dem angenehmen Duft war herrlich – doch zwei Tage später kratzen Sie sich am ganzen Körper, und denken nicht mehr an das Schaumbad von vorgestern.

Genauso verhält es sich mit dem Abklingen der Symptome. Manche sind so schnell verschwunden, wie sie kamen, andere bleiben mehrere Tage oder sogar Wochen.

Das dramatischste Geschehen in diesem Theaterstück ist der *allergische Schock*. Hierbei werden überall im Körper sämtliche Lageristen der Mastzellen angebrüllt, auch die, die weitab des eigentlichen Geschehens liegen. Und alle sorgen nun für eine optimale Durchblutung, für Rötung, Schwellung, Hitze und Schmerz – und das überall. Dies ist ein lebensbedrohlicher Zustand, der den sofortigen Einsatz intensiver Medizin erfordert.

Allergietestungen

Um die Auslöser einer Allergie herauszufinden, gibt es aus klassischer medizinischer Sicht inzwischen eine ganze Reihe von Möglichkeiten.

Man muß sich aber vor Augen halten, daß zum Beispiel das Deo nicht der alleinige Sündenbock für die bestehende Allergie ist. Das Deo ist nur ein Teil im ganzen Allergiegeschehen. Aber wenn es gelingt, die offensichtlich Mitschuldigen zu finden, dann kann man sie – wenn möglich – weglassen und damit den Körper entlasten.

Die Haut dient der klassischen Medizin als das Testfeld schlechthin für sämtliche potentielle Allergene. Es werden zum Beispiel mit den Epikutan-Tests vom Deo über die Nüsse bis zu den Pollen alle Allergene durchgetestet.

Dabei werden Testpflaster, auf denen der gesuchte Stoff aufgebracht ist, auf den Rücken des Allergikers geklebt. Nach einer vorher vereinbarten Zeit wird das Pflaster abgezogen und nachgesehen, ob die Haut sich an den entsprechenden Stellen verändert hat. Eine andere, ähnliche Möglichkeit ist, die gesuchten Allergene durch minimales Anritzen oder Aufrauhen der Epidermis ein Stück weit in die Haut zu bringen. Meist geschieht dies am Unterarm. Auch hier wird nach einer vorgeschriebenen Zeit das Resultat abgelesen.

Während meiner langjährigen Praxistätigkeit konnte ich die Erfahrung machen, daß einige Patienten bei der zweiten Testung mittels oben beschriebener Methoden auf weit mehr Stoffe allergisch waren als beim ersten Mal. Es stellt sich hier die Frage, ob durch diese Belastung erst eine Allergie gegen diese vermehrt nachgewiesenen Stoffe produziert wurde.

Eine mögliche Erklärung wäre diese:

Das Abwehrsystem ist eine komplexe Organisation, die über den ganzen Körper verteilt ist. Und dennoch haben Organsysteme wie die Lunge, der Darm oder eben die Haut ihre Abwehrspezialisten. Die Spezialisten der Haut sind programmiert, auf all das zu reagieren, was normalerweise *auf* beziehungsweise *minimal* in die Haut gelangt, wie zum Beispiel Kosmetika. Werden auf der Haut also mittels der oben angeführten Methoden der Testpflaster Kosmetika, Waschmittel oder Reinigungsmittel getestet, so werden die Abwehrspezialisten entsprechend reagieren.

Der Darm achtet genau auf all das, was wir essen. Nun sind die Testpflaster mit den gesuchten Lebensmitteln eben nicht geeignet, auf den Darm geklebt zu werden. Also testet man sie auf der Haut. Die Haut wird nun intensiv und über mehrere Tage oder Stunden mit Stoffen in Berührung gebracht, die normalerweise nicht oder nur für ganz kurze Zeit auf die Haut gelangen (zum Beispiel beim Kochen auf die Haut der Hände mit den Lebensmitteln).

Das gleiche gilt für die Pollen. Sie sind normalerweise auf der Haut und in der Nase. Es reagiert aber die Nasenschleimhaut und nicht die Haut am Körper, denn auf der Haut werden die Pollen mit den Hornschuppen wieder abgestoßen oder abgewaschen. Mit dem Testpflaster jedoch wird die Polleninvasion auf der Haut festgeklebt, beziehungsweise werden die Pollen minimal in die Haut eingebracht. Unter dem Pflaster weicht die Haut auf und wird dadurch durchlässiger. Die Pollen gelangen in tiefere Schichten der Epidermis. Das kann heftige Reaktionen auslösen.

Die wütende, überforderte Haut gibt diese Information an das übrige Abwehrsystem weiter.

Aus ganzheitlicher Sicht wird durch diese Testungen mit brachialer Gewalt (Anritzen, Aufweichen der Haut mit Hilfe von Pflastern) Zugang zu tieferen Hautschichten verschafft. Wir verletzen unsere äußere Hülle und warten, wie sie darauf reagiert. Wohl kaum erfreut! Ihre »Wut« über die mutwillige Zerstörung des Schutzwalls und das Eindringen der aggressiven Allergene beantwortet sie ihrerseits mit Aggression, einer entzündlichen Veränderung an dieser Stelle.

Sicherlich wäre es optimal, würden Allergietestungen dort durchgeführt, wo das vermeintliche Allergen auch wirklich hinkommt und wirkt: Kosmetika auf der Haut, Pollen in den Atemwegen, Lebensmittel im Darm.

Das wiederum ist aber nicht unproblematisch, denn bei der Testung über die Atemwege kann es zu lebensbedrohlichen Asthmaanfällen kommen. Die Testung über den Darm ist noch schwieriger, da die allergieauslösenden Lebensmittel mit Hilfe einer aufwendigen Auslaßdiät herausgefiltert werden müssen.

Erschwerend kommt hinzu, daß die Reaktion auf ein unverträgliches Lebensmittel nach zehn Minuten auftreten kann, es können aber auch bis zu 48 Stunden vergehen. Wenn sich die Lebensmittelallergie auf der Haut zeigt (was bei 60 Prozent der Nahrungsmittelallergien der Fall ist), dauert es wiederum zwei bis fünf Tage, bis die Erscheinungen wieder abgeklungen sind. Vorausgesetzt natürlich, Sie haben in dieser Zeit nicht wieder dasselbe unverträgliche Lebensmittel gegessen.[10]

Ein seit einiger Zeit häufig angewandter Test ist der RAST-Test. Dabei wird über die Untersuchung des Bluts festgestellt, ob erhöhte IgE-Werte zum Beispiel auf Hühnereiweiß und Kuhmilch bestehen. Leider sind die Tests nicht immer zuverlässig. Bei bekannter Kuhmilchunverträglichkeit beispielsweise findet man im RAST-Test nicht immer die Bestätigung. Umgekehrt meldet er Allergien auf Lebensmittel, die objektiv ohne Beschwerden gegessen werden können, was nach Auskunft des Labors auch daran liegen könnte, daß die Parameter sich immer dann erhöhen oder erniedrigen, wenn der Patient diese Lebensmittel innerhalb der letzten zwei Tage gegessen hat.

In der Naturheilkunde gibt es verschiedene Testverfahren auf energetischer Basis, die die Verträglichkeit von Medikamenten oder Kosmetika und Lebensmittel messen können, ohne die Haut zu verletzen. Dies sind zum Beispiel die Elektroakupunktur, die Bicom-Methode oder der Biotensor.

Für den persönlichen Gebrauch zu Hause eignet sich hervorragend die Kinesiologie.

Die Kinesiologie

Die Kinesiologie ist ein Muskeltest. Es gibt viele Varianten dieser Methode; die einfachste möchte ich Ihnen gerne beschreiben. Damit ist es Ihnen möglich zu testen, welche Kosmetikprodukte oder Lebensmittel Sie vertragen oder nicht. Genauso können Sie mit den Waschmitteln verfahren. Seit zehn Jahren zeige ich meinen Patienten dieses Testverfahren und habe damit die besten Erfahrungen gemacht. Der Test ist einfach und zuverlässig und in Kombination mit eventuellen schulmedizinischen Testverfahren ideal, um

[10] Die übrigen 40 Prozent der körperlichen Reaktionen bei Nahrungsmittelallergien verteilen sich auf: Asthma, Durchfälle oder Verhaltensstörungen wie Hyperaktivität, in einzelnen Fällen auch Reaktionen des Herz- und Kreislaufsystems wie Blutdruckabfall oder Herzjagen.

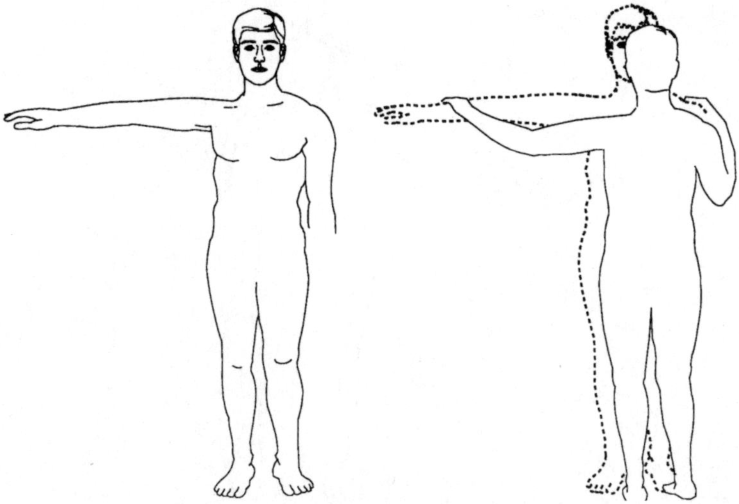

herauszufinden, bei welchen Produkten allergische Reaktionen auftreten.

Damit Sie testen können, brauchen Sie einen Partner. Richten Sie nun die folgenden Dinge auf einen Tisch: eine gekochte biologische Kartoffel, weißen Zucker sowie all die Dinge, die Sie testen wollen. Nehmen Sie Uhr und Schmuck ab.

Lassen Sie nun einen Arm locker hängen, und halten Sie den anderen Arm waagerecht ausgestreckt (ob den linken oder rechten Arm ist gleichgültig).

Nun stellt sich der Testpartner Ihnen gegenüber und legt eine Hand auf Ihre Schulter, die andere auf den Unterarm der ausgestreckten Hand. Jetzt muß Ihr Testpartner versuchen, mit mäßiger Kraft Ihren Arm nach unten zu drücken, während Sie versuchen, den Arm in der Waagerechten zu halten.

Damit haben Sie Ihre normale Kraft gemessen. Das müssen Sie grundsätzlich vor jeder Testung tun, damit Sie einen Vergleich haben. Sie wissen also, wie stark Sie »normalerweise« sind. Wichtig ist, daß Ihr Partner nur einen mäßigen Druck ausübt. Der reicht aus, um zu testen. Zu starker Druck ermüdet sofort und die Testaussagen sind wenig präzise. Sie haben also Ihre normale Kraft erfahren. Nehmen Sie nun den Zucker (mitsamt der Verpackung) in die Hand des hängenden Armes. Jetzt soll Ihr Testpartner wieder

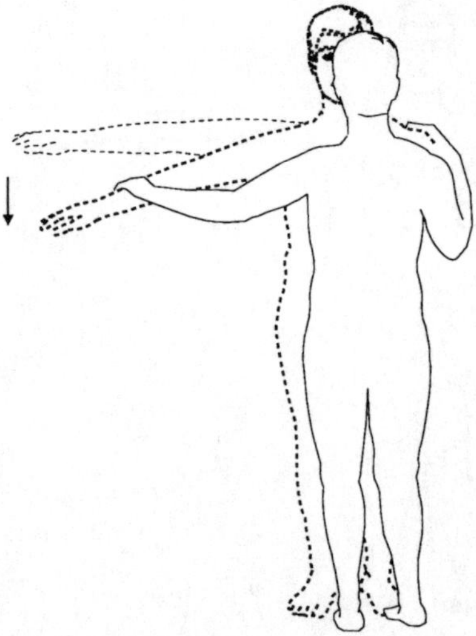

versuchen, Ihren Arm herunterzudrücken, und Sie müssen versuchen, den Arm waagerecht zu halten.

Sie werden sofort feststellen, daß Sie weniger Kraft haben als vorher. Die allermeisten Patienten reagieren auf weißen Kristallzucker schwach. Nun legen Sie den Zucker beiseite und nehmen die gekochte biologische Kartoffel. Dasselbe noch einmal: Ihr Testpartner drückt, Sie versuchen, den Arm waagerecht zu halten. Jetzt müßte es umgekehrt sein: Sie haben gleich viel oder sogar noch mehr Kraft als beim allerersten Mal, als Sie Ihre Kraft ohne Testprodukt gemessen haben. Das liegt daran, daß fast jeder gekochte biologische Kartoffeln verträgt.

Das Testergebnis beruht also auf folgendem:

Wenn es Ihnen leichtfällt, den Arm in der Waagerechten zu halten, dann vertragen Sie das Produkt, das sie in der Hand des anderen Armes halten. Fällt es Ihnen schwer, den Arm waagerecht zu halten, oder haben Sie sogar überhaupt keine Kraft mehr, so ist das Produkt für Sie unverträglich.

Ganz wenige Menschen können den Test für sich selbst nicht anwenden, denn sie reagieren falsch herum. Das heißt, das, was sie nicht vertragen, stärkt sie, und das, was sie vertragen würden, schwächt sie. Solche Personen würden auf Kristallzucker stark und auf die gekochte biologische Kartoffel schwach reagieren. Aber wie gesagt, das sind seltene Ausnahmen. Um aber sicherzugehen, daß Sie nicht zu diesen Ausnahmen gehören, sollten Sie grundsätzlich, bevor Sie die eigentlichen Produkte testen, den Versuch mit Kristallzucker und einer gekochten biologischen Kartoffel durchführen.

Wenn Sie zu diesen »falsch-herum-reagierenden« Menschen gehören, dann müssen Sie Hilfe bei einem Therapeuten suchen, der mit Alternativ-Testungen vertraut ist.

Erst wenn der »Grundtest« gut ausgefallen ist, testen Sie Ihre Kosmetikprodukte und Lebensmittel und so weiter. Anfangs braucht es ein wenig Übung, doch Sie werden schnell ein routinierter Tester sein.

Vertrauen Sie einfach den Antworten, die Ihnen Ihr Körper mit dem veränderten Kräfteverhältnis gibt.

Funktioniert das Testen mit Familienangehörigen oder dem Ehepartner nicht in gewünschter Weise, so probieren Sie es einfach mit einem Bekannten oder einer Freundin aus. Es kann sein, daß das Testen mit dem einen Partner besser funktioniert als mit einem anderen.

Dieser kinesiologische Muskeltest kann mit Kindern ab etwa dem achten Lebensjahr (bei einigen Kindern auch früher) durchgeführt werden. Möchten Sie Produkte an kleineren Kindern oder Säuglingen testen, so verfahren Sie wie folgt:

Nehmen Sie den Säugling auf den Arm oder das Kleinkind an die Hand. Strecken Sie den freien Arm in die Waagerechte, wie vorhin beschrieben.

Ihr Testpartner stellt sich wieder Ihnen gegenüber und drückt den Arm gegen Ihren Widerstand nach unten – genauso wie bisher beschrieben. Die Kraft, die Sie spüren, ist dann allerdings die »Kraft« des Kindes. Sie müssen hierbei also beachten: Derjenige, den Sie auf dem Arm oder an Ihrer Hand halten, wird über Sie getestet. Sie sind sozusagen nur das Medium, der Überträger.

Geben Sie nun dem Kind einen Zuckerwürfel in die Hand. Beim Säugling legen Sie den Zuckerwürfel einfach auf den Bauch. Nun drückt Ihr Partner wieder, und vermutlich wird Ihr Arm schwach. Ganz wichtig: das *Kind* muß den Zucker in der Hand halten beziehungsweise am Körper haben, *nicht* Sie.

Nun geben Sie dem Kind eine gekochte biologische Kartoffel in die Hand beziehungsweise legen dem Säugling eine biologische

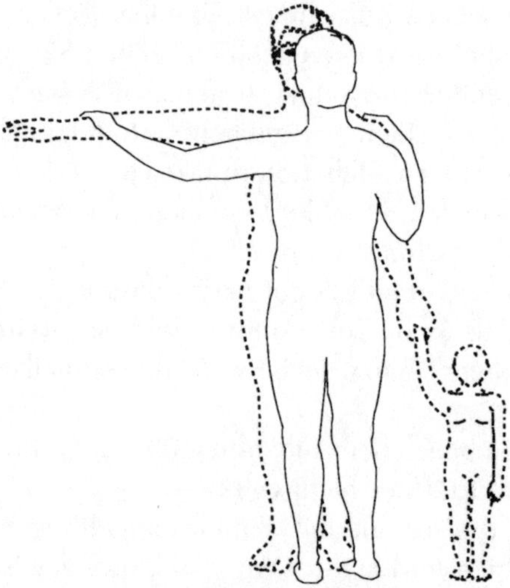

Kartoffel auf den Bauch und drücken erneut. Der Arm bleibt normalerweise stark.

Dann können Sie dem Kind nach und nach die einzelnen Produkte in die Hand geben, und Ihr Partner testet über Sie die Verträglichkeit. Achten Sie darauf, daß Ihr Kind nicht zwei Artikel auf einmal in der Hand hält oder einen Kaugummi oder Schokolade im Mund hat. Das könnte die Testung beeinflussen.

Die zu testenden Produkte dürfen in der Verpackung bleiben. Es ist nicht nötig, etwa Weichspüler in die Handfläche zu geben, es reicht, wenn Sie die Flasche berühren oder in der Hand halten.

Dieser Test ist so einfach und wirkungsvoll, daß viele Patienten zu zweifeln beginnen, ob das auch wirklich funktioniert. Und vor allem wird die Frage gestellt, wie das funktioniert.

Jedes Produkt hat eine gewisse Schwingung, die es ausstrahlt, egal ob Weichspüler oder Joghurt. Ihr Körper hat ebenfalls eine ihm eigene Schwingung und reagiert auf die Schwingung des Produkts mit veränderter Kraft – je nachdem, ob die Schwingung des Produkts ihm guttut oder nicht. Dieser Test ist auch medizinisch-wissenschaftlich untersucht und dokumentiert.[11]

---

[11] Nähere Informationen hierzu erhalten Sie aus der entsprechenden Literatur am Ende des Buches.

Probieren Sie diesen Test, üben Sie an sich und Ihren Freunden. Bevor Sie ein Kleinkind testen, sollten Sie selbst schon gut mit dem Test vertraut sein. Versuchen Sie es, es ist ganz einfach. Sollten Sie trotzdem auf Schwierigkeiten stoßen, so bitten Sie einen Heilpraktiker oder Arzt Ihres Vertrauens, die Produkte auf alternative Art für Sie zu testen.

Freie Radikale

In der Chemie versteht man unter Freien Radikalen Moleküle, die durch ein einzelnes, ungepaartes Elektron äußerst reaktionsfreudig sind. Das bedeutet, solchen Molekülen fehlt ein Teilchen, und sie verbinden sich daher sofort mit anderen Molekülen oder stehlen diesen das fehlende Teilchen. Dies führt zu einer Kettenreaktion, denn das »bestohlene« Molekül sucht wieder nach einem Teilchen und so fort. Innerhalb des Körpers wirken diese Freien Radikale und ihre chemischen Reaktionen schädlich.

Um diese zugegeben schwierigen chemischen Abläufe leichter verständlich darzustellen, habe ich wieder auf den Vergleich mit der Polizei zurückgegriffen, und die Entstehung sowie die Folgen der Freien Radikale am Beispiel des Freien Radikals Wasserstoffperoxid verdeutlicht:

Es wurde bereits die fatale Wirkung chemischer Stoffe auf unsere Körperzellen beschrieben. Nun kommt noch eine weitere Panikreaktion hinzu: das Suizidkommando. Bleiben wir zum besseren Verständnis bei unserem Vergleich mit der Polizei.

Die Polizisten – die Freßzellen – unserer Körperabwehr haben bestimmte Stoffe, um den Feind unschädlich zu machen. Meist wird dieser mit Hilfe von Enzymen einfach aufgelöst. Für alle Mikroben, mit denen wir uns bis vor hundert Jahren herumschlagen mußten, reicht dieses Enzym in der Regel aus. Sollte mit Hilfe dieses Enzyms der eingedrungene Feind nicht »erledigt« werden können, dann haben wir eine allerletzte Waffe:

Der Polizist (die Freßzelle) sprengt sich selbst in die Luft, in der Hoffnung, daß der Feind dadurch mit vernichtet wird. Dieser Vorgang wird wie gesagt nur im äußersten Notfall angewendet. Angenommen der Polizist erwischt den Stoff XY. Er wird erst einmal versuchen, ihn alleine um die Ecke zu bringen. Das gelingt häufig nicht, denn chemische Stoffe und Schwermetalle reagieren anders auf die Enzyme der Freßzelle (des Polizisten), als zum Beispiel das Eiweiß des Bakteriums. Also bleibt dieser Stoff XY unverändert. Das macht unseren Polizisten nervös. Er fotografiert ihn und hängt das Bild an die Fensterscheibe seiner Zelle (siehe Seite 83) und hofft, daß sich einer aus der Sonderkommission zuständig fühlt. Aber keiner reagiert auf das Bild. Es gibt noch keine Spezialeinheiten für diesen XY-Stoff. Nun sitzt der Polizist (die Freßzelle) in der Klemme: Laufenlassen darf er den XY-Stoff nicht mehr, also bleibt ihm nur noch eine Möglichkeit, der Suizidbefehl.

Der Polizist (die Freßzelle) sprengt sich mit Dynamit in die Luft. Wenn dabei der XY-Stoff auch zerstört werden würde, dann wäre die Aktion wenigstens nicht völlig nutzlos gewesen. Aber das ist nicht immer der Fall. Häufig ist die Zelle samt Polizist (die Freßzelle) zerstört, der Stoff XY aber bleibt unversehrt. Dann frißt ihn die nächste Freßzelle, und das Spiel beginnt von neuem – so lange, bis das Abwehrsystem den unbekannten Stoff quasi einbetoniert und ins Lager schickt (zum Beispiel ins Unterhautfettgewebe). Dort wird er dann erst einmal belassen.

Das ganze Geschehen ist schon tragisch genug, doch die Folgen solcher Suizidkommandos ziehen weit größere Kreise: Der Polizist hat die Zelle mit sich um dem Feind in die Luft gesprengt. Durch die Detonation werden viele andere Häuser (Körperzellen) beschädigt, bis zu tausend pro Explosion. Die Häuser, die am meisten beschädigt wurden, werden sofort von den Aufräumarbeitern (den Killerzellen) weggefahren.

Die weniger stark beschädigten Häuser versuchen wir zu reparieren. Wichtig ist vor allem, den herumliegenden restlichen Sprengstoff (zum Beispiel das Wasserstoffperoxid, ein Freies Radikal) wieder einzufangen und zu entschärfen und zudem ganz allgemein für Ruhe im betroffenen Gebiet zu sorgen. Für die Reparatur, die Reinigung von Sprengstoffrückständen und die heilende, beruhigende Wirkung sind unsere Müllmänner zuständig (die *Antioxidantien*). Dazu brauchen sie unter anderem Zink, Selen und Vitamin E. Da unsere Müllmänner aufgrund der überdurchschnittlich großen Anzahl von Explosionen in unserer schadstoffreichen Umwelt völlig überlastet sind, hinken sie ihrer Reparaturarbeit hinterher. Sie sind vollauf damit beschäftigt, den restlichen Sprengstoff einzufangen. Für die Reparatur der Zellen, für ihre heilende Wirkung zum Beispiel zur Heilung der Haut, bleibt wenig Zeit. Dieser geschilderte Vorgang der Radikalenbildung und -reaktion beschleunigt außerdem ganz wesentlich die Hautalterung, durch den ständig auf die Haut einwirkenden Streß (siehe auch Seite 132).

Nicht nur aus der explodierten Freßzelle selbst werden diese Freien Radikale, die »Sprengstoffe« freigesetzt. Es kann auch passieren, daß Stoffe, die auf die Haut gelangen und dort durch Licht und Luft verändert werden, solche Radikale bilden. Das gleiche gilt für Lebensmittel, die wie Freie Radikale im Darm wirken, nachdem sie beispielsweise mit den Verdauungssäften in Berührung gekommen sind. Allen voran sind dies die chemischen Zusatzstoffe in Lebensmitteln.

Zweifellos hat die Umweltbelastung, eine falsche Ernährung und eine unangemessen hohe Kosmetikanwendung die Anzahl der Freien Radikale um das Zigtausendfache erhöht. Andererseits liegt darin auch die Möglichkeit, durch ein bewußtes und naturnahes Leben die Anzahl der Freien Radikale im Körper wieder zu senken.

Wir wissen, daß unsere Haut auf *alles* reagiert, was auf sie gelangt. Vor schädlichen Umwelteinflüssen schützt sie sich selbst durch ihren natürlichen Fettfilm und ihre Hornschicht. Eine schützende Creme ist nur bei besonders belastenden Umständen nötig. Nach allem, was wir bisher erfahren haben, sollte die verwendete Tages- oder Fettcreme ohne viel Chemie auskommen – sonst hat sie eine gegenteilige Wirkung, da ihre Bestandteile eine zusätzliche Belastung für das Abwehrsystem der Haut darstellen.

Um noch einmal zum Beispiel mit den Müllmännern zurückzukehren. Sie benötigen Zink, Selen, Vitamin E, A, C und viele weitere Stoffe, um ihre Arbeit erledigen zu können. Diese Stoffe sind die sogenannten Antioxidantien oder auch Radikalenfänger. Wegen der ständig steigenden Zahl von Freien Radikalen herrscht aufgrund des großen Verbrauchs ein latenter Mangel an diesen Stoffen. Eine ausgewogene Ernährung ist ausreichend, um die benötigten Vitamine zu erhalten. Das Vorkommen von Selen auf der Erde ist allerdings sehr unterschiedlich. In Deutschland haben wir 80 bis 120 Mikrogramm pro Kilogramm Erde, in Südamerika sind es 5000 Mikrogramm pro Kilogramm Erde. Auch wenn Sie gesund sind und sich gesund ernähren, brauchen Sie gelegentlich geringe Selengaben. Meinen hautkranken Patienten verordne ich meist ein Selenpräparat. Das gleiche gilt für Zink. Fast jeder Hautkranke braucht nach alternativer Testung Zinkgaben über einen bestimmten Zeitraum, erst recht, wenn er Amalgamträger ist, denn Quecksilber wird an Zink gebunden und über die Niere ausgeschieden (siehe auch Seite 231 ff.).[12]

Die Haare

Obwohl man im allgemeinen davon ausgeht, daß Haare nicht direkt zum Thema Haut gehören, sind sie – vor allem im medizinischen Bereich – eng miteinander verbunden. Haare zählen zu den Anhangsgebilden der Haut.

In den meisten Fällen sind Haut- und Haarkrankheiten miteinander verbunden, wie beispielsweise beim Pilzbefall der Kopfhaut.

Vom dichten Haarkleid unserer Vorfahren ist uns nur ein kleiner Schopf erhalten geblieben. Um dieses kleine Haarbüschelchen wird ein immenser Aufwand betrieben. Wir haben ihn sozusagen zu unserem Statussymbol erkoren.

Wahrlich zum Haareraufen sind die Methoden der Pflege und Fürsorge, der Verschönerung und Veränderung dieser 110 000 Hornfäden auf unserem Haupt.

Unser haariges Problem besteht zu Recht. Denn so, wie unsere Haare aussehen, so fühlen wir uns, so ist unsere Gemütsverfassung, und so ist unser gesundheitliches Befinden. Eine Katze mit schönem, glänzendem Fell ist gesund. Das gleiche gilt für den Menschen.

Nur haben wir den Vorteil, mit Hilfe der Kosmetik ein gesundes »Fell« vorzutäuschen, wo in Wahrheit struppige Borsten stehen würden. Wir wollen damit signalisieren: Seht her, mir geht es gut.

Ändert sich unser Gemütszustand, zum Beispiel wenn wir uns verlieben, so werden wir meist auch die Frisur und den Zustand der Haare ändern. Sicher wird die Frisur frischer, peppiger, jünger aus-

---

[12] Es gibt natürlich weit mehr Antioxidantien, als die von mir erwähnten. Auf dem Markt sind inzwischen einige gute Präparate, die durchaus empfehlenswert sind. Lassen Sie sich von Ihrem Apotheker beraten.

sehen, die Haare werden glänzend und geschmeidig sein – entsprechend unserem Befinden. Und wir wollen dem Partner schließlich gefallen. Also tun wir auch etwas dafür.

Das andere Extrem kennen wir auch. Wenn wir krank sind, hält keine Frisur, fühlen wir uns nicht beachtet, allein gelassen, wertlos, sind die Haare stumpf und glanzlos – wiederum entsprechend unserem Befinden.

Die Symbolik der Frisur

Auch zeigen wir mit unserer Haartracht, zu welcher sozialen Gruppe wir gehören. Wir signalisieren damit auch unser Verhältnis zur Sexualität, wie es die Wissenschaftlerin Rita Freeman[13] formulierte: Unsere Haare sind soziale Organe.

Eine Dame mit streng nach hinten gesteckten Haaren strahlt herzlich wenig sexuelle Energie aus. Auf der anderen Seite sind lange, offene Haare ein Symbol der Weiblichkeit und haben eine ungemeine sexuelle Anziehungskraft.

Verstärkt wird dies durch erotische Gesten wie: sich mit den Fingern durch die Haare fahren, die Haare keß nach hinten werfen (mit dem entsprechenden Augenaufschlag) oder demonstrativ die Haare von der Haarspange befreien, damit sie sanft über die Schultern fallen. Sehr viele Verführungsszenen in Kino und Fernsehen beginnen mit dem Öffnen der Haare. Es gibt wohl keine einzige erotische Szene, bei der die Haare streng zusammengehalten werden. Der Grund hierfür ist ganz eindeutig: Weit mehr als die Hälfte aller Männer wünschen sich lange Haare auf Frauenhäuptern.

Bei Frauen betonen dichte, lange Haare die Weiblichkeit. Bei Männern sind sie ein Symbol für Potenz, Kraft und Stärke. Dichtes, kräftiges, halblanges Haar, vielleicht noch mit ein paar dezenten Locken – das wirkt auch auf Frauen – mehr als die Hälfte finden Männer mit solchen Frisuren erotisch.

In der Bibel ist die Erzählung von Samson und Delila zu finden. Samson war unbesiegbar, niemand konnte es mit ihm aufnehmen. Da sandten sie ihm die Hure Delila. Sie umgarnte ihn und konnte ihm schließlich sein Geheimnis entlocken: Seine Kraft und Stärke

---

[13] Siehe GEO-Magazin, Ausgabe 4/1991, Seite 12 ff.

lag in seinem dichten, lockigen, halblangen Haar. Delila hat ihm daraufhin im Schlaf seinen starken Schopf abgeschnitten und ihn somit all seiner Kraft beraubt.

Noch bis zum Mittelalter waren lange, volle Haare ein Zeichen von Freiheit. Den Sklaven und Gefangenen wurde der Kopf kahlgeschoren – symbolisch (und für alle sichtbar) waren sie somit ihrer Ehre und Würde beraubt.

Die meisten von uns entscheiden sich für eine bestimmte Frisur, ohne daß ihnen bewußt wäre, was sie damit signalisieren. Die Frisurenmode jedes einzelnen ist jedoch ein offenes Buch seiner Lebenshaltung. Er gibt damit zu erkennen, zu welcher sozialen Gruppe er gehört oder gerne gehören möchte.

Wie wir wissen, betonen lange Haare die Weiblichkeit. Dem Träger oder der Trägerin werden klassisch weibliche Wesenszüge zugeschrieben: behütend, gefühlvoll, einfühlsam, friedlich, der Natur verbunden. Die Hippies zeigten mit der Idealisierung der langen Haare genau diese Einstellung. Sie waren die Begründer der Friedensbewegungen, der Völkerverständigung und der Naturschützer. Insbesondere die Männer unter den Hippies trugen lange Haare, um diese weiblichen Züge zu unterstreichen.

Je länger die Haarpracht, um so weiblicher, naturverbundener und vor allem erdverbundener ist der Träger. Auch die Erde gilt als weibliches Symbol. Die Naturvölker in den nördlichen Breiten trugen fast ausnahmslos lange Haare: die Wikinger, die Kelten und in Nordamerika die Indianer. Ist es verwunderlich, daß diese Menschen die Natur, ihre Erde und die Geschöpfe achteten und ehrten? Und ist es nur Zufall, daß, je kürzer die Haare wurden, wir uns um so mehr vom Natürlichen entfernt haben?

Sämtliche Helden aus den alten Mythen und Sagen hatten lange, volle Haare, ebenso die Prinzen und die Helden in den Märchen. Alle Maler haben, bewußt oder unbewußt, diese Figuren stets mit üppiger Mähne dargestellt. Der Prinz, der Dornröschen mit einem Kuß erlöst, mit kurzgeschorenem Bürstenschnitt? Undenkbar.

Sogar in den Gerichtssälen, die auch heute noch vor allem von männlichen Richtern, Staatsanwälten und Rechtsanwälten besetzt sind, hielt die Weiblichkeit mit den wallenden, barocken Perücken Einzug. Früher wurde damit das Gefühl verbunden, gerechter urteilen zu können, wenn die weiblichen, weichen und verzeihenden

Einflüsse, für die die Perücke symbolisch war, auch vorhanden waren.

Die Kelten bespritzten ihre dichten, rotblonden Haare vor kriegerischen Auseinandersetzungen mit Kalkwasser. Das wirkte wie ein modernes Styling-Gel, denn die Haare konnte man dadurch richtig aufstellen – noch ein wenig toupiert, und schon sah man furchterregend aus. Wer solch einen Schopf trug, der mußte stark sein und Mut und Kraft haben.

Auch wurde allerlei Zauber mit den Haaren betrieben. Vom Geliebten oder von der Geliebten eine Locke zu besitzen war ein wahrer Schatz. Wer im Besitz von Haaren oder Nägeln eines anderen war, konnte ihn so verzaubern – im Guten wie im Schlechten.

Schon die Steinzeitmenschen kannten Haarschmuck, und heute gibt es eine riesige Auswahl an Bändern, Klammern, Nadeln und Schleifen, um unseren Haarschopf zu verschönern.

Kommen zu langem, wallenden Haar auch noch Locken, dann ist das Bild des Weiblichen perfekt: Locken wirken zärtlich, verspielt, weich und unschuldig. Und diese Eigenschaften überträgt man, auf den ersten Eindruck, auch auf den Besitzer der Pracht. Unschuldig wirken Locken deshalb, weil sie normalerweise nur bei Kindern vorkommen. Je älter wir werden, um so mehr glättet sich das Haar. Nur wenige Menschen besitzen echte Locken bis ins Alter. Beim Erwachsenen ist es mehr krauses als lockiges Haar. Dem kleinen Kind mit seinen verspielten Löckchen unterstellt man nichts Böswilliges. Sie sind die Unschuld in Person. Auch auf Gemälden sind sämtliche Engel mit lockiger Haarpracht dargestellt – schließlich sind sie rein von Schuld.

Im deutschen Sprachschatz gibt es einige treffende Redewendungen, die auf einem Vergleich mit Haaren basieren: Wenn wir etwas Furchtbares sehen, dann stehen uns die Haare zu Berge (Abwehrhaltung, Aggression). Es kann auch sein, daß wir uns gegen irgend etwas *sträuben,* oder es geht uns etwas *gegen den Strich.* Auch hier wird Bezug auf die Haare genommen.

Die Haarfarbe

Ob wir blondes oder schwarzes Haar haben, dafür ist das Melanin verantwortlich. Es scheint, als wären die wenigsten Menschen mit ihrer natürlichen Haarfarbe zufrieden, denn der Verkauf von Haarfärbemitteln boomt. Die meisten Frauen färben sich ihre Haare heller als der natürliche Grundton. In letzter Zeit geraten zudem verschiedene Rottöne in Mode.

Die Entscheidung, sich die Haare färben zu lassen, und die Wahl des Farbtones haben meist einen unbewußten psychologischen Hintergrund.

Jeder Haarfarbe werden verschiedene Eigenschaften zugeschrieben. Es bleibt hierbei jedem selbst überlassen, zu prüfen, inwieweit er dem folgenden für sich persönlich zustimmen kann.

Warum sind wir so erpicht auf blondes Haar? Wieso mögen Männer blonde Mähnen?

Lediglich Kinder besitzen natürlich blondes Haar. Zwischen dem achten und 16. Lebensjahr nimmt die Pigmentierung beim Menschen zu, und wir werden langsam, aber sicher dunkler. So ein kleines, blondes, vielleicht auch noch lockiges Mädchen ist ja nun wirklich entzückend. Indem Frauen sich die Haare blond färben oder strähnen, geben sie unbewußt das Versprechen, immer ein kleines, braves Mädchen bleiben zu wollen.

Menschen mit natürlich rotem Haar waren schon immer etwas Besonderes. Sie hatten etwas Faszinierendes, fast ein wenig Unheimliches an sich. Man schrieb ihnen ein magisches Wissen zu, einen Einblick in mystische Dinge. Man fühlte sich von ihnen angezogen und hatte gleichzeitig Angst vor ihnen. Irgend etwas Unbeschreibliches lag und liegt über diesen Menschen. Sie sind empfindlicher und feinfühliger als andere, was schon auf der Ebene der Allergien sichtbar wird. Menschen mit roten Haaren sind häufiger allergisch. Doch diese empfindlichen, feinfühligen Züge sind auch auf andere Weise spürbar. Früher schrieb man ihnen magische Kräfte zu – was im Mittelalter ihr Todesurteil war. Noch heute werden Hexen mit roten Haaren dargestellt. Zu alledem sagte man den rothaarigen Hexen auch noch eine zügellose sexuelle Leidenschaft nach. Sehr selten färbt man sich heutzutage die Haare richtig feuerrot – dezentere Rottöne sind eher gefragt. Sie stehen für das Besondere, für das Mystische sowie für die körperliche Leidenschaft.

Schwarz gefärbte Haare vermitteln einen südländischen Eindruck. Sie suggerieren eine temperamentvolle, rassige Erscheinung und stellen eine Verbindung her zur Lebensfreude der Zigeuner.

Knallgrüne, orange oder lila Haare sind meist verbunden mit extremen Frisuren. Man möchte zeigen, daß man anders ist als all die Leute um einen herum. Meist sind diese auflehnenden, aggressiven Haarmoden eine vorübergehende Erscheinung. Nicht selten schocken Teenager damit ihre Eltern, ihre Lehrer, den Pfarrer oder die Großeltern. Je entsetzter die entsprechende Reaktion, um so größer der beabsichtigte »Erfolg«.

Das Ergrauen

Färben wir unsere Haare in der Jugendzeit, so geschieht dies oft aus Lust und Laune, und um die eine oder andere Einstellung preiszugeben und eine bestimmte Lebenshaltung zu signalisieren. Ab 35 Jahren dient die Farbe auf dem Haar vor allem dazu, die ersten grauen Härchen und damit das Älter- und Weiserwerden zu vertuschen.

Haben wir einmal mit Färben begonnen, dann fällt es uns mit zunehmendem Alter immer schwerer, damit aufzuhören. Denn immer mehr weiße Haare haben sich eingeschlichen – und würden wir die Farbe weglassen, wären wir mit einem Schlag uralt: nämlich schneeweiß. Mit unserer künstlichen optischen Täuschung haben wir den natürlichen langsamen Übergang zum weißen Haarschopf vertuscht.

Doch nicht nur unsere Haare werden grau, sondern auf der Stirn und um die Augen zeigen sich auch immer mehr Falten. Zu diesen »Furchen der Lebenserfahrung und Weisheit« paßt der schwarz oder braun gefärbte Haarschopf nicht mehr. Jeder will alt werden, aber niemand will alt sein. Die gefärbten Haare vermitteln wenigstens rein optisch ein kleines Stück jugendlicher Frische.

Haben sich die Menschen mit dem Alterungsprozeß angefreundet und stehen sie zu ihren weißen Haaren und ihren Falten, dann ist ihnen ein Stück Lebensfreude zurückgegeben. Denn der Konkurrenzkampf der Jugend um Schönheit und Status liegt weit hinter ihnen.[14]

Entgegen dem Sprachgebrauch sind die Haare nicht grau, sondern weiß. Da sie neben normalgefärbten Haaren stehen, wirken sie jedoch grau.

Wir wissen bereits, daß in der Haarwurzel die Melanozyten sitzen, die dem Haar mit ihren Pigmenten, dem Melanin, die Farbe geben. Die Melanozyten werden durch ein bestimmtes Enzym erst zur Produktion des Melanins angeregt. Im Lauf des Lebens erlischt die Enzymaktivität in der Haarwurzel, und die »arbeitslosen« Melanozyten verkümmern und verschwinden schließlich ganz. Wächst dann nach einer Ruhepause wieder ein Haar, so hat dies keine Farbe mehr: es ist weiß. Dieser Prozeß zieht sich über Jahre hin. Eine Faustregel besagt, daß mit 50 Jahren bei 50 Prozent der Bevölkerung die Haare zu 50 Prozent weiß sind.

Wie schnell oder langsam die Enzymaktivität aufhört, wird in gewissem Maß auch vererbt. Kummer, Sorgen, Schicksalsschläge und Probleme lassen die Haare vermeintlich schneller ergrauen. Das ist nicht nur negativ zu werten. Probleme und Sorgen machen durch ihre Bewältigung auch reifer und wei(ß)ser – was ja ebenfalls durch die grauen Haare symbolisiert wird.

Der Haarausfall

Eigentlich wäre es in der heutigen Zeit, in der wir uns nur noch in temperierter Umgebung aufhalten oder dick eingemummt spazierengehen, gleichgültig, ob die paar Härchen auf dem Haupt sitzen, oder ob wir sie verlieren.[15]

Aber die Tatsache, daß uns die Haare ausfallen, versetzt uns in Panik. Die Hauptsache wird zur Hauptsache, denn unbewußt meldet sich die Angst davor, als Frau die Weiblichkeit und Erotik zu verlieren, als Mann Potenz, Kraft und Stärke. Wie schwer uns ein

---

[14] Siehe dazu auch: *R. Dahlke,* »Lebenskrisen als Entwicklungschancen«.

[15] Vergleichen wir die Erdkruste mit unserer Haut und die Bäume mit unseren Haaren, so fällt auf, daß die Wälder unserer Erde in gleichem Maße schwinden wie unsere Haare. In keiner Epoche gab es so viele kahle Köpfe und so dünnes, krankes Haar wie heute, und noch nie haben wir soviel Raubbau mit den Tropenwäldern betrieben, noch nie waren die Bäume so krank und schwach.

Haarverlust zusetzt, zeigen Aussagen von Tumorpatienten, die den Haarausfall nach der Chemotherapie als subjektiv schlimmste Nebenwirkung empfanden, obwohl die körperlichen Folgen doch weit schlimmer sind.

Die Vermutung, daß man an Haarausfall leidet, muß man erst einmal mit mühsamer Kleinarbeit nachprüfen. 60–80 Haare täglich verlieren wir ohnehin; sind es mehr als 100 Haare pro Tag, handelt es sich um einen wirklichen, möglicherweise aber auch nur vorübergehenden Haarausfall. Der häufigste medizinische Grund für den Ausfall der Haare ist die genetisch bedingte, also vererbte Veranlagung zu schütterem Haar. Zudem benötigen wir evolutionsbedingt immer weniger Haare.

Vor inneren Erkrankungen stehen die äußeren Einflüsse an erster Stelle der Ursachen für Haarausfall. Es sind die sogenannten physikalischen Ursachen: das aggressive Shampoo, das giftige Haargel, die chemische Dauerwelle, die künstliche Haarfarbe, der heiße Fönwind oder der klebrige Haarlack. Unabhängig von weiteren Ursachen bessert sich erfahrungsgemäß der Haarausfall wesentlich, wenn verträgliche Haarpflegemittel verwendet werden. Da jeder auf die entsprechenden Bestandteile individuell reagiert, kann hierfür keine allgemeine Empfehlung gegeben werden. Eine persönliche alternative Testung kann die nötige Entscheidungshilfe geben (siehe »Die Kinesiologie«, Seite 92).

Eine bestehende Erkrankung der Kopfhaut wird oft von Haarausfall begleitet. Ist die Kopfhaut wieder gesund, wachsen in der Regel auch die Haare wieder nach. Fallen bei Frauen die Haare aus, so forscht man nach einer eventuellen hormonellen Ursache. Durch eine Blutuntersuchung kann man feststellen, ob die Betroffene vielleicht zu viele männliche Hormone produziert. Dazu muß ich ergänzend erklären, daß jede Frau in geringen Mengen männliche Hormone produziert, so wie jeder Mann in geringem Maße auch weibliche Hormone. Ist dem so, muß zur Heilung des Haarausfalls die hormonelle Ursache beseitigt werden.

Oft läßt sich der hormonell bedingte Haarausfall bei der Frau durch die Gabe von Hormonen dämpfen, was allerdings nicht nebenwirkungsfrei ist. Sinnvoll ist diese Therapie als Übergangslösung.

Produziert ein Mann zu viele männliche Hormone (Androgene), so ist die Therapie schwieriger, da jede Unterdrückung der Hormone gravierende Nebenwirkungen wie Impotenz, Brustwachstum oder Verminderung der Barthaare zur Folge hätte. Man kann jedoch mit verschiedenen naturheilkundlichen Therapiemethoden versuchen, das Hormongeschehen wieder ins Gleichgewicht zu bringen.

Betrachten wir die Symbolik des Haarausfalls beim Mann, so finden wir treffende Vergleiche: Der kahle Kopf ebnet sich sein Feld von der Stirn nach hinten. Die Seitenpartien bleiben meist erhalten, während bei der Frau sämtliche Haare am Kopf ausfallen.

Es stellt sich die Frage, ob die Männer etwas Besonderes auszeichnet, wenn sie die Haare gerade dort verlieren.

Im Frontalhirn, also im Bereich der Stirn bis knapp Kopfmitte, befindet sich bei den Menschen ein Großteil des psychisch formenden Gehirns. Dort wird unser Charakter geprägt, unsere psychische Verfassung und ein Teil des Intellekts. Dort wird gedacht und geplant. Wir klopfen uns auch auf die Stirn, wenn uns etwas nicht einfällt oder wir einen logischen Zusammenhang nicht verstehen.

Als männliche Qualitäten werden im allgemeinen das logische, rationale Denken genannt. Und so wundert es nicht, daß sich gerade über dieser »Denkerstirn« das Haupthaar lichtet und sich die »Geheimratsecken« weiter ausbreiten.

Wir sind recht »hell auf der Platte«, unsere Intelligenz, unser Wissen ist sichtbar präsent. Es scheint so, daß in der heutigen Zeit diese Fähigkeit zu logischem und rationalem Denken vorrangig ist im Verhältnis zur ursprünglichen Symbolik des männlichen Haupthaares, nämlich Kraft und Stärke. Kraft und Stärke werden nicht mehr an körperlichen, sondern an geistigen Leistungen gemessen.

Die Zentren der Aggressionshemmung unseres Gehirns liegen ebenfalls im Frontalhirn. Nach einem Unfall mit Kopfverletzungen in diesem Bereich kann es zu einer Enthemmung kommen und damit zu einer zügellosen, ungebremsten Aggression. Sehr deutlich spiegelt sich diese Tatsache im deutschen Volksmund wider, wenn einer »jemandem die Stirn bietet«, womit eine angriffslustige, aggressive Herausforderung gemeint ist. Der Umgang mit und der Abbau der Aggression hat sich im Laufe der Evolution von einer körperlichen auf eine geistige Ebene verlagert.

Heute schickt es sich weniger, mit dem Gegner auf dem Boden zu raufen, statt dessen sind wir um eine intellektuelle Auseinandersetzung bemüht. Nur selten sind wir noch in der Lage, jemandem im eigentlichen Sinn des Wortes die Stirn zu bieten.

Bei der Auseinandersetzung mit dem seelischen Hintergrund der Glatzenbildung ist vor allem die rechtzeitige und bestimmte Auseinandersetzung mit dem »Gegner« wichtig. Die Haarpracht als ein Zeichen von Weiblichkeit fordert auf, sich den gefühlvollen, verzeihenden und einfühlsamen Seiten im männlichen Wesen mehr anzunehmen, stärker zu werden im Schwachsein. Auch Mut, Kraft und Stärke lassen sich auf vielen Ebenen beweisen, und das Gefühl von Freiheit und Abenteuer gibt es nicht nur auf Dschungeltouren.

Während oder nach Infektionskrankheiten, wie zum Beispiel einer schweren Grippe, fallen ebenfalls vermehrt Haare aus. Dieser Verlust wird normalerweise innerhalb kürzester Zeit ausgeglichen.

Problematischer wird es bei chemischen Ursachen; beispielsweise sind Insektenvernichtungsmittel Förderer des Haarausfalls, aber auch viele andere Chemikalien. Sollten Sie vermehrt mit chemischen Stoffen in Berührung gekommen sein, so unterrichten Sie davon in jedem Fall Ihren Therapeuten.

Nach der Schwangerschaft oder nach dem Absetzen der Pille kommt es bei vielen Frauen zu scheinbar vermehrtem Haarausfall. Das ist jedoch eine Täuschung, denn die Situation während der Schwangerschaft oder während der Zeit der Pilleneinnahme verzögert den Haarausfall. Ist das Kind geboren oder wird die Pille abgesetzt, fallen neben den normalerweise 60 bis 80 Stück täglich auch all diejenigen Haare aus, die wir natürlicherweise während dieser Zeit verloren hätten. Meistens reguliert sich der Haarausfall nach einer gewissen Zeit von selbst wieder.

Unabhängig von körperlichen Ursachen spiegelt auch der weibliche Haarausfall seelische Probleme wider. Die Haare der Frau sind ein Sinnbild der Sinne: Bei der Suche nach den seelischen Ursachen stellt sich hier oft die Frage nach der gelebten beziehungsweise nicht gelebten Erotik und Weiblichkeit. Nach meiner Erfahrung sind auffallend oft Frauen betroffen, die alleine leben, auch wenn sie dies bewußt und gerne tun. Aber Gefühle der Liebe, der Zuneigung, das Bedürfnis, zu berühren und berührt zu werden, und das erotische, reizvolle Spiel, jemanden zu verführen, werden vernachlässigt.

Unterstützend bei jeglichem Haarausfall und den entsprechenden Therapien ist grundsätzlich eine Entgiftung, da die Meridiane der Blase und Galle – unserer großen Entgifter – über den Kopf laufen (siehe dazu Kapitel »Die Entgiftung«, Seite 221).

Eine einseitige Ernährung ist sicherlich in einigen Fällen ein weiterer Grund für Haarausfall. Das läßt sich durch ausgewogene, gesunde Ernährung am einfachsten beheben.

Streß und Rauchen fördern die Minderdurchblutung der Haut und somit auch des Haarschafts. Eine Minderdurchblutung bedeutet auch eine Minderversorgung. Wie soll etwas wachsen und gedeihen, wenn es nicht genügend ernährt wird? Bei einer mangelnden Ernährung ist somit das Wachstum der Haare eingeschränkt.

Seit Hunderten von Jahren wird fieberhaft nach einem Mittel gesucht, das den Haarwuchs fördert. Es gibt jedoch lediglich einige Mittel, die den Haarausfall verzögern, aber nicht verhindern können.

Haut- und Haarkrankheiten sind ein individuelles Problem, für das es an dieser Stelle keine Patentrezepte geben kann. Der eine oder andere Hinweis mag Ihnen helfen, zu gesünderer Haut und gesünderem Haar zu gelangen. Die eine oder andere Hintergrundinformation kann zu einem besseren Verständnis Ihrer Haut- und Haarprobleme führen.

Fettende Haare

Wie stark unsere Haare fetten, ist abhängig von der Aktivität unserer Talgdrüsen: Auf der Kopfhaut haben wir bis zu 800 Talgdrüsen pro Quadratzentimeter, am Bein nur etwa 50 Talgdrüsen pro Quadratzentimeter. Der Grad der Aktivität der Talgdrüsen ist vererbt. Es gibt allerdings Möglichkeiten, diese meist im negativen Sinn zu beeinflussen.

Wer an fetten Haaren leidet, wird versucht sein, sie ständig zu waschen. Dadurch trocknet die Kopfhaut vorübergehend aus. Unsere Talgdrüsen, die eh um ein fettiges Milieu bemüht sind, gehen sofort daran, dieses trockene Klima zu beseitigen, und produzieren um so mehr Talg. Die Folge ist, daß die Abstände, in denen die Haare schon wieder fettig wirken, immer kürzer werden. Auch ein falsches, zu stark austrocknendes Haarshampoo kann die Talgdrüsen durch seine Wirkung erst recht aktivieren. Leider enthalten die meisten Shampoos gegen fettiges Haar gerade austrocknende Stoffe. Versuchen Sie, wenigstens zwischendurch, an »ereignisfreien« Wochenenden Ihre Haare nicht zu waschen. Dies ist eine Möglichkeit, die Talgdrüsen von dem Streß zu befreien, die durch das Waschen ständig trockene Kopfhaut wieder einzufetten.

In der Naturheilkunde gibt es homöopathische Mittel, die eine natürlich vermehrte Talgdrüsenproduktion etwas dämpfen können. Homöopathische Mittel werden jedoch nur individuell gegeben, eine pauschale Empfehlung ist daher nicht möglich.

Trockene Haare

Bei trockenen Haaren ist das Problem umgekehrt. Die Talgdrüsen produzieren zu wenig Fett, zudem macht häufiges Waschen die Haare nur noch spröder. Die Wahl des richtigen Shampoos und eine seltene Haarwäsche sind die Grundvoraussetzungen für die Behandlung der trockenen Haare. Homöopathische Mittel können ebenfalls Hilfe geben. Die bekannten hundert Bürstenstriche täglich fördern die Durchblutung der Kopfhaut bei trockenem Haar und damit auch die Talgdrüsenproduktion. Versuchen Sie es einfach mal.

Schuppen

Schuppen bedeuten, daß der Körper etwas abstoßen möchte. Er erhöht die Zahl der nachwachsenden Hautzellen der Epidermis, damit mit den oberflächlich abschilfernden Zellen auch das für ihn giftige oder zumindest belastende Material mit abfällt. Ist die restliche Haut gesund, und befinden sich die Schuppen nur am Kopf, so liegt der Verdacht nahe, daß eines der Haarpflegeprodukte der Auslöser ist. Wir wissen ja, daß eine Allergie erst nach langer Zeit auftreten kann. Es besagt also nichts, wenn Sie das Shampoo schon mehrere Jahre benutzen.

Ferner laufen über den Kopf, wie schon erwähnt, die Blasen- und Gallenmeridiane. Alkoholkarenz und tägliche Flüssigkeitsmengen von rund zwei Litern (möglichst Wasser) unterstützen den Heilungsprozeß. Wenn Sie an Schuppen leiden, sollten Sie, wenn möglich , das Haarewaschen an den Tagen des Monats, an denen der Mond im Tierkreiszeichen Fische steht, vermeiden.

Haarpflege

Waschen Sie Ihre Haare mit dem für Sie passenden Shampoo, das Sie mit Hilfe des kinesiologischen Tests gefunden haben. Prinzipiell gilt, daß ein Shampoo möglichst mild sein sollte. Spülen Sie Shampooreste sorgfältig aus dem Haar. Rückstände können sich unter der Haarmatte lange auf der Kopfhaut halten und ihre chemische Wirkung entfalten. Jedes noch so verträgliche Shampoo wirkt um so aggressiver gegen die Haut, je länger es auf ihr haftenbleibt.

Zudem ist zu beachten, daß jede künstliche Veränderung am Haar wie Dauerwelle oder Färben belastend wirkt.

Haut und Sonne

Die Sonne ist unser Lebensspender. Nichts würde ohne sie wachsen, alles wäre dunkel und kalt. Welch eine Stimmung, wenn Sie morgens aus dem Fenster sehen, und der Himmel ist blau! Ein schöner, sonniger Tag liegt vor Ihnen. Und egal, ob Sie arbeiten oder frei haben, Sie sind besserer Laune als bei Regenwetter. Sie haben einen ganz anderen Tatendrang, vielleicht fangen Sie auch an zu singen. Welch eine Veränderung, wenn die Sonne scheint!

Jedes Lebewesen auf der Erde reagiert auf Sonnenstrahlen: Die Blumen öffnen ihre Blüten, die Tiere werden aktiv, und auch wir Menschen blühen auf.

Dieses Verhalten liegt an einer kleinen Drüse im Gehirn, der Epiphyse. Sie reagiert auf Helligkeit, also besonders auf Sonnenlicht, und gibt Signale an den übrigen Körper weiter, die in uns den Tatendrang wecken, ja sogar die Stimmung aufhellen können.

Die Sonne als das Beste, was wir haben? In gewisser Weise ist dies mit Ja zu beantworten, es fragt sich nur, wie wir damit umgehen. In Mitteleuropa hat sich eine starke Vorliebe für das »Bad in der Sonne« durchgesetzt. Der größte Wunsch zu Beginn des dreiwöchigen Urlaubs ist, dauernd Sonne zu haben. Während die überwiegende Zahl der Bevölkerung die Sonne scheinen lassen möchte, sind es nur wenige, darunter die Bauern, die sich auch einmal Regen erhoffen. Ob der Urlaub gut oder schlecht war, wird überwiegend nach der Zahl der Sonnentage beurteilt – und nach dem Braunton der Haut. Kommt jemand blaß aus dem Urlaub zurück, wird erheblich am jeweiligen Erholungswert gezweifelt.

Viele Menschen reisen im Winter oder in einem verregneten Sommer in den sonnigen Süden. Raus aus zehn Grad minus und dem nur acht Stunden hellen Tag, rein in 40 Grad Hitze, 80 Prozent Luftfeuchtigkeit und zwölf Stunden strahlende Sonne – innerhalb von nur sechs oder acht Stunden Flug. Unsere Epiphyse wird sich wundern! Plötzlich ist Sommer mitten im Winter. Hinzu kommt die rasante Zeitumstellung. Jetzt brennt dem Besitzer der Epiphyse doch tatsächlich nachts um zwölf Uhr die Tropensonne auf die Haut.

Noch vor hundertfünfzig Jahren hätten wir uns unserer braunen Haut geschämt. Schließlich waren nur die armen Leute und die Bauern braun, die sich ihren Lebensunterhalt mit harter Arbeit auf dem Feld verdienen mußten. Die höhere Gesellschaftsschicht schützte sich vor der Sonne mit großen Hüten und Sonnenschirmchen, die Damen zogen sogar Handschuhe über, damit sich die Hände nicht bräunten. Je blasser, um so adliger. Den gänzlich verblaßten Adeligen schienen die blauen Venen durch die Haut. Somit war die Legende vom blauen Blut geboren. Blaublütige sind also nichts anderes als blasse Adlige.

Die Bauern auf dem Feld hatten ebenfalls Strohhüte auf, sie trugen lange Schürzen oder Hosen – nicht um sich eine blasse Haut zu erhalten, sondern um sich vor den negativen Folgen der Sonnenbestrahlung zu schützen. Sie waren den ganzen Tag draußen, Sonnenschutzmittel gab es nicht. Und wer sich einen Sonnenbrand zugezogen hatte, der mußte am nächsten Tag trotz alledem arbeiten. Und das war nicht angenehm.

Heute gilt als sportlicher, gesunder Mensch, wer braun ist. Braune Haut ist begehrenswert, sie wirkt erotisch. Damit wir diese Attribute zur Schau tragen können, quälen wir uns an der Sonne. Zu unserem Ärgernis verschwindet der braune Traum wieder, wenn wir nach dem Urlaub den ganzen Tag bei Neonlicht arbeiten. Spätestens 28 Tage nach dem letzten Sonnenbad ist die Haut wieder weiß, denn dann hat sie sich runderneuert (siehe auch Kapitel »Die Hautoberfläche«, Seite 59).

Auswirkungen der Sonne

Betrachten wir die biologischen Vorgänge des Bräunens der Haut genauer:

Noch bevor die Haut durch die Sonnenbestrahlung eine Spur brauner wird als vorher, fühlen wir uns erst einmal schlapp. Das liegt daran, daß durch die Sonneneinstrahlung unser Körper wärmer wird, vor allem die Haut. Der Körper versucht nun, Wärme abzugeben, indem die Blutgefäße der Haut erweitert werden. Dauert die Sonneneinstrahlung an, so werden die Blutgefäße immer weiter: Es wird mehr Blut antransportiert, aber auch um so mehr Flüssigkeit gelangt über die Kapillaren ins Gewebe. Die Lymphe hinkt mit dem Auffangen dieser Flüssigkeit hinterher, und so bekommen wir dicke Arme und Beine, sogenannte Ödeme. Lassen wir uns die Sonne nicht nur auf den kaum mehr vorhandenen Pelz brennen, sondern auch noch auf den Kopf, dann erweitern sich die Blutgefäße auf der Kopfhaut und im Gehirn. Und hier tritt ebenso vermehrt Flüssigkeit aus. Im Kopf allerdings gibt nichts nach, denn die Schädeldecke ist hart. Somit wird der Druck der Flüssigkeit auf das Gehirn immer größer, wir bekommen Kopfschmerzen und erleiden im schlimmsten Fall einen Hitzschlag. Der unangenehme Schwindel beim Aufstehen kommt daher, daß sich der größte Teil der Blutmenge in der Haut befindet. Wenn wir jetzt aufstehen, dann ist momentan zu wenig Blut für das Gehirn vorhanden und damit auch für das Gleichgewichtsorgan: Es ist uns schwindlig. Zu diesem Schwindel gesellt sich häufig Übelkeit.

Aber das sind nur die lästigen Randerscheinungen, die beim Bräunen auftreten. Das eigentliche hektische Treiben bekommen wir überhaupt nicht zu spüren, denn es findet in der Haut statt.

Durch Sonneneinstrahlung werden verschiedene Reaktionen der Haut ausgelöst. Um den Körper vor schädlichen UV-Strahlen zu schützen, werden die Melanozyten stimuliert, denn das Enzym, das die Melanozyten »anfeuert«, reagiert auf Sonnenlicht.

Die Melanozyten spucken also vermehrt ihre färbenden Pigmentkügelchen aus, die dann zusammen mit den Hautzellen an die

Oberfläche transportiert werden. Je mehr Pigmentkügelchen, um so brauner die Haut.

Der Haut selbst ist es völlig egal, ob sie braun oder blaß ist. Eine tiefe Bräune ist eher ein Zeichen für ständigen Streß. Schließlich will die Haut mit ihren pigmentierten Hautschuppen ein weiteres Eindringen von Sonnenstrahlen verhindern. Und so lange die übermäßige Sonnenbestrahlung anhält, so lange hält auch die außerordentliche und übermäßige Produktion der Melanozyten an.

Gleichzeitig wird die Epidermisschicht, also die Hornhaut, verdickt. Das geht nur ganz langsam vor sich und wirkt erst nach einigen Wochen. Dringen die UV-Strahlen in tiefere Hautschichten vor, so reagiert auch das Collagen. Es bildet mehr Quervernetzungen, und dadurch wird die Haut weniger elastisch und wirft schneller Falten. Auch dieser Prozeß ist langwierig, die Folgen sind erst nach Jahren sichtbar.

Wenn wir mit der natürlichen Winterblässe in der prallen Sonne liegen, lösen wir in unserer Haut eine Art Katastrophenalarm aus. Sie hat noch keine pigmentierten Hautschuppen hergestellt, die Haut ist weich und dünn – die schädlichen Teile der Sonnenstrahlung treffen uns mit voller Wucht.

Warum sind Lichtschäden so gravierend, und warum betreibt unsere Haut einen so großen Aufwand, um sie zu vermeiden?

Erstens schützt die Haut damit den Körper vor Überwärmung, indem sie die UV-Strahlung nicht tiefer eindringen läßt. Zweitens können die schädlichen Strahlen in unseren Zellkernen sogenannte DNS-Fehler auslösen[16], meist während sich die Zelle teilt. Dann produzieren diese falsches Eiweiß – und aus den Ausführungen zur Immunologie wissen wir bereits, daß diese Zellen vernichtet werden müssen.

Das ist schon schlimm genug. Doch die eigentliche Gefahr liegt in der unkontrollierten Zellteilung. Es gibt Bereiche in jeder Körperzelle, die zuständig für die Zellteilung sind, also für die Vermehrung und das Wachstum. Werden diese Bereiche von UV-Strahlen getroffen, so *kann* es passieren, daß beispielsweise die Melanozyten unkontrollierbar zu wachsen anfangen. Unsere Körperabwehr bekommt dieses unkontrollierte Wachstum nicht mehr in den Griff,

[16] Siehe hierzu Anmerkung 1, Seite 253.

und so entsteht ein Melanom. Ein Melanom ist also eine unkontrollierte Vermehrung geschädigter Melanozyten. Diese Art von Hauttumor entsteht praktisch nur durch übermäßiges UV-Licht.

Je länger die Sonneneinstrahlung andauert, um so größer ist die Zahl der defekten Zellen. Unser Abwehrsystem ist bei der widernatürlich langen und intensiven Sonnenbestrahlung, wie wir sie betreiben, völlig überfordert: Die kaputten Zellen müssen unschädlich gemacht und abtransportiert werden.

Ist die Haut auch noch verbrannt, gibt es für den Aufräumdienst nur noch Sonderschichten. Die Zellteilung wird angeregt, damit frische Haut nachwächst. Auf diesen Dauerstreß reagiert die Haut mit Erschöpfung. Sie wird alt und faltig. Wie schnell dies geht, ist individuell unterschiedlich. Spätestens jetzt wirkt diese Bräune auch nicht mehr sportlich und jugendlich. Je länger und ausgiebiger die Sonnenbäder sind, um so früher entstehen Falten, und um so tiefer sind diese. Wobei unserer Haut die Falten völlig egal sind, Hauptsache sie konnte bei dem Dauerstreß und den vielen kaputten Zellen verhindern, daß sich bösartige Geschwülste bilden.

Hilft der ganze natürliche Schutzaufwand nicht, und ist unsere Haut verbrannt, dann ist gleichzeitig unser Schutzschild zerstört. Wir sind offen – im wahrsten Sinn des Wortes – für sämtliche ungeladenen Gäste. Die Haut ist ent*zündet*, sie brennt wie Feuer, sie ist verbrannt. Unser Schutzschild liegt in Schutt und Asche. Für das Abwehrsystem der Haut ist dies eine Katastrophe. Neben der beschleunigten Reparatur gilt es vor allem, sämtliche eingedrungenen Feinde schnellstmöglich zu vernichten.

Fatal wird es, wenn auf einen Sonnenbrand auch noch kräftig Sonnenschutzmittel aufgetragen werden, die mit ihren chemischen Bestandteilen das Abwehrsystem noch mehr in Verzweiflung bringen können.

Durch den Sonnenbrand entfällt die natürliche Schutzbarriere der Haut, so daß die chemischen Stoffe tiefer als gewöhnlich in die Haut eindringen können, und dort das ohnehin durch den Sonnenbrand überlastete Abwehrsystem zusätzlich fordern. Daher ist es besser, ein T-Shirt zu tragen und sich im Schatten aufzuhalten, als Chemie auf die verbrannte Haut zu geben und in der Sonne zu liegen.

Das Verhalten in der Sonne – Sonnenschutzmittel

Nach all den schrecklichen Darstellungen der Hautreaktionen auf Sonnenbestrahlung werden Sie sich vielleicht fragen, ob Sie künftig nur noch bei geschlossenen Rollos Urlaub machen sollten. Das wäre nicht richtig. Bei all den berechtigten Hinweisen und Forderungen, sich nicht zu lange dem Sonnenlicht auszusetzen, vergessen wir oft, daß die Sonne auch heilend wirkt. Viele Hautausschläge verschwinden durch ein Sonnenbad. Und wie bereits beschrieben, hellt das Sonnenlicht unsere Stimmung auf und weckt in uns die Lebensgeister. An sonnigen Tagen sind wir unternehmungslustig.

Für das Sonnenbad gilt: Die Dosis macht das Gift. Damit wir uns selbst ein Bild über das richtige Verhalten in der Sonne machen können, vergleichen wir das Verhalten der Tiere mit dem unseren.

Kein einziges Tier, nicht einmal die von der Außentemperatur abhängigen Reptilien, legen sich zwischen elf und 15 Uhr in die pralle Mittagssonne. Hier sucht sämtliches Getier Schatten oder zumindest Halbschatten. Sogar den Vögeln ist es zu warm, und sie zwitschern während dieser Zeit sehr wenig. Alles liegt faul herum, während in den frühen Vormittagsstunden und ab spätem Nachmittag alle Tiere aktiv werden und die schönen Tage sichtlich genießen.

Der Mensch als klassischer »Sonnenanbeter« achtet manchmal nicht auf die Tageszeit. Dann ölen oder cremen wir uns mit Sonnenschutzmitteln ein, die Lichtschutzfaktor 30 und höher ausweisen, um auch in der prallen Sonne liegen zu können. Wäre es nicht sinnvoller, einen geringeren Lichtschutzfaktor zu wählen und sich in den Schatten eines Baums zu legen?

Da sich die Aggression der Sonne durch die ständig dünner werdende Ozonschicht jedoch wesentlich verschärft hat, wäre der Rat, gänzlich auf Sonnenschutzmittel zu verzichten, nicht zu verantworten. Nun läßt sich allerdings darüber streiten, ob die Sonnenschutzmittel mit den verhältnismäßig hohen Lichtschutzfaktoren und Chemieanteilen die Haut nicht auch schädigen, wenn auch nicht in dem Maß wie die pralle Sonne.

Sonnenschutzmittel enthalten neben den UV-filternden Substanzen auch Emulgatoren, Konservierungsstoffe und Duftstoffe, einige davon sogar narkotisierende Lokalbetäubungsmittel, damit der Sonnenbrand gar nicht erst gespürt wird und man noch länger in der Sonne liegen bleiben kann. Erschwerend kommt hinzu, daß diese Stoffe aus den Sonnenschutzmitteln durch die Sonneneinstrahlung häufig verändert werden. Zusammen mit Licht und Luft können sogenannte Oxidationsprodukte entstehen, die für die Haut belastend sind.

Die Sonnenallergie

Unverträgliche Sonnenschutzmittel sind sicher einer der Hauptgründe für die ständig steigende Zahl der Sonnenallergiker. Um es ganz deutlich zu sagen: Eine Allergie gegen *Sonne* selbst gibt es nicht. Aber Sonne und Sonnenschutzmittel zusammen können eine allergische Hautreaktion provozieren. Ebenfalls zu den Auslösern der Sonnenallergien gehören einige Lebensmittel. Viele Patienten, die im Sommer an einer Sonnenallergie leiden, vertragen bestimmte Nahrungsmittel nicht. Während des ganzen Jahres bemerken sie nichts davon. Wenn sie sich allerdings intensiv der Sonne aussetzen, kommt es aufgrund der zusätzlichen Belastung der Haut zu einem allergischen Hautausschlag.

Wie wir im Kapitel »Die Allergie«, Seite 86, erfahren haben, hängt das Immunsystem des Darms mit dem der Haut zusammen. Wenn jemand eine Nahrungsmittelallergie hat, dann wird auch die Haut belastet, ohne daß es zu einer sichtbaren Reaktion kommen muß. Wenn nun aufgrund der ungewohnten, starken Sonneneinstrahlung die obersten Hautschichten angegriffen werden, kann diese Doppelbelastung zu einer sogenannten »Sonnenallergie« führen.

Sollte man auf Sonnenschutzmittel ganz verzichten? Nein. Die ersten Tage in der Frühlingssonne oder im Urlaub braucht die Haut zusätzlichen Schutz. Sind Sie dann schon etwas gebräunt, und verhalten Sie sich richtig, indem Sie pralle Sonne von elf bis 15 Uhr meiden und halbschattige Plätze bevorzugen, so können Sie den Verbrauch von Sonnenschutzmitteln etwas reduzieren – dunkelhaarige Menschen früher, blonde, hellhäutige Menschen später, Rothaarige überhaupt nicht.

Am besten, Sie testen ein für Sie passendes Sonnenschutzmittel mit Hilfe der im Kapitel »Kinesiologie« beschriebenen alternativen Testmethoden aus. Wenig belastende, jedoch nicht ganz chemiefreie Sonnenschutzmittel werden auch im Handel angeboten.

Einige Anhänger des braunen Teints greifen während der dunkleren Jahreszeit auch gerne zu Pillen, die von innen die Bräune fördern. Das bekannteste Mittel ist das sogenannte Beta-Karotin, wie es in der Karotte vorkommt. Der Nachteil einer solchen Anwendung ist ein eindeutiger Gelbstich in der Haut. Andere Selbstbräuner-Pillen sind in Deutschland inzwischen verboten – sicher nicht ohne Grund. Einer der Stoffe in Selbstbräuner-Pillen lagerte sich beispielsweise an der Netzhaut des Auges ab und führte zu Sehstörungen.

Dann gibt es die selbstbräunenden Cremes. Diese werden Gott sei Dank schon deshalb selten verkauft, weil sie voraussetzen, daß die Creme ganz exakt aufgetragen wird – nur die kleinste Unregelmäßigkeit ist schon zu sehen. Diese Selbstbräuner färben die obersten Hornschichten der Haut. Nach allem, was wir bisher über die Haut und ihr Immunsystem erfahren haben, ist klar, daß eine solche Färbung die Haut unnötigerweise belastet und zu allergischen Reaktionen führen kann.

Haut und Kosmetik

In unseren Pflege- und Schönheitsprodukten dürfen laut Gesetz nicht weniger als 6000 (!) verschiedene Stoffe enthalten sein. Davon zum Beispiel 3000 Duftstoffe, 1000 Lösungsmittel, 160 Farb- und Konservierungsstoffe, Fette, Verdickungsmittel und so weiter. Nach wie vor besteht in Deutschland keine Deklarationspflicht. Das heißt, die Hersteller sind nicht verpflichtet anzugeben, was sich im Kosmetikum befindet. Viele tun es inzwischen freiwillig, vor allem die Hersteller der sogenannten Naturkosmetik. Andere Firmen ziehen nach, doch steht dann häufig nur der Anteil der vermeintlich natürlichen Stoffe auf der Packung und die restlichen Stoffe werden verschwiegen.

In den vorangegangenen Kapiteln haben wir gesehen, wie die Haut reagiert, ja auf alles, was mit ihr in Berührung kommt, reagieren muß. Wir kennen die schlimme Wirkung der Suizidkommandos, wir erahnen zumindest die Vorgänge bei Allergien. Wir kennen den Streß der Haut und wissen, daß sie um so früher erschöpft, alt oder krank ist, je mehr ihr zugemutet wird.

Die Devise kann freilich nicht heißen: jegliche Kosmetik weglassen. Vielmehr ist es wichtig, nur so viel Pflegemittel und Kosmetika zu verwenden, wie unbedingt nötig, und von diesen dann so wenig wie möglich.

Das Wichtigste ist allemal, das passende Produkt zu finden. Der im Kapitel »Kinesiologie« (siehe Seite 92) beschriebene Test mag hierbei hilfreich sein.[17]

Wer sich näher über die spezifische Wirkung der einzelnen Bestandteile von Kosmetika auf die Haut informieren will, kann sich in der entsprechenden Fachliteratur (siehe Anhang) oder bei den Verbraucherverbänden erkundigen. Diese haben sehr gute Broschüren zu sämtlichen Themen der Körperpflege vorrätig.

Im folgenden habe ich mir Gedanken über unseren täglichen Umgang mit der Haut gemacht. Auch liegt mir viel daran, auf einige grundsätzliche Fehler in der Körperpflege hinzuweisen sowie die scheinbare Notwendigkeit der unzähligen Körperpflegeprodukte in Frage zu stellen.

Das tägliche Reinigungsritual

Zu Zeiten meiner Großmutter gab es einen »Ratgeber in gesunden und kranken Tagen«, von Dr. König. Darin weist dieser darauf hin, daß »im Interesse der Reinlichkeit häufige Waschungen des gesamten Körpers notwendig sind [...] Es geschieht bei uns in bezug auf die Reinlichkeit viel zu wenig [...] Die gründlichste Reinigung wird nur durch lauwarme (ca. 29 Grad warme) Vollbäder herbeigeführt, durch welche die auf der Haut befindliche Schmutzrinde mit den aufgequollenen Oberhautzellen besonders leicht entfernt wird, wenn dem Bade Seife zugesetzt war [...] Ein tägliches Bad kann jedoch entschieden nicht anempfohlen werden.«[18]

Was hätte Dr. König wohl zu unserer heutigen übertriebenen Reinlichkeit gesagt?

Betrachtet man die Werbung in den Medien, so könnte man glauben, wir Deutsche seien ein Volk von Schmutzfinken: Auffal-

---

[17] Da die Verträglichkeit von Körperpflegemitteln sehr individuell ist, habe ich auf die Empfehlung einzelner Produkte verzichtet.

[18] Dr. König, »Ratgeber in gesunden und kranken Tagen«, Band 2, Seite 778.

lend viele Waschmittel- und Kosmetikwerbungen flimmern über den Bildschirm – weit mehr als in unseren Nachbarländern.

Ich erinnere mich noch gut an die hygienischen Verhältnisse in meiner Kindheit: Jeden Samstag wurde gebadet, meist in der Zinkwanne mit zumindest einem Geschwisterchen. Das Wasser wurde mit Holzfeuer in einem großen Wasserkessel samt Deckel erhitzt. An diesen besagten Samstagen wurden die Haare gewaschen, die Ohrmuscheln ausgeputzt, die Fingernägel gereinigt, der Hals geschrubbt. Alles mit einer ganz normalen Seife. Für die Haare gab es einfaches Shampoo, und die Haare wurden gekämmt und am Ofen in der Stube sitzend getrocknet. Samstags abends gab es dann den frischen Schlafanzug und sonntags morgens die frische Unterwäsche und das Sonntagsgewand. Die Unterwäsche mußte bis zum nächsten Samstag »aushalten«. Ich bin überzeugt, daß diese Art der Körperpflege (bis auf den Wäschewechsel) ausreichend war (und wäre?). Bis zur Generation meiner Eltern war es das jedenfalls.

Manchmal entsteht für mich der Eindruck, daß man heute zwar nach sämtlichen parfümierten Toilettenartikeln riechen darf, aber nicht nach sich selbst. Wenn wir uns einen ganz normalen Tagesablauf in den Badezimmern eines Durchschnittsmenschen eines Industrielandes anschauen, dann wundert es uns nicht, daß wir keinen individuellen Duft mehr verströmen können.

Die morgendliche Reinigung

Wir stehen morgens auf, und die meisten führt der erste Weg unter die Dusche. Dort sorgen wir dafür, daß die schützende Schicht aus Talg, Schweiß und Bakterien abgewaschen wird. Hierzu benutzen wir Seifen, Duschgels, Bodyshampoos und so weiter. Diese sind allesamt alkalisch, haben also ein gegenteiliges Milieu als die Hautoberfläche. Durch diese alkalische Wirkung werden Fett und Schweiß gelöst und abgewaschen und den friedlichen Hautbewohnern der Garaus gemacht. Außerdem quillt die oberste Hornschicht auf und erleichtert Fremdlingen jeder Art das Eindringen. Je kürzer der Duschvorgang ist, um so besser ist dies für die Haut. Seife sollte man nur dort verwenden, wo sie unbedingt nötig wird: in den Achselhöhlen und im Genitalbereich. Die übrige Haut braucht bei einem normal körperlich belasteten Menschen keine Seifenkur.

Daß wir der Haut die schützende Fettschicht entzogen haben, merken wir spätestens, nachdem wir uns mit dem weichspülergetränkten Handtuch abgetrocknet haben: Die Haut spannt und schuppt.

Also ist unser nächster Schritt der Griff zu Körperlotion, um der armen Haut (im wahrsten Sinn des Wortes) wieder etwas Geschmeidigkeit zu verleihen. Doch es gibt kein einziges Präparat, das den natürlichen Schutzfilm ersetzen könnte. Beim Gesunden und beim Patienten mit leicht fettiger Haut läßt das Spannungsgefühl nach dem Duschen innerhalb weniger Minuten von selbst nach. Auch die Bakterien, unsere freundlichen Helfer, vermehren sich wieder rasend schnell, um den Verlust der »verlorengegangenen« Kollegen auszugleichen. Die Talgdrüsenproduktion läuft auf Hochtouren.

Menschen mit trockener oder schuppender Haut empfinden den Zustand nach einer Dusche oder einem Bad unerträglich. Häufig reicht es schon, sich mit einem verträglichen Öl in geringen Mengen einzureiben (zum Beispiel reines Olivenöl. Nachtkerzenöl, Mandelöl, Traubenkernöl und so weiter). Wer nicht auf die Körperlotion verzichten will, sollte die passenden Präparate austesten (siehe Seite 92).

Duschgels mit sogenannten Rückfettern können ebenfalls den natürlichen Fettfilm nicht ersetzen. Machen Sie sich die Mühe, und lesen Sie die Packungsbeilage beziehungsweise die Deklaration durch.[19]

Zahnpflege

Unser Körper ist gereinigt und eingefettet. Nun greifen wir zur Zahnbürste. Auf diese wird eine fluorhaltige Zahnpasta gedrückt, die auch noch reinigende Wirkstoffe enthält. Dabei geschieht die Reinigung fast ausschließlich durch den mechanischen Putzvorgang. Die Zahnpasta an sich trägt nur wenig dazu bei. Eine Zahnpasta soll beziehungsweise darf auch nicht übermäßig schäumen.

[19] Damit Sie mit diesen Begriffen auch etwas anfangen können, empfehle ich Ihnen im Anhang einige Bücher, in denen die Inhaltsstoffe und ihre Wirkungen näher beschrieben sind.

Denn das ist ein Hinweis darauf, daß sogar waschaktive Substanzen in der Zahnpasta enthalten sind. Und solche haut- und schleimhautschädigenden Stoffe haben im Mund nichts zu suchen. Vor allem bei der Zahnpasta müssen wir genau auf deren Inhaltsstoffe schauen, denn ein nicht unwesentlicher Teil wird täglich verschluckt. In den meisten marktführenden Zahnpasten ist Fluor enthalten. Dieses soll dazu beitragen, die Zähne zu kräftigen.

Fluor gehört zu den chemischen Stoffen der Halogene. Vereinfachend ausgedrückt sind Halogene Stoffe, die über die Talgdrüsen der Haut ausgeschieden werden. Ist unsere Haut krank, vor allem dann, wenn die Talgdrüsen wie bei Akne mitbetroffen sind, rate ich vom Gebrauch fluorhaltiger Zahnpasten ab.

Gleiches gilt für die Einnahme von Fluortabletten beim Kleinkind und Säugling. Sind die Kinder gesund, so kann man darüber streiten, ob eine Fluorprophylaxe sinnvoll ist oder nicht (siehe Anmerkung 2).[20]

Leiden die Kleinen aber an Ekzemen und Neurodermitis, dann ist es für den weiteren naturheilkundlichen Therapieweg von großer Bedeutung, daß Sie die Fluortabletten weglassen. Alternative Zahnpasten ohne Fluor sind im Handel erhältlich.

Benutzen wir eine milde, chemiefreie Zahnpasta, so freut das auch unsere Bakterien im Mund. Die sogenannte Mundflora ist wie die Hautflora ein wesentlicher Teil der Immunabwehr.

Mit der waschmittelhaltigen Zahnpasta und dem anschließenden Mundwasser vernichten wir auch wieder einen Großteil dieser wichtigen Mitbewohner. Unverständlicherweise wird auch noch für antibakterielle Mundwässer und Zahnpasten geworben. Dabei übersehen wir, daß auch die uns freundlich gesinnten Bakterien, die Symbionten, mit vernichtet werden. Sie vermehren sich jedoch relativ schnell wieder. Mit Mundwässern wird versucht, Mundgeruch zu verhindern. Dieser entsteht jedoch meist nicht im Mund, sondern im weiteren Verdauungstrakt oder in der Lunge – und da hilft kein Mundwasser.

---

[20] Entscheidungshilfe gibt das Buch von *M. Bruker*, »Vorsicht Fluor – das Kariesproblem«, EMU-Verlag.

Tagescreme

Also, die Zähne blinken, der Atem riecht streng nach Menthol – jetzt ist das übrige Gesicht dran. Wir greifen zur Dose mit der Tagescreme, um unsere Haut vor Umwelteinflüssen zu schützen. Das kann sie zwar ganz gut allein, aber wenn wir es unbedingt für nötig halten, dann können wir eine Tagescreme anwenden. Viele Tagescremes enthalten Paraffin, ein Endprodukt der Erdölverwertung. Paraffin ist im Einkauf spottbillig und lange haltbar. Aber: Es läßt die Haut unter einer undurchlässigen Schicht verschwinden – es dringt nichts ein und nichts gelangt hinaus. Ersteres ist zweifellos von Vorteil für uns, die Ausführungsgänge der Schweißdrüsen jedoch sind zugepflastert, der Talg kann auch nur erschwert ablaufen, und ein Sauerstoffaustausch ist gänzlich unmöglich. Auch ist die Wärmeabgabe durch die paraffinversiegelte Haut stark eingeschränkt. Zudem enthalten die allermeisten Kosmetika Konservierungsstoffe. Diese Stoffe verhindern ein Wachstum von Bakterien in der Creme, indem sie die Bakterien abtöten oder zumindest an der Vermehrung durch Teilung hindern. Sonst würden nämlich Bakterien in einer Creme überhandnehmen, und diese würde übel riechen und sich rasch zersetzen. Es ist nun schwer zu glauben, daß diese Konservierungsstoffe ausgerechnet nur die Bakterien in der Creme vernichten und die auf unserer Haut in Ruhe lassen.

Haarpflege

Im morgendlichen Badezimmerritual nehmen wir als nächstes die Frisur in Angriff. Nachdem unsere Haare nach der Dauerwelle, den Strähnen oder dem Haarlack von gestern jeden Morgen wie ein explodierter Handbesen aussehen, sind wir gezwungen, ihn zurechtzurichten. Wenn wir die Haare nicht schon in der Dusche mitgewaschen haben, so holen wir das vielleicht jetzt am Waschbecken nach. Hierzu benutzen wir ein ganz speziell für unser Haar ausgewähltes Shampoo, im dritten Reinigungsgang dann eine Spülung, die das strapazierte Haar sanft versiegelt und es kämmbar macht. Danach fönen wir mit heißer Luft (mit Temperaturen, die nicht einmal der Wüstenwind erreicht) die Haare in Form. Damit das Ganze hält, geben wir Haarlack darauf oder benutzen ein Gel.

Wenn Sie Ihre Haare in der Dusche waschen, bedenken Sie, daß die Bestandteile von Shampoo und Spülung über Ihren ganzen Körper laufen. Dies ist wichtig, wenn Sie an Hautkrankheiten leiden. Testen Sie daher auch Ihre Haarpflegeprodukte (siehe Seite 92).

Körpergeruch – Deodorant

Sitzt die Frisur perfekt, greifen wir zum nächsten Utensil im Badezimmerschrank: dem Deodorant. Damit wollen wir den unappetitlichen Körpergeruch verhindern. Das gelingt den Deos recht gut: Sie enthalten zum einen Stoffe, die das Bakterienwachstum eindämmen (antibakteriell), zudem stehen sie wie ein Deckel auf den Schweißdrüsen (antitranspirant). Zu guter Letzt sind die meisten Deodorants parfümiert.

Diese Duftkomponente wird ergänzt durch einen Tropfen Parfüm hinter dem Ohr. Deos benutzen wir vorzugsweise an den Orten, wo vermehrt Schweiß und Geruchsbildung entsteht: unter den Achseln und im Genitalbereich. Dort waschen wir uns ja auch am intensivsten.

Der weibliche Teil der Menschheit besitzt mehr Duftdrüsen als Jungen und Männer. Dafür haben diese mehr Schweißdrüsen. Die Natur konnte nicht wissen, daß es uns einmal so unangenehm sein würde, unseren eigenen Duft zu riechen oder andere riechen zu lassen. Und wir tun alles, um diesen Duft zu überdecken. Der Mann hat mehr Schweißdrüsen, da er (zumindest in früheren Zeiten) meist viel und schwer körperlich arbeiten mußte. Dadurch war er auf eine gute Kühlung angewiesen. Wie wir wissen, trägt die Verdunstungskälte durch den Schweiß ganz wesentlich dazu bei (siehe Kapitel »Wärmeregulation«, Seite 73).

Und warum haben Frauen so viele Duftdrüsen? Wir wissen, daß diese Duftdrüsen überwiegend in der Achselhöhle, um die Brustwarzen und an den äußeren Geschlechtsorganen zu finden sind. Diese eindeutig erogenen Zonen sollten auch einen Duft verströmen, der erotisierend und erregend wirkt. Die Männer der Steinzeit haben das gerochen. Sie rochen eine Frau noch Stunden, nachdem sie auf einem Baumstamm gesessen hatte. Einigen Naturvölkern ist diese feine Nase bis heute erhalten geblieben. Uns zivilisierten Menschen entlockt diese in der übervölkerten Zeit sinnlose Fähigkeit vielleicht gerade ein amüsiertes Lächeln. Es gibt aber auch für uns noch einige peinliche Situationen: Beispielsweise schnüffelt ein Hund immer ausgerechnet zwischen den Beinen herum. Dem Besitzer ist das peinlich, dem Beschnüffelten noch mehr. Doch der Hund erkennt uns am individuellen Geruch, und der ist dort eben am intensivsten.

Wir alle haben sehr individuelle Nasen. Ob etwas gut oder schlecht riecht, ist eine ganz persönliche Erfahrung. Das Parfüm, das den einen erotisch träumen läßt, vertreibt den anderen. Wir sprechen auch oft davon, daß wir jemanden »nicht riechen können« und meinen das auch wörtlich. Viele Menschen sind auf den einen oder anderen Stoff auch geruchsblind – sie riechen ihn einfach nicht. Sie meinen, daß ihr Partner keinen Körpergeruch hat, während die anderen über ihn die Nase rümpfen.

Duftstoffe, die an den Geruch des menschlichen Körpers und der Haare erinnern, vermitteln das Gefühl von Wärme, Nähe und Erotik (wie zum Beispiel Moschus und Sandelholz). Das Baby schläft bei der Oma besser ein, wenn es Mamas Unterhemd zum Schnüffeln hat. Wohlgemerkt: das getragene Unterhemd. Und erinnern Sie sich noch daran, daß Sie nach der ersten Nacht mit Ihrem Geliebten oder Ihrer Geliebten schmachtend am Kopfkissen und der Decke gerochen haben? Vielleicht fand sich ja auch noch ein persönliches Kleidungsstück, zum Beispiel ein T-Shirt: Hätten Sie sich das nicht am liebsten um die Nase gebunden? Mit diesem Duft wurden Sie an all die schönen Gemeinsamkeiten erinnert.

Mit allen Mitteln versuchen wir, diese »duftenden« körpereigenen Stoffe zu entfernen, und ersetzen sie durch Parfüm. Heute sind Parfumwolken weit häufiger als Schweißwolken. Die Frage ist, was eigentlich besser riecht. Paradoxerweise sollen die Parfüms erotisierend wirken und enthalten ähnliche Stoffe, wie die, die wir gerade mühevoll abgewaschen haben (so zum Beispiel Moschus). Moschus riecht dabei am längsten und intensivsten.

Viele Parfümanwender haben riechbare Probleme mit der Dosierung. Unsere Abermillionen Riechzellen ermüden ziemlich schnell, wenn sie ein und denselben Duft längere Zeit einatmen. So meint der Träger des Parfüms, daß er nur dezent duftet, während er ganze Duftwolken hinter sich her zieht.

Am eindeutigsten wurde die Wirkung von Duftstoffen bei der mexikanischen Nachthyazinthe, der Tuberose, nachgewiesen: Die männlichen Testpersonen spannten unwillkürlich ihre Muskulatur an, wenn sie mit dem Geruch in Berührung kamen. Wen wundert es, denn der Geruch der Tuberose ähnelt dem weiblichen Geschlechtsgeruch.

Wenn wir in unserem Leben öfter mit einem bestimmten Duftstoff – in unserem Beispiel mit Parfüm – in Berührung gekommen sind, so wird uns jeder weitere Kontakt, auch nach Jahren, an diese besonderen Begebenheiten, die mit dem Duft in Verbindung standen, erinnern. Benutzte Ihre ungeliebte Deutschlehrerin ein Lavendelparfüm? Wenn Sie nach zwanzig Jahren jemanden mit dem gleichen Parfüm treffen, werden Sie sicherlich wieder an diese Deutschlehrerin erinnert.

Die dekorative Kosmetik

Das Schminken hat eine alte Tradition bei nahezu allen Völkern der Erde. Die Art, wie sie es getan haben, unterschied sich von unserer Schminktechnik. Auch mit Schmuck waren schon die Steinzeitmenschen behängt, und auch sie haben sich bemalt. Es war schon immer eine Freude, sich zu verändern, zu verschönern. Die archaischen Völker betrieben die Schminkerei meist in Verbindung mit ihren Ritualen und Festlichkeiten. Die Kriegsbemalung mag uns als ein herausragendes Beispiel in Erinnerung sein.

Mit den folgenden Gedankengängen möchte ich niemandem die Freude am Schminken verderben. Es soll auch nicht heißen, daß wir ganz darauf verzichten und jeder nur noch in seiner natürlichen Schönheit erscheinen sollte. Der Vorgang des Schminkens, die unbewußten Gründe dafür, werden hier ein wenig beleuchtet.

Vergleichen Sie es mit Ihrer Art zu schminken, dann erfahren Sie viel über sich selbst.

Unser seelisches wie körperliches Befinden spiegelt sich auf unserer Haut wider, vor allem aber in unserem Gesicht. So kann sich die Farbe verändern, und unsere Haut wird beispielsweise aschfahl, wenn wir uns schlecht fühlen, oder rosig, wenn wir glücklich sind. Nicht umsonst beschränkt sich die dekorative Kosmetik fast ausschließlich auf den sichtbaren Bereich unseres Hautorgans: das Gesicht.

Wer sich viel Mühe gibt, sein Äußeres zu verändern, eine Maske aufzutragen, zeigt damit, daß er anders sein will, als er ist. Oder einfacher ausgedrückt, er mag sich nicht so, wie er ist.

Sicher spielt die Werbung und die Wahl der Schauspieler in den Medien heute eine nicht unbedeutende Rolle. Wir vergleichen uns immer mit dem besseren, schöneren, erfolgreicheren Menschen. Das hat an sich ja auch einen durchaus positiven Aspekt, denn wir werden angespornt, mehr zu leisten oder etwas für uns selbst zu tun.

Nur zeigt uns die Medienwelt fast ausschließlich *schein*bar perfekte Menschen. In unserem Fall bezieht es sich auf das äußere Erscheinungsbild. Wer im Fernsehen auftritt, ist perfekt *geschminkt* und gestylt. Noch dazu hat der »häßliche«, dem heutigen Schönheitsideal nicht entsprechende Mensch gar keine oder wenig Möglichkeit, im Fernsehen Karriere zu machen – vor allem nicht unter den weiblichen Fernsehstars, denn diese müssen einfach schön sein. Bei den Männern sind die Filmproduzenten nicht immer so wählerisch.

Wenn uns die Medien den äußerlich perfekten Menschen vorführen, versuchen wir unbewußt, uns diesem Ideal zu nähern. Da der überwiegende Teil der Bevölkerung nicht mit einer Model-Figur und einem entsprechenden Gesicht gesegnet ist, versuchen wir mit Hilfe der dekorativen Kosmetik einen kleinen Ausgleich zu schaffen.

Wenn wir über dekorative Kosmetik sprechen, dann müssen wir die Anwender und Anwenderinnen in zwei Lager teilen:

Bis etwa 30 Jahre schminken wir uns, um kleine Schönheitsfehler zu kaschieren und unsere jugendliche Frische und erotische Ausstrahlung zu unterstreichen. Ab dem 30. bis 35. Lebensjahr verändern wir die Schminktechnik etwas und versuchen dadurch in allererster Linie jünger zu wirken, als wir sind. Dabei kleistern wir zunächst unsere Fältchen zu: die Längsfurche zwischen den Augenbrauen, die den Denker, den Zweifler und den mehr akribisch und detailliert arbeitenden Menschen kennzeichnet. Oder die vielen Lachfalten des humorvollen Gesellen. Die herabgezogenen Mundwinkel beim traurigen, unzufriedenen, unausgeglichenen Mitmenschen sind schon wieder nicht so leicht zu vertuschen.

Unsere Schminkaktion ist ein »perfektes Täuschungsmanöver«. Wir sind eigentlich unehrlich: uns selbst und den anderen gegenüber. Wir verbergen unser wahres Gesicht hinter einer Maske, damit niemand darin lesen kann, und wenn doch, dann das Falsche.

Betrachten wir nun die einzelnen Schritte eines Schminkvorgangs etwas genauer:

Zuallererst werden die Unreinheiten und Unebenheiten des Gesichts mit Hilfe eines Abdeckstifts kaschiert, dazu gehören auch die Augenschatten. Wer mit Ringen unter den Augen herumläuft, dem steht im wahrsten Sinn des Wortes ins Gesicht geschrieben, daß er überfordert ist und darunter leidet, aus welchem Grund auch immer. Das würde allerdings unsere Belastbarkeit in Frage stellen, daher lassen wir die verräterischen Spuren besser mit Hilfe des Abdeckstifts verschwinden.

Danach unterstreichen wir die Farbe der Augen mit einem passenden Kajalstift. Lidstrich oben, Lidstrich unten, und unsere Augen wirken wesentlich größer. Das wird noch unterstrichen durch die getuschten Wimpern, die wir vorher mit der Wimpernzange zurechtgebogen haben. Jetzt haben wir richtig schöne Kulleraugen.

Die Augen sind perfekt. Nun kommt noch ein wenig Puder oder Make-up auf die Haut, damit diese nicht so aschfahl aussieht. Außerdem läßt der Puder die Haut und somit das Gesicht wie den gesamten Menschen weicher wirken. Es gelingt auch sehr gut, mit Hilfe von Make-up und Puder ein beispielsweise zu langes Gesicht optisch zu verkürzen, oder hervorstehende Backenknochen »flach« wirken zu lassen.

Das Rouge zaubert schließlich ein frisches, gesundes Aussehen. Es geht uns zwar privat nicht recht rosig, auch in der Firma nicht – wie sollte es unser Gesicht sein? Mit Rouge auf den Wangen können wir trotzdem den Eindruck vermitteln: Danke – es geht mir blendend!

Auf die Lippen schließlich richtet sich das Hauptaugenmerk. Mit Hilfe von Lipplinern werden sie optisch vergrößert, und dann mit dem gewählten Rotton ausgemalt. Je feuriger die Farbe Rot, um so deutlicher kann dadurch signalisiert werden: Ich bin eine feurige, erotische Frau. Die Farbe Rot ist die Signalfarbe schlechthin, ist sie doch die Farbe des Blutes. Nirgendwo anders am Körper wirkt die Farbe Rot erotisch und einladend, nur an den Lippen wird sie so empfunden. Überall sonst würde sie eine Verletzung signalisieren und damit schockierend wirken. Eine Ausnahme bilden hier lackierte Finger- und Zehennägel, die durch die Betonung der Nägel wie Krallen das »Katzenhafte« einer Frau unterstreichen sollen (siehe auch »Die Nägel«, Seite 66).

Es ist erwiesen, daß die verschiedenen Rottöne der Lippen unterschiedliche Wirkungen haben. Matte, dezente Naturtöne wirken edel und eher konservativ. Rosarote Lippen machen vor allem neugierig, was die Frau verbirgt. Knallrote Lippen sind jedoch meist das eindeutigste Zeichen. Sie beeinhalten meist den Wunsch, die erotische Ausstrahlung zu steigern.[21]

Solange die Lippenfarbe dem Alter und den Umständen entsprechend wie beispielsweise Kleidung, Arbeitsplatz oder festliche Veranstaltung gewählt wurde, empfinden wir es als passend und die Dame als gut aussehend. Trägt ein kleines Mädchen oder eine alte Dame roten Lippenstift auf, dann stoßen wir uns daran. Zu beiden paßt eben die erotische Einladung nicht oder nicht mehr. Beide haben – ihrem Alter entsprechend – andere Werte und Aufgaben, als beispielsweise durch ein geschminktes Gesicht zu reizen. Beide sind auch nicht oder nicht mehr fruchtbar, und natürliches wie soziales Empfinden hält es einfach für fehl am Platz, in diesem Alter zu werben.

Mit unserem perfekten Morgen-Make-up meinen wir, nun für den Tag getarnt zu sein, und wir können beruhigt das Haus verlassen. Doch nicht nur unser Gesicht spiegelt unseren körperlichen und vor allem seelischen Zustand wider. Auch unsere Stimme, unser Blick, unsere Art zu gehen oder zu essen sind Ausdruck unseres Befindens. Und dafür gibt es keine Schminke.

Es funktioniert selbstverständlich auch umgekehrt: Eine bestimmte Maske verändert unsere Gefühlswelt. Sind wir schön geschminkt, fühlen wir uns selbstsicherer, sind besser gelaunt. Oder denken Sie an den Fasching. Ändert nicht die Maske auch das Empfinden? Eine echte Katze mit originalgetreuer Kleidung, Maske, Schminke – bewegt sich die Person nicht auch wie eine Katze, geschmeidiger und weicher?

---

[21] Natürlich sind dies nur pauschale Gedanken. Beim Lippenrot ist es wie beim Parfüm: Jeder hat seinen eigenen Geschmack.

Die abendliche Reinigung

Vor dem Zubettgehen befreien wir mit einer kurzen Dusche oder einem Vollbad unsere Haut vom Schweiß der Arbeit oder wohl eher des Freizeitsports, von der Schminke und den Deoresten. Die Prozedur dürfte dem morgendlichen Ritual ähnlich sein.

Inzwischen sind es nicht mehr nur die Frauen, die sich abends eine sogenannte Nähr- und Aufbaucreme gönnen, damit ihrer Haut vermeintlich lebenswichtige Nährstoffe zugeführt werden. Wir wissen aber, die Ernährung der Haut erfolgt ausschließlich von *innen*. Ihre primäre Aufgabe ist es ja, den Körper vor dem Eindringen fremder Stoffe und Bakterien zu schützen. Daher ist es paradox zu behaupten, sie lasse nichts außer der Kosmetik durch die obere Hautschicht. Zudem ist in Deutschland die Rechtsprechung dahingehend ausgelegt, daß ein Stoff, der, auf die Haut aufgebracht, in der Lage ist, die Haut zu durchdringen und lebendes Gewebe zu erreichen, als Medikament gilt und nicht in Kosmetika enthalten sein darf.

Reaktionen des Immunsystems werden aber ausgelöst, wenn die Stoffe sich nur in der Epidermis bewegen (siehe »Die Haut als Teil des Immunsystems«, Seite 79) und nicht in tiefere Hautschichten eindringen.

Von Collagen wird immer wieder behauptet, es könne die Haut durchdringen. Diese Aussage ist jedoch falsch – nicht einmal Bruchstücken von Collagen gelingt es, in tiefere Hautschichten vorzudringen. Gott sei Dank ist dem so. Denn ein Eindringen von fremdem Eiweiß in die Haut hätte massive Abwehrreaktionen zur Folge. Und Collagen ist Eiweiß, das aus Schlachthofabfällen gewonnen wird.

Es stellt sich natürlich in diesem Zusammenhang die Frage, wie es sich mit den medizinischen Salben verhält. Wenn es einer Salbe nicht gelingen würde, in die Haut einzudringen, hätte sie keinen therapeutischen Nutzen. Das ist natürlich richtig. Es gibt nur einen Unterschied: Die kranke Haut ist offen (im wahrsten Sinn des Wortes), ihr Schutzschild ist zerstört. Dadurch hat die Salbe einen leichteren »Zugang« zu tieferen Schichten. Diese liegen ja meist schon sichtbar da. *Medizinischen* Salben sind oft Stoffe zugesetzt, die den Fettfilm der Epidermis bis in tiefere Schichten auflösen, und somit einen wesentlichen Teil des Schutzschilds wegnehmen, damit die Wirkstoffe der Salbe tiefer in die Haut gelangen können.

Es gibt allerdings einen besonderen Stoff, der in der Lage ist, tief in die Epidermis einzudringen, um »Nährstoffe« dorthin zu transportieren: die Liposome. In geringem Umfang ist die Haut für Liposome also durchlässig. Die Liposome transportieren nicht nur die vermeintlichen Nährstoffe, sie sind auch das Vehikel für Konservierungsstoffe, Farbstoffe und Verdickungsmittel, die in der Creme, der Salbe oder Maske enthalten sind. Diese hautschädlichen Substanzen werden also »klammheimlich« in die Haut eingeschleust. Die Reaktion der Abwehr ist uns bereits bekannt.

Vorsichtig geschätzt hätte also eine zu intensive Anwendung von Kosmetik eine größere Belastung der Haut zur Folge und damit eine schnellere Hautalterung. Antifaltencremes für schnellere und tiefere Falten?

Der Besuch eines Kosmetiksalons und die dort durchgeführten Behandlungen allerdings können zu einer glatteren, gesünderen und faltenfreieren Haut beitragen. Denn die Kosmetikerin schmiert ja nicht nur irgendein Produkt auf das Gesicht. Normalerweise schält sie erst die alten Hautschuppen ab, sie massiert das Gesicht und sorgt damit für eine gute Durchblutung. Die Einwirkzeit der Masken wie insgesamt der ganze Aufenthalt dort wirkt entspannend und ist erholsam. Dies trägt zweifelsfrei zu einer frischeren und jünger aussehenden Haut bei. Inwieweit jedoch dabei die Produkte wirken, darüber läßt sich streiten.

Die Hautalterung

Im Laufe unseres Lebens verliert die Haut die Fähigkeit, Wasser zu binden (siehe auch Kapitel »Die Lederhaut«, Seite 72). Dadurch verliert sie an Spannkraft und wirkt welk. Dieser Vorgang läßt sich an einem Apfel veranschaulichen. Ein frischer Apfel ist knackig und saftig, seine Schale ebenmäßig und glatt. Je länger der Apfel in der Schüssel liegt, um so mehr Wasser verliert er – er trocknet ein und wird schrumpelig.

Das Wasser wird in der Lederhaut gespeichert, und diese Hautschichten sind von Stoffen, die von außen in die Haut eindringen, ohnehin nicht zu erreichen. Also nutzt Wasser und Kosmetik von außen der Haut nichts.

Trotzdem beschert unsere panische Angst vor dem Altwerden der Kosmetikindustrie einen Milliardenumsatz. Die Vorstellung, daß wir einmal ein Gesicht wie ein geschrumpfter Apfel haben, läßt uns erschauern. Denn sie erinnert uns an unsere Vergänglichkeit, an Alter und anTod.

Also färben wir uns die Haare, schmieren Salben ins Gesicht, schlucken Hormone, schminken uns, oder wir lassen uns sogar operativ unsere Falten und Pölsterchen entfernen. Es ist uns auch egal, wenn wir dabei im wahrsten Sinn des Wortes das Gesicht verlieren.

Welche Möglichkeiten gibt es nun auf natürliche Art länger jung auszusehen? Als erstes müssen wir einen vernünftigen Umgang mit der Sonne lernen. Vor allem intensive Sonnenbäder fördern den Prozeß der Hautalterung. Zweitens ist es sinnvoll, die Streßsituation der Hautabwehr zu verringern, indem so wenig Kosmetik wie möglich verwendet wird, und davon nur so viel wie nötig. Drittens müssen wir reichlich trinken. Das beste Antifaltenmittel ist eine ausreichende Flüssigkeitszufuhr. Das Optimum wären zwei Liter Flüssigkeit am Tag, wobei Kaffee, Tee oder Suppe nicht mitgerechnet werden. Am besten eignen sich Mineralwasser, trinkbares Leitungswasser oder Quellwasser. Sie können den Wasserbedarf Ihres Körpers messen, indem Sie die Haut auf dem Handrücken mit Daumen und Zeigefinger der anderen Hand etwas hochziehen. Wenn Sie die Haut loslassen, darf keine Hautfalte stehenbleiben. Tut sie es doch, trinken Sie zu wenig. Bedenken Sie, daß im höheren Alter (etwa ab 65 Jahre) immer eine Hautfalte für sehr kurze Zeit stehenbleibt.

Ganz wesentlich zu jugendlicher Haut trägt eine verstärkte Durchblutung bei. Am besten wird die Haut mit Hilfe einer Gesichtsmassage durchblutet.

Gesichtsmassage:

Reinigen Sie Gesicht und Hände. Verwenden Sie keine Bürsten oder Schwämme, weil sich darin leicht Bakterien verfangen können, die mit jeder weiteren Massage wieder auf die Haut gelangen.

Nach Wunsch können Sie ein verträgliches Öl oder eine Salbe vor der Gesichtsmassage auftragen. Massieren Sie mit den Fingern in kreisenden Bewegungen vom Kinn über den unteren Wangenbereich bis zum Ohr. Dann massieren Sie von der Nasenwurzel über den oberen Wangenbereich bis zur Schläfe. Danach von der Stirnmitte bis zur Schläfe.

Lassen Sie sich dazu Zeit, dann wirkt die Massage doppelt entspannend.

Aufenthalt und Bewegung in frischer Luft fördern ebenfalls die Hautdurchblutung und geben der Haut außerdem einen leicht gebräunten Teint und natürlich rosa Wangen. Eine gesunde Ernährung, der Verzicht auf Tabak und Alkohol ergänzen das Schönheitsprogramm für eine gesunde und schöne Haut.

Der richtige Umgang mit Kosmetik

Wie schon mehrfach angesprochen, plädiere ich nicht für das kosmetikfreie Badezimmer. Sie sollten allerdings Wert darauf legen, verträgliche Produkte zu verwenden, und zwar Produkte, die für Sie verträglich sind. Wie einfach wäre es, könnte ich im folgenden Präparate empfehlen, die jedermann verträgt. Jedoch sind selbst die »natürlichen« Kosmetikprodukte sehr oft unverträglich.[22]

Es ist wichtig, festzuhalten, daß eine falsche Kosmetik nicht generell die Hautkrankheit verursacht, aber sie am Leben hält. Sie bedeutet einen ständigen Reiz von außen. Selbst wenn das Produkt auf gesunder Haut vertragen wird, toleriert es die offene, kranke Haut vielleicht nicht.

Da die Verträglichkeit der verschiedenen Produkte sehr individuell ist, müssen Sie eine persönliche Testung (wie im Kapitel »Kinesiologie«, Seite 92) vornehmen. Wie bereits erwähnt ist auch Naturkosmetik keine Gewähr für Verträglichkeit.

---

[22] In meiner Praxis haben wir mehr als 200 verschiedene Alternativprodukte (von den Körperlotion bis zur Zahnpasta) mit Hilfe der Kinesiologie ausgetestet. Es war keineswegs so, daß wir ohne weiteres die chemische Kosmetik durch die natürlichen Produkte ersetzen konnten. Allein aufgrund unserer Testung fiel für die meisten Hautkranken auch die überwiegende Zahl der Naturkosmetikprodukte aus.

Wenn Sie die üblichen Kosmetikprodukte durchtesten, so werden Sie feststellen, daß Sie kaum eines dieser Produkte vertragen. Ich habe in meiner Praxis die Erfahrung gemacht, daß mehr als 90 Prozent der Kosmetik- und Körperpflegeprodukte »entsorgt« werden müssen. Und es ist nicht immer einfach, einen verträglichen Ersatz zu finden. Sie müssen jedoch die neuen Produkte nicht kaufen, um sie zu testen. Viele meiner Patienten haben den Mut, im Naturkostladen, der Drogerie oder in der Apotheke zu testen. Nehmen Sie Ihren Testpartner doch einfach mit.

Haben Sie dann ein für Sie verträgliches Pflegesortiment, mit dem Sie zufrieden sind, zu Hause, dann testen Sie trotzdem in etwa vierwöchigem Abstand die Produkte noch einmal durch. Wie Sie im Kapitel »Die Haut als Teil des Immunsystems« (siehe Seite 79) erfahren haben, kann sich eine Unverträglichkeit erst im Laufe der Zeit aufbauen. Daher ist es sinnvoll, die Produkte regelmäßig mittels dem beschriebenen Muskeltest oder anderen Ihnen bekannten alternativen Testmethoden auf ihre Verträglichkeit hin zu überprüfen.

Selbsthergestellte Kosmetik

Der größte Vorteil der selbsthergestellten Kosmetik ist, daß wir uns bewußt mit der Pflege unserer Haut auseinandersetzen. Unserer Kreativität sind keine Grenzen gesetzt. Nur das Beste, und das ganz frisch, kommt auf unsere Haut.[23]

Vergleichen wir die Kosmetik mit der Ernährung, kommen wir zu dem Schluß, daß frische Ware immer besser und gesünder ist als Konserven. Zudem ist die frisch hergestellte Kosmetik billiger als die überteuerten Fertigprodukte.

Neben der kreativen Zubereitung hat die eigene Herstellung von Kosmetika den Effekt der »zärtlichen« Anwendung. Selbsthergestellte Kosmetik- und Körperpflegeprodukte werden erfahrungsgemäß viel bewußter angewendet als gekaufte Produkte.

Gerade beim Hautkranken halte ich diesen Aspekt für sehr wesentlich. Die sich selbst geschenkte Zeit, die die Herstellung der

[23] Im Anhang finden Sie empfehlenswerte Bücher zur selbsthergestellten Naturkosmetik mit zahlreichen Tips und Rezepten.

Produkte benötigt, und ihre liebevoll-zärtliche Anwendung sind Balsam für die kranke Haut. Sie bewußt zu berühren und zu streicheln ist ein sehr gutes »Heilmittel«.[24]

Die selbsthergestellte Kosmetik und deren bewußte Anwendung ist in jedem Fall ein wesentlicher Schritt, um wieder (haut-)kontaktfähig zu werden. Zuerst müssen wir selbst unsere Haut so lieben und akzeptieren, wie sie ist, bevor wir das von jemand anderem erwarten können.

Waschmittel

Was für die Kosmetik- und Körperpflegeprodukte gilt, ist selbstverständlich auch für die Waschmittel von Bedeutung. Nach dem Waschgang verbleiben immer noch Reste des Waschpulvers in der Kleidung, die dann direkten Kontakt mit der Haut haben. Viele Hautkranke verwenden nach wie vor auch Weichspüler, wovon ich dringend abrate, da immer Reste davon auf die Haut gelangen und sie zusätzlich reizen.

Für den optimalen Therapieverlauf bei Hautkrankheiten ist es also auch wichtig, daß die Betroffenen das für sie verträgliche Waschmittel benutzen und auf Weichspüler verzichten. Testen Sie Ihr Waschpulver zu Hause. Wenn Sie es nicht vertragen, besorgen Sie sich ein anderes. Alternativwaschmittel gibt es immer mehr auf dem Markt. Ebenso finden sich auch günstige Marken, die zwar nicht lupenrein waschen, dafür aber weniger reizen und dadurch oft verträglich sind.

Die Kleidung – unsere zweite Haut

Bei dem Thema Haut und Hauterkrankungen muß auch der Aspekt der Kleidung beachtet werden, denn sie hat den ganzen Tag direkten Kontakt mit unserer Haut.

In den letzten Jahren hat der Trend zu natürlicher Kleidung stark zugenommen. Wobei nicht nur Stoffe aus Baumwolle, Leinen,

[24] Siehe hierzu auch Ausführungen in Kapitel »Hilfe für die Seele«, Seite 53.

Schafwolle und Hanf bevorzugt werden, sondern vor allem auf möglichst unbelastetes Material ein Augenmerk gerichtet wird. Die Baumwolle beispielsweise unterliegt, bis sie geerntet wird, einem regelrechten »Chemieregen« zur Bekämpfung von Schädlingen und Unkraut. Nachdem die Baumwollknäuel gepflückt sind, werden sie weiter chemisch behandelt. Sie werden gereinigt, gefärbt, gestärkt oder gebleicht. Es wurde nachgewiesen, daß in unserer Kleidung, egal aus welchem Material sie besteht, noch Reste dieser chemischen Stoffe lagern.

Einige Hersteller haben sich verpflichtet, den Werdegang ihres Kleidungsstücks von Anfang an nach biologisch-ökologischen Richtlinien auszurichten. Dazu gehört die biologisch angebaute Baumwolle genauso wie die alternative Schafzucht und die chemiefreie Herstellung der Kleidungsstoffe.

Sicher können Sie nicht immer nur die teueren Naturtextilien kaufen; es gefällt Ihnen auch das eine oder andere Kleidungsstück aus traditioneller Herstellung. Ein Kleidungsstück aus nicht naturreinem Material sollte dreimal gewaschen werden, bevor Sie es zum erstenmal tragen, so daß ein Großteil der schädlichen chemischen Stoffe ausgewaschen ist.

Ein besonderes Augenmerk sollte in diesem Zusammenhang auf das Leder gerichtet werden. Vor allem Hautkranke reagieren empfindlich auf die chemischen Stoffe des Gerbens, die zum Teil im Leder bleiben. Insbesondere Hautkranke mit Ekzemen an den Füßen oder Fußsohlen sollten auf die Auswahl des Schuhwerks und der Socken achten. Bevorzugen Sie Socken aus natürlichem Material und Schuhe aus biologisch gegerbtem Leder.

Chemiefasern beeinträchtigen das Gleichgewicht des Milieus auf der Körperoberfläche, da sie für eine Art Treibhausklima sorgen, weil die Körperwärme und die Feuchtigkeit nicht in ausreichendem Maße abgegeben werden können. Dies stört die natürliche Bakterienflora und die Wärmeregulation. Insbesondere bei Pilzbefall sollten keine Chemiefasern getragen werden.

Die chemischen Rückstände in der Kleidung belasten unsere Haut und durch die austretenden Dämpfe die Atemwege. Menschen mit gesunder Haut spüren diese schleichende Vergiftung kaum oder gar nicht. Hautkranke hingegen fühlen sich nicht wohl in ihrer zweiten Haut. Sie reagieren mit Juckreiz und Rötung.

III
Die kranke Haut

Solange unsere Haut gesund ist und »funktioniert«, wird sie nur beiläufig von uns wahrgenommen.

Anders als bei allen anderen Krankheiten aber löst es Panik aus, wenn sich die Haut krankhaft verändert. Damit ist nicht nur die Angst verbunden, wir könnten die Hautkrankheit nie wieder loswerden.

Es ist auch die Sorge um den verlorenen Schutzschild, um die durchbrochene Grenze: entweder von innen nach außen, oder von außen nach innen. An der betroffenen Stelle sind wir »offen«. Unsere allergrößte Sorge aber ist die Tatsache, daß unser Problem für alle anderen sichtbar ist, und daher werden wir nur von einem Wunsch getrieben: Wir möchten so schnell wie möglich wieder eine heile Haut haben .[25]

In den folgenden Kapiteln werden die möglichen Ursachen für Hautkrankheiten aus schulmedizinischer und naturheilkundlicher Sicht beleuchtet. Mit diesen Informationen möchte ich Ihnen helfen, mögliche Zusammenhänge zu erkennen, die einem Hautleiden zugrunde liegen können. Hierbei sind oft Organe und Organsysteme als Ursachen beteiligt, die auf den ersten Blick keinen Bezug zur Haut haben.

Aus dieser Sichtweise zur Entstehung von Hautkrankheiten ergeben sich neue Therapiewege, die bislang unbeachtet blieben. Beispielsweise deutet ein Ekzem des Zeigefingers auf eine gestörte Verdauung hin, so daß hier nicht die Haut an sich, sondern der Darm behandelt werden muß. So sprechen Hautkrankheiten auf der Stirn gut auf ein Nierenmittel an, da die Stirn die Bezugszone der Harnorgane darstellt.

Dieses Buch ist jedoch kein dermatologisches Lehrbuch oder Nachschlagewerk, auch kein Ratgeber mit allgemeingültigen Rezepten im klassischen Sinne. Denn die Ursachen wie auch die The-

[25] Siehe hierzu auch Kapitel »Haut und Seele«, Seite 11.

rapiemöglichkeiten der Hautkrankheiten sind mannigfach, und daher ist eine pauschale Empfehlung bestimmter Medikamente oder Naturheilverfahren nur sehr begrenzt möglich. So gebe ich Hinweise zu einer Therapie nur, wo sie dem allgemeinen Heilwerdungsprozeß der Haut dienen und gefahrlos angewendet werden können. Diese Therapiehinweise haben sich allgemein in der Naturheilkunde und auch in meiner Praxis bewährt.

Trotz der Fülle von Hinweisen auf Beziehungen zu inneren Organen, Ernährung, Zahnsanierung oder seelischen Problemen, ist es immer noch schwierig und bedarf einer Art Detektivarbeit, die wahren Ursachen für eine Hautkrankheit im Einzelfall zu finden. Denn eine Hautkrankheit ist ein multifaktorielles Geschehen, so daß auch mehrere Ursachen gleichzeitig für die Hautkrankheit verantwortlich sein können.

Somit benötigt die Therapie auf naturheilkundlichem Weg vor allem Geduld – und gerade dies ist für den Betroffenen nicht immer leicht.

Die grundlegenden Therapieansätze der Naturheilkunde bei Hautkrankheiten sind im einzelnen: Vermeiden von unverträglichen Wasch- und Körperpflegemitteln, Vermeiden von unverträglichen Lebensmitteln, Darmsanierung, Entgiftung und schließlich die eigentliche, individuelle Therapie wie beispielsweise mit Homöopathie, Akupunktur oder Eigenbluttherapie.

Für die Wirksamkeit der naturheilkundlichen Therapien und Testungen gibt es keine wissenschaftlichen Beweise. Einen solchen Nachweis kann ich also nicht vorlegen. Im großen und ganzen handelt es sich um alte und neue Erfahrungswerte aus der Praxis der Naturheilkundigen.

Einen wissenschaftlichen Nachweis wird es in der Naturheilkunde meiner Meinung nach niemals geben können. Denn die Therapeuten sehen den Menschen als Individuum, mit nichts und niemandem direkt zu vergleichen.

Ein Beispiel: Patient A leidet an juckenden Bläschen um den Mund, Patient B ebenso. Sicherlich aber wird ein naturheilkundlich orientiert arbeitender Therapeut beiden Patienten nicht dasselbe Mittel geben.

Denn auch die übrigen individuellen körperlichen Leiden und der seelische Zustand werden mit berücksichtigt. Es ist ein Unterschied, ob Patient A an Durchfall leidet und Patient B an Verstopfung. Patient A ist schlank und nervös, Patient B träge und übergewichtig. Patient A lebt vegetarisch, Patient B ist Schlemmer. Patient A lebt gerade in Scheidung, Patient B ist frisch verliebt. Beide haben zwar den gleichen Hautausschlag, sind aber völlig verschiedene Persönlichkeiten. Daher gibt es auch kein universal wirkendes Mittel für beide – abgesehen von Cortison. Aber diese Therapie gehört nicht ins Fach der Naturheilkunde.

In meiner langjährigen Praxiszeit habe ich nicht ein einziges Mal erlebt, daß für zwei Patienten mit gleichen oder ähnlichen Hautbildern die gleiche Therapie geeignet gewesen wäre.

Das Problem der modernen Medizin besteht wohl darin, daß sie für den seelischen Teil der Krankheit, wie auch für den körperlichen, eine Reihe von durchaus hervorragenden Spezialisten ausgebildet hat. Auf der körperlichen Ebene werden es ständig mehr, sogar innerhalb der Dermatologie gibt es schon Spezialisten, zum Beispiel für Schuppenflechte oder Pilzerkrankungen. Je mehr sich allerdings eine Medizin zersplittert, um so schwieriger wird es, den ganzen Menschen zu therapieren.

Wirkung des Cortisons

Beim Thema der kranken Haut stößt man unweigerlich auf das Cortison, da die Cortisontherapie die am häufigsten angewendete Behandlungsform bei den meisten Hautleiden ist.

Die Cortisontherapie hat bei einer länger andauernden Anwendung bedenkliche Nebenwirkungen. Das Problem, das sich häufig bei einem Wechsel zu anderen Therapieformen stellt, ist die Frage, ob, wann und wie das Cortison abgesetzt werden soll. Um diese Frage leichter beantworten zu können, möchte ich im folgenden das Cortison und seine Wirkungen näher beschreiben.

Was ist Cortison?

Cortison ist ein sogenanntes Steroid, das in der Nebennierenrinde zusammen mit ungefähr 40 anderen Steroiden gebildet wird. Der Einfachheit halber bleiben wir bei dem Namen Cortison. Wir produzieren dieses Cortison also selbst, und zwar in der Menge, wie wir es unbedingt benötigen.

Kontrolliert werden diese Cortisonproduktion und der Cortisonspiegel im Körper durch die Hirnanhangsdrüse (die *Hypophyse*) im Gehirn. Sie bremst oder fördert mit Hilfe von Hormonen die Cortisonproduktion in der Nebennierenrinde. Cortison wirkt im Körper gegen Entzündungen *(antiphlogistisch),* gegen Allergien *(antiallergisch),* gegen Schwellung und Wucherung *(antiproliferativ)* sowie gegen nässende Erscheinungen *(antiexsudativ).*

Somit stoppt Cortison die typischen Entzündungszeichen wie Rötung, Schwellung, Wärme und Schmerz. Wir wissen aber, daß die Entzündung ein Zeichen von vermehrter Durchblutung an der betreffenden Stelle ist: um Schäden zu reparieren und »Abfallprodukte« schneller abzutransportieren. Unser Körper ist daher bemüht, nur so viel Cortison auszuschütten, daß die Entzündung zwar nicht überhand nimmt, jedoch nicht völlig unterbunden wird. Daher sorgt der Körper für ein Gleichgewicht zwischen der zur Heilung nötigen entzündlichen Reaktion und der bremsenden Funktion von körpereigenem Cortison.

Das Auftragen einer lokal wirkenden Cortisonsalbe stellt also eine Therapie mit einem körpereigenen Stoff dar. Allerdings wird dadurch das harmonische Gleichgewicht innerhalb des Körpers erheblich gestört, und das bleibt nicht ohne Folgen und entsprechenden Nebenwirkungen. Darüber hinaus wird mit der Cortisonsalbe nicht die Ursache der Entzündung, sondern nur die Reaktion an Ort und Stelle bekämpft.

Nehmen wir als Beispiel den Milchtopf

Sie stellen einen Topf mit Milch auf den Herd und schalten die Platte ein. Nach einer Weile wird die Milch beginnen zu kochen und überschäumen (das Ekzem erscheint). In Ihrer Panik drücken Sie einen Deckel auf den Topf (schmieren Cortison auf die Haut). Solange Sie den Deckel auf den Topf drücken, solange bleibt die Milch im Topf (sind Sie also beschwerdefrei). Aber wehe, Sie nehmen den Deckel ab, dann kocht die Milch um so heftiger über (das Ekzem erscheint wieder nach Absetzen von Cortison). Es ist nicht grundsätzlich falsch, einen Deckel auf den Topf zu drücken (Cortison anzuwenden). Wir dürfen nur nicht vergessen, den Herd auszuschalten (nach der Ursache zu suchen, und diese zu beseitigen).

Der Deckel auf dem Topf ist also keine Dauerlösung. Im Gegenteil, je länger wir ihn draufdrücken, um so sicherer brennt uns die Milch an. Im übertragenen Sinn könnte man sagen, daß eine dauerhafte Cortisonanwendung auch Nebenwirkungen hat, die sich mit der Häufigkeit der Anwendung steigern.

Die sichtbare Nebenwirkung von Cortison ist die Atrophie der Haut. Dabei werden alle Schichten der Haut dünner. Sie erscheint glasig, das Bindegewebe reißt leicht, und es entstehen lila-rote Streifen. Diese Atrophie der Haut nach Anwendung von Cortison ist irreversibel, das heißt, sie bleibt für immer. In ganz geringem Maß kann sie sich noch bessern, aber ganz verschwinden wird die Atrophie niemals. Wird die Haut jedoch dünn, so kann sie auch ihre Aufgaben nicht mehr in dem Maß erfüllen, wie es nötig wäre.

Als eine weitere Nebenwirkung unterdrückt Cortison den Heilungsprozeß an Ort und Stelle. Auf der einen Seite also drücken wir das Ekzem praktisch weg, nach innen, auf der anderen Seite unterbinden wir damit jedoch auch eine wirkliche, echte Heilung des Hautbilds. Das eigentliche Dilemma aber ist: Kaum wird die Anwendung von Cortison beendet, so erscheint das Ekzem meist wieder.

Eine dritte Nebenwirkung tritt bei der Anwendung von Cortisonsalben seltener auf. Die Gefahr der Schädigung der Nebennierenrinde steigt proportional mit der Häufigkeit der Anwendung und der Fläche der betroffenen Haut. Eine innerliche Verabreichung von Cortison hat deutlichere Nebenwirkungen. Aber es gelangt auch immer etwas Cortison durch die Haut – dies wird vom Körper akzeptiert, denn er kennt ja Cortison, schließlich produziert er es selbst. Die Hirnanhangsdrüse, als Kontrollorgan über die Ausschüttung von Cortison, stellt nun fest, daß eine übermäßige Produktion stattgefunden hat. Sie kann nämlich nicht unterscheiden, ob das Cortison von der Nebenniere produziert worden ist, oder ob es von außen verabreicht wurde. Folglich gibt sie der Nebennierenrinde das Signal, die übermäßige Produktion von Cortison zu stoppen. Die Nebennierenrinde stellt daraufhin ihre Arbeit immer mehr ein. Je mehr Cortison wir also anwenden, um so weniger stellt die Nebennierenrinde selbst her. Wird nach längerer Anwendungszeit das Cortison plötzlich abgesetzt, so ist die Nebennierenrinde nicht sofort in der Lage, auf ihrer normalen Leistungsebene zu produzieren. Denn jetzt verlangt die Hirnanhangsdrüse, die ja die Nebennierenrinde für die Schuldige hält, sie soll auf der Stelle wieder mit der Ausschüttung von Cortison beginnen. Die Nebennierenrinde reagiert gereizt: Erst soll sie die Produktion von Cortison vollkommen einstellen, jetzt aber soll die Produktion wieder auf vollen Touren laufen.

Das dauert aber seine Zeit. Und so wird das Ekzem, wenn wir das Cortison einfach absetzen, stärker aufblühen, als vorher, da nun zunächst das körpereigene Cortison fehlt.

Das Cortison hat aber nicht nur entzündungshemmende Eigenschaften. Im Körper ist es zusammen mit den anderen Steroiden unter anderem auch für den Knochenstoffwechsel, die Muskeltätigkeit und den Wasserhaushalt mit verantwortlich. Ein Zuviel an Cortison bringt also auch diese Systeme ins Wanken. Wir bekommen ein »Vollmondgesicht«, die Gefahr der Osteoporose steigt, und wir leiden an zunehmender Muskelschwäche. Diese beschriebenen Nebenwirkungen treten vor allem auf, wenn Cortison auch innerlich in Form von Tabletten verabreicht wird.

Man mag sich jetzt fragen, ob Cortison wegen all dieser Nebenwirkungen gar nicht erst angewendet werden sollte. Aber das ist nicht so einfach, denn es ist oft lebensrettend, Cortison zu verabreichen, und viele Hautpatienten hätten ohne Cortison nicht überlebt.

In unserer heutigen Gesellschaft hat sich tendenziell eine bestimmte Haltung gegenüber dem Kranksein, der Krankheit und ihrer Heilung durchgesetzt. Wir wollen so schnell wie möglich und ohne irgendeine Einschränkung im täglichen Leben geheilt werden. Bei der Hautkrankheit ist die Ungeduld noch deutlicher zu spüren, denn schließlich ist das »Malheur« auch noch für alle Welt sichtbar. Es muß bequem und vor allem schnell weggehen. Und was bietet sich da besser an als Cortison?

Wenn wir eine schnelle Therapie erwarten, dann bekommen wir sie auch. Viele Hautkranke nehmen lieber die Nebenwirkungen in Kauf, als daß sie zum Beispiel ihren Lebenswandel, ihre Ernährung und vor allem ihre seelische Verfassung näher beleuchten und gegebenenfalls verändern.

Solange die meisten Patienten einen raschen Erfolg in der Therapie erwarten, wird es die Cortisontherapie auch geben und von den Ärzten gerne verordnet. Es ist somit falsch, den Hautärzten die alleinige Verantwortung für den schon fast obligatorischen Einsatz von Cortison zu geben.

Wie schon erwähnt, ist Cortison oft lebensrettend, beispielsweise bei einem drohenden allergischen Schock oder einem akuten Asthmaanfall. Und vielen Hautpatienten wurden damit Höllenqualen erspart oder unerträglicher Juckreiz eingedämmt, der einen sonst im wahrsten Sinn des Wortes an den Rand des Wahnsinns getrieben hätte. Wir haben das Cortison entdeckt, und es ist so gesehen phantastisch in seiner Wirkung. Nicht das Cortison an sich muß verurteilt werden, sondern die Verordnungspraktiken. Denn nicht jedes Ekzem braucht Cortison zu seiner Heilung, erst recht nicht *nur* Cortison.

Wenn Sie sich für eine naturheilkundliche Therapie entscheiden, so können oder müssen Sie nach Rücksprache mit Ihrem Therapeuten auf Cortison verzichten.

Wenn Sie die unverträglichen Kosmetika weglassen, auf die richtigen Lebensmittel achten, die für Sie optimalen Waschmittel verwenden, dann können Sie erst einmal die Häufigkeit der Anwendungen etwas reduzieren. Sie werden selbst am besten entscheiden können, welcher Abstand für Sie am besten ist. Während Sie langsam und unter Kontrolle Ihres Therapeuten die Anwendung von Cortison reduzieren, können Sie gleichzeitig die Nebennierenrinde wieder etwas »aufpäppeln«. Sie wissen ja, daß sie mit ihrer Leistung anfangs noch etwas hinterherhinkt.

Aus meiner Erfahrung hat sich Phytocortal und/oder Phytohypophyson C zur Stärkung der Nebennierenrinde bestens bewährt. Ergänzend hierzu zehnTrinkampullen Glandulae suprarenalis GL D 6, zweimal wöchentlich eine Ampulle. Fragen Sie Ihren Therapeuten, ob diese Präparate für Sie geeignet sind.

In die naturheilkundliche Therapie müssen Sie auf jeden Fall ein großes Stück Geduld einbringen. Was oft über Monate und Jahre entstanden ist, verschwindet nicht in zwei Tagen. Sicherlich ist es schwer, Geduld zu haben bei einer Krankheit, die juckt, schuppt, näßt, die jeder sieht, und wegen der man sich schämt. Noch dazu hat bisher das Cortison immer rasch und problemlos »geholfen«.

Aber auch die Naturheilkunde braucht nicht ewig für ihre Heilungserfolge. Sie ist jedoch von Ihrer Mithilfe abhängig – und sie kann und will keine Heilungsgarantie geben. Der Weg zu einer heilen Haut auf alternative Art ist oft steinig und unbequem. Er erfordert Verzicht auf liebgewordene Lebensgewohnheiten, auf kleine »Laster«, er zwingt Sie, Ihr gesamtes Leben mit anderen Augen zu betrachten. Und wenn Sie es geschafft haben, aus Ihrer alten, kranken Haut »zu kriechen«, dann haben Sie nicht nur eine frische, junge, gesunde Haut – Sie sind auch ein neuer Mensch geworden. Sie haben sich »ent-wickelt«. Kaum eine andere Erkrankung verleiht soviel Lebensenergie und Aufschwung und verhilft zu seelisch-geistigem Wachstum wie eine überwundene Hautkrankheit.

Die Erscheinungsformen der kranken Haut

Bisher haben wir uns mit dem Aufbau und der Funktion der Haut, den Haaren und den Wechselwirkungen zwischen Haut und der Körperpflege beziehungsweise Waschmittelprodukten befaßt.

Bei der Betrachtung der kranken Haut ist zum einen zwischen äußeren, körperfremden Ursachen und inneren, körpereigenen Ursachen zu unterscheiden.

Im folgenden werden wir uns mit der kranken Haut und den verschiedenen Krankheitsformen im einzelnen beschäftigen. Für ein besseres Verständnis werde ich zuerst die verschiedenen Erscheinungsformen einer kranken Haut aufführen.

In diesem Buch kann ich natürlich nur generalisierend von »Hautkrankheiten« sprechen. Damit Sie aber sehen, wie viele Möglichkeiten unsere Haut hat, sich zu äußern, wenn sie erkrankt ist, gebe ich Ihnen einen kurzen, knappen Überblick über die einzelnen Erscheinungsformen von Hautkrankheiten. In der Medizin spricht man von *Hauteffloreszenzen*.[26]

Die Veränderung der Haut als direkte Folge von Hautkrankheiten *(Primäreffloreszenzen)*:

[26] Für weitere Informationen zu diesem Thema siehe die Hinweise der Fachliteratur im Anhang.

Der Fleck

Die roten Flecken entstehen durch einen veränderten Füllungszustand der Blutgefäße. An dieser Stelle wird also besonders gut durchblutet. Eine Rötung der Haut durch diesen Vorgang kennen wir alle sehr gut: wenn wir aus Verlegenheit oder Scham erröten. Aber auch bei Masern oder beim Drei-Tage-Fieber finden wir solche Flecken. Sie jucken in der Regel nicht.

Die Quaddel

Die Quaddel ist etwas über die Haut erhaben, also tastbar. Diese Erscheinung haben wir häufig bei Allergien oder zum Beispiel nach der Berührung mit einer Brennessel.

Das Bläschen

Das Bläschen hat flüssigkeitsgefüllte Hohlräume. Meist sind Bläschen die Folge von Entzündungen.

Die Blase

Die Blase entsteht zum Beispiel bei Verbrennungen oder aufgrund von Reibung, wie bei Wanderungen in zu engen Schuhen. Die Blase ist prall gefüllt mit Flüssigkeit und fällt nach der Entleerung zusammen.

Die Pusteln

Pusteln sind wie die Bläschen über die Haut erhaben und mit kleinen Eitertröpfchen gefüllt.

Die Knötchen

Knötchen sind feste Erhebungen über der Haut, zum Beispiel bei Warzen.

Die sogenannten *Sekundäreffloreszenzen* entstehen, wenn Primäreffloreszenzen, also die eben beschriebenen Hauterscheinungen, abheilen.

Die Veränderung der Haut beim Heilungsvorgang von Hauterkrankungen *(Sekundäreffloreszenzen)*:

Die Kruste

Die Kruste entsteht, wenn Blasen und Pusteln eintrocknen. Wie eine Decke schützt sie die nachwachsende Haut darunter.

Die Erosionen

Erosionen sind Verluste der Epidermis, entweder durch Verletzung oder als Folge von Blasen und Pusteln. Dabei tritt honigfarbene Lymphe aus, aber kein Blut, da die Lederhaut nicht betroffen ist. Dies sind die klassischen Abschürfungen zum Beispiel nach einem Sturz vom Fahrrad. Solche Erosionen verheilen narbenlos.

Das Geschwür

Hierbei ist nicht nur die oberste Hautschicht, die Epidermis betroffen, sondern auch die Lederhaut. Das heißt: es blutet. Geschwüre haben vielfältige Ursachen. Ein Beispiel sind die offenen Unterschenkelgeschwüre bei Venenleiden. Heilt ein Geschwür ab, so bleibt eine Narbe zurück.

Die Narbe

Die Narbe ist Bindegewebe, das die durch die Hautverletzung oder -erkrankung zerstörten Hautteile ersetzt. Im Bereich der Narbe wachsen keine Haare mehr, und hier sind keine Talg- und Schweißdrüsen angelegt. Je nachdem, wie tief die Narbe reicht, ist auch das Tastempfinden mehr oder weniger stark eingeschränkt. Die Narbe ist praktisch ein toter Teil der Haut.

Die Schuppe

Die Schuppe nimmt eine Sonderstellung ein. Vermehrte Schuppenbildung kann zum einen dann entstehen, wenn hautschädliche Stoffe oder Bakterien abgeschilfert werden sollen, um ein weiteres Eindringen zu verhindern. Es gibt aber auch Erkrankungen, wie etwa die Schuppenflechte, bei der von vornherein eine krankhafte Vermehrung der Epidermiszellen vorliegt. Übermäßige Schuppenbildung sieht man auch häufig bei Hautkrankheiten, die sich in tieferen Schichten abspielen. In diesem Fall liegt etwas wie ein »kollegiales Mitleiden« vor.

Die Atrophie

Der Begriff der Atrophie ist vielleicht aus dem Beipackzettel der Cortisonsalben bekannt. Eine Atrophie ist eine Verdünnung sämtlicher Hautschichten, wobei aber die Einzelschichten erhalten bleiben. Die Haut wirkt glasig und durchsichtig. Es bilden sich sogenannte Schwangerschaftsstreifen, das sind Risse im Bindegewebe. Eine Atrophie der Haut läßt sich nicht mehr oder in nur ganz geringem Maße wieder beseitigen. Die Atrophie ist meist eine Folge von jahrelanger Cortisonanwendung oder von chronischen Hautkrankheiten.

Äußere Ursachen von Hautkrankheiten

Zu den körperfremden Ursachen von Hautkrankheiten zählen in erster Linie Infektionen mit Mikroorganismen und Parasiten.

Virusinfektionen

Viren werden von unserem Abwehrsystem normalerweise innerhalb kürzester Zeit unschädlich gemacht und vernichtet. Die Viren, die sich auf unserer Haut einnisten, nutzen die Tatsache, daß unser Abwehrsystem auf der Körperoberfläche nicht so auf Viren spezialisiert ist wie das innerhalb des Körpers.

Herpes

Die bekannteste Virusinfektion der Haut ist das *Herpes-Virus*. Nahezu 90 Prozent aller Menschen sind mit dem Lippen-Herpes-Virus infiziert. Dieses Virus hat sich ein besonderes Versteck ausgesucht: Es sitzt in den Ganglien der Nerven (das sind sozusagen die Verteilerkästchen) unter der Haut. Dort wird es nicht angegriffen, da die Gefahr bestehen würde, daß auch die Nervenganglien selbst kaputtgehen. Hier fühlt es sich also sicher. Wenn wir gesund sind, hat dieses Virus keine Chance, aus seinem Versteck zu kriechen, da sofort unser Abwehrsystem auf den Plan treten würde.

Sind wir aber angeschlagen, leicht fiebrig, erkältet oder auch ernsthafter krank, dann nutzt das Herpes-Virus die allgemeine Hektik des Abwehrsystems aus und kriecht aus seinem Versteck hervor – das Herpesbläschen ist da. Es reicht oft auch schon eine belastende Streßsituation oder ein Schock, um das Herpesbläschen erscheinen zu lassen. Dies ist ein indirekter Beweis dafür, daß die Abwehrlage des Körpers eng mit dem seelischen Befinden zusammenhängt. Zudem sitzt der Herpes ja in den Nervenganglien. Gereizte Nerven sind für ihn wohl auch eine Chance, aktiv zu werden.

Wer einmal mit dem Herpes-Virus an der Lippe infiziert wurde, hat es sein Leben lang. Je nach Befinden kann es also sein, daß es nie wieder zum Vorschein kommt oder aber ständig. Wer ständig mit einem Bläschen an der Lippe gepeinigt ist, hat – aus naturheilkundlicher Sicht – wohl eine Abwehrschwäche, oder es ist ein »Krankheitsherd« im Körper, wie es zum Beispiel ein auf Eiter sitzender Zahn sein kann. Die naturheilkundliche Therapie ist daher vom einzelnen Fall abhängig. Rein äußerlich gibt es zu den klassischen, meist cortisonhaltigen Salben eine natürliche Alternative: die Lomaherpan-Salbe.

Herpes Zoster (Gürtelrose)

Herpes Zoster wird ebenfalls von einem der Herpesviren ausgelöst. Im akuten Stadium ist eine intensive medizinische Therapie meist unumgänglich. Für eventuell bleibende Restbeschwerden gibt es gute homöopathische Mittel.

Die Warzen

Warzen sind gutartige Tumoren, die durch Viren ausgelöst werden. An und für sich sind sie völlig harmlos. Sie stören nur rein optisch.

Keine Hexe und kein Magier ohne Warze. Die Warze macht das Bild von Bosheit und abstoßender Häßlichkeit perfekt, denn die Warze ist ein okkultes Gewächs. Zum einen »ziert« sie all diejenigen, die mit Magie arbeiten, zum anderen ist eine der wirksamsten Methoden, sie zu entfernen, ebenfalls magisch: abbeten und absprechen bei abnehmendem Mond. Auch das Gegenteil funktioniert: Je mehr Aufmerksamkeit wir den Warzen schenken, um so eifriger vermehren sie sich.

Wenn wir uns Gedanken darüber machen, was uns die Warze »sagen« will, dann müssen wir auch darauf achten, wo sie sich befindet, auf welchem Finger, auf welchem Meridian sie sitzt (siehe auch Seite 189).

In jedem Fall macht eine Warze häßlich: Unterstreicht sie das Gefühl, häßlich zu sein? Ist sie der bildhafte Aus*druck* unserer Minderwertigkeitskomplexe? Oder zeigt sie dem arroganten, selbstgefälligen Schönheitspinsel, daß auch er nicht vollkommen ist?

Die bekannteste Warze ist die *blumenkohlförmige Warze.* Sie ist etwas von der Haut erhaben, und ihre Oberfläche gleicht einem Blumenkohl. Meist finden wir diese Warzen an den Händen.

Die Blumenkohlwarze spricht sehr gut auf das Mittel Thuja an. Bevor Sie sich an eine Selbsttherapie wagen, fragen Sie Ihren Therapeuten, ob es sich auch wirklich nur um eine Warze handelt.

Behandlung mit Thuja

Tupfen Sie Thuja-Urtinktur aus der Apotheke mehrmals täglich mit einem Wattestäbchen auf die Warze. Innerlich nehmen Sie Thuja-D-6-Tabletten einmal täglich eine Tablette. Beginnen Sie mit der Therapie bei Vollmond. Thuja-Tinktur verwenden Sie, bis die Warze abfällt. Die Thuja-D-6-Tabletten nehmen Sie nur während der 14 Tage des abnehmenden Monds.

In letzter Zeit treten vermehrt sogenannte Dellwarzen auf. Sie sind mit Flüssigkeit gefüllte, erhabene Bläschen, die in der Mitte eine Delle zeigen. Sie finden sich vor allem in der Ellbeuge und der Achselhöhle sowie am Bauch. Im Laufe der Zeit trocknet das Bläschen ein und fällt irgendwann ab. Sind die Dellwarzen sehr groß, können punktförmige Narben zurückbleiben.

Die Dellwarzen sind recht hartnäckige Gewächse. Das erste Gebot ist, die Vermehrung zu stoppen, da der Bläscheninhalt infektiös ist. Man darf also nicht daran herumdrücken oder -stechen. Die Dellwarze ist zwar, wie die Blumenkohlwarze auch, durch ein Virus ausgelöst, aber sie spricht nicht wie diese so gut auf Thuja an. In der Homöopathie gibt es zwar einige sehr gut wirksame Heilmittel (wie zum Beispiel *Kalium arsenicosum* oder *Calendula*), diese müssen aber individuell ausgesucht und angewendet werden und können im Rahmen dieses Buches leider nicht generell empfohlen werden.

Eine Möglichkeit, die Dellwarzen auf natürlichem Weg unterstützend zu bekämpfen, ist die Anwendung der Ringelblumensalbe. Die Ringelblume ist eines der besten natürlichen Mittel gegen Virusinfektionen.

Behandlung mit Calendulasalbe

Der Calendulasalbe (*Calendula* = Ringelblume) können Sie weitere ätherische Öle zugeben, die gegen Viren wirken, wie zum Beispiel Lavendel, Teebaum, Melisse oder Zirbelkiefer. Geben Sie auf 50 ml Salbe je zwei Tropfen des ätherischen Öls (bis zu drei verschiedene) und verrühren Sie es kräftig. Abends vor dem Schlafengehen geben Sie die Salbe auf die Dellwarzen und die umliegende Hautzone.

Auch für Dellwarzen gilt wie für Pilze, daß sie gerne in Schwimmbädern aufgeschnappt werden, denn das Warzenvirus überlebt die Desinfektonsmittel im Wasser. Wir wissen, daß das Baden die Haut bis zum Zehnfachen durchlässiger macht. Das begünstigt zusätzlich die Infektion.

Erstaunlicherweise holt man sich in natürlichen Gewässern so gut wie nie Warzen oder Pilze, selbst wenn es noch so kleine, moorige Pfützen sind, was daran liegen könnte, daß in diesen Gewässern ein optimales Milieu vorherrscht.

Die Therapie der Warzen braucht Geduld. Man muß mit mindestens einem Mondzyklus rechnen (von Vollmond zu Vollmond), bis die Warze verschwunden ist; bei Dellwarzen dauert es oft zwei bis drei Monate.

Die bakteriellen Infektionen

Die bakteriellen Infektionen unterscheiden sich von den Virusinfektionen dahingehend, daß sie meist ein akutes, in Einzelfällen auch lebensbedrohliches Hautbild hervorrufen. Aufgrund unserer Abwehrreaktion kommt es zu Entzündungszeichen wie Rötung, Schwellung und Schmerz sowie zur Eiterbildung.

Zu diesen Krankheitsbildern gehört zum Beispiel das *Erysipel* (die Wundrose). Alle Formen von bakteriellen Hautkrankheiten gehören daher in die Hand eines Arztes und werden aus diesem Grund hier nicht weiter ausgeführt.

Parasiten

Die nahezu perfekten hygienischen Verhältnisse in den westlichen Industrieländern schützen nur vermeintlich vor Parasiten wie Flöhe, Wanzen oder Läuse.[27] Aber gerade so, als würden die beißenden Tierchen es uns mit Absicht antun, werde ich in meiner Praxis immer wieder, und in den letzten Jahren auffallend häufig, mit Parasiten konfrontiert. Zum Entsetzen der peniblen Hausfrau sind es überwiegend Flöhe, die sich im Haus tummeln und wie kleine Monster nicht nur die Katzen und Hunde, sondern auch deren Frauchen und Herrchen anfallen. Es ist ein Trugschluß, daß zum Beispiel der Katzenfloh nicht auf Menschen übertragbar sei. Bei Bedarf saugt er auch gerne an menschlichen Waden.

Aus ganzheitlicher Sicht ist hier anzunehmen, daß meist diejenigen von Parasiten befallen werden, die auch auf seelischer Ebene Schwierigkeiten haben, sich ihrer Haut zu wehren, und sich ausnutzen lassen, die also seelisch wie körperlich eine durchlässige Hautgrenze haben. Um die seelische und körperliche Abwehr zu stärken, bietet sich die Bach-Blütentherapie an (siehe Seite 55).

---

[27] Hinweise zur biologischen Parasitenbekämpfung finden Sie in der Zeitschrift »Umwelt & Gesundheit«, Nr. 3 und 4/1995, Haug Verlag, Heidelberg. Beachten Sie auch die entsprechenden Literaturhinweise im Anhang.

Flöhe

Flohbisse sind mehrere Bißstellen hintereinander, die wie eine Perlschnur aussehen. Die Bißstelle ist normalerweise als ein kleiner roter Fleck auf der Pustel zu sehen. Je nachdem, wie groß die Anzahl der ungebetenen Hausgäste ist, kann ein Kind mit solchen Bissen übersät sein. Oft glaubt man dann erst an eine Allergie oder eine andere Hautkrankheit.

Nach den bisherigen Schilderungen wissen wir schon, daß vor allem Besitzer von Haustieren unter dieser Plage zu leiden haben. Bevor Sie auf mögliche Flohsuche bei Ihnen oder Ihren Kindern gehen, müssen Sie die Kinderstube der Flöhe ausfindig machen. Vermutlich ist dies die Decke des haarigen Lieblings. Die befallenen Gegenstände sollten umgehend als Müll entsorgt werden. Befallene Wäsche muß mit mindestens 60 Grad gewaschen werden, denn Temperaturen bis 40 Grad überleben die zähen Tierchen trotz Waschlauge.

Das Haustier selbst muß selbstverständlich auch von den Flöhen befreit werden. Fragen Sie hierzu am besten den Tierarzt.

Läuse

Bis vor 40 Jahren waren die Lausbuben regelmäßig mit Läusen infiziert. Damals galt als Therapie schlechthin der kahle Kopf – noch heute kann man eindeutig Läuse-Epidemien auf alten Klassenfotos erkennen.

Jeder Haushalt kannte auch den feinzinkigen Kamm, mit dem die Eier der Läuse, die Nissen, von den Haaren entfernt wurden. Sinnvoll ist es auch heute noch, die Haare bei Verdacht auf Läusebefall mit diesem Kamm durchzukämmen. Ein Kosmetiktuch vorher durch die Zinken gezogen hilft beim anschließenden Reinigen. Bitte achten Sie darauf, daß jeder seinen eigenen Kamm benutzt.

Das Präparat Aesculo-Gel eignet sich zur vorbeugenden Anwendung, wenn im Umfeld Läuse aufgetreten sind. Auch beim Befall an sich ist es einen Versuch wert, bevor die chemischen Mittel zum Einsatz kommen.

Wenn wir mit angemessenen Hygienemaßnahmen Flöhe und Läuse bekämpfen können, so sind wir dem fliegenden und fallenden Ungeziefer fast wehrlos ausgeliefert.

Mückenstiche durch die im Hochsommer auftauchenden Schnaken bringen Erwachsene wie Kinder um den Schlaf. Die Stiche können dick anschwellen und jucken tagelang. Schnaken gehen nach dem Geruch des Körpers – und ihre Nase ist gut. Vor allem Menschen, die vermehrt Buttersäure (ein Stoffwechselprodukt) über den Schweiß ausscheiden, werden von den surrenden Plagegeistern traktiert. Gegen die natürliche, individuell verschieden starke Ausscheidung von Buttersäure kann man nichts unternehmen. Einige schwören auf Knoblauch, der ja ebenfalls über die Haut ausgedünstet wird, um von Mücken verschont zu bleiben. Der Knoblauch hält aber leider nicht nur die Mücken fern. Mit dieser Methode wird man vielleicht mückenfrei alt, aber einsam.

Der beste Schutz vor Mücken ist ein Moskitonetz über dem Bett. Es hält die Mücken am sichersten ab und ist garantiert nebenwirkungsfrei.

Duftöle können die Mücken ebenfalls fernhalten. Wirksam sind zum Beispiel Eukalyptus, Zitrone, Zedernholz und Nelkenöl. Es ist allerdings nicht empfehlenswert, die Duftlampe mit diesen Ölen die ganze Nacht brennen zu lassen. Schließlich atmen Sie selbst die Düfte ja auch ein. Besser ist es, zwei, drei Stunden vor dem Schlafengehen eine Duftlampe aufzustellen. Wenn Sie dann zu Bett gehen, löschen Sie das Teelicht in der Duftlampe.

Eine der beliebtesten Methoden zum Schutz vor Mücken sind die fast geruchlosen Plättchen, die in ein kleines Netzgerät gesteckt werden. Das Plättchen gibt durch die minimale Wärmeentwicklung im Gerät langsam über mehrere Stunden hinweg Insektenvernichtungsmittel ab. Daß dies den Schnaken nicht gut bekommt, wissen wir. Die Frage ist nur, wie es uns bekommt, die ganze Nacht über die Gifte einzuatmen. Nach Herstellerangaben sind sie für uns völlig ungiftig – nach Erfahrungen der naturheilkundlichen Therapeuten können sie jedoch gesundheitsschädlich sein.

Gegen die Plagegeister, die uns abends am Lagerfeuer besuchen, gibt es ebenfalls gute Produkte. Zum einen wäre es eine Möglichkeit, die entsprechenden Duftöle wie oben beschrieben einer verträglichen Creme, Salbe oder Körpermilch zuzusetzen. Als Fertigprodukt ist ZEDAN empfehlenswert. Eine chemische Mückenabwehr ist wegen der schädlichen Wirkung auf die Haut möglichst nur im Ausnahmefall anzuwenden.

Die oben genannten Duftöle und Zedan halten neben Mücken auch die Zecken weitestgehend ab. Es ist eine Tatsache, daß immer mehr Zecken das Zeckenbißfieber übertragen. Vor allem in Süddeutschland, und hier überwiegend entlang der Flüsse Donau, Inn und Isar, sowie in Kärnten sind Fälle von FSME (Frühsommermeningoenzephalitis) bekannt geworden.

Übrigens springen Zecken nicht von Wirt zu Wirt. Das heißt, wenn Ihr Hund oder Ihre Katze eine Zecke im Fell hat, so wird sich diese an der Katze so lange vollsaugen, bis sie etwa erbsengroß gefüllt ist, dann fällt sie ab.

Zecken lauern auf Gräsern und Büschen im Wald. Sie haben ein empfindliches »Infrarotgerät«, mit dem sie schon auf einige Meter Distanz den warmen Körper des Beutetieres erfühlen. Stehen oder sitzen wir dann unter dem Baum oder Busch, so läßt sich die Zecke auf uns fallen. An den Gräsern ist das einfacher: In etwa Wadenhöhe bleiben die Zecken an der Hose oder den Beinhärchen hängen. Es ist nicht gesagt, daß sie an Ort und Stelle beißen. Sie suchen sich oft ein gemütliches Plätzchen und krabbeln dazu über den Körper. Wenn sie sich dann niederlassen, so dauert es je nach Zeckenart und Hautdicke bis zu zwei Stunden, ehe der Rüssel Blut erreicht. So lange braucht die Zecke, um sich wie ein Schraube durch unsere Haut zu bohren. Während der Bohrzeit ist sie auch noch relativ leicht zu entfernen. Kaum wird sie berührt, fällt sie ab. Nach ausgedehnten Waldspaziergängen ist es also sinnvoll, sich nach Zecken abzusuchen. Hat sich die Zecke schon festgebissen, so wird sie mit einer Zeckenzange (aus der Apotheke) gegen den Uhrzeigersinn herausgedreht. Mit einer normalen Pinzette besteht die Gefahr, daß wir die Zecke auseinanderreißen: Der Kopf bleibt drin und der Leib hängt an der Pinzette. Im Zweifelsfall gehen Sie zum Arzt und lassen die Zecke fachmännisch entfernen. Dort wird man Sie auch über eine mögliche Impfung beraten.

Bei der Frage, ob eine Impfung gegen FSME sinnvoll ist oder nicht, ist es wichtig zu wissen, daß die Impfung nur gegen die

FSME-Infektion gerichtet ist. Die weit häufigere durch Zeckenbiß übertragene Borreliose, ebenfalls eine fieberhafte Erkrankung des Gehirns, kann dadurch nicht verhindert werden. Zudem ist nicht jede Zecke infiziert. Es ist auch möglich, erst nach einem Zeckenbiß zu impfen. Dies muß allerdings innerhalb eines Tages geschehen.[28]

Äußerer Pilzbefall

Alle Krankheiten, die durch Pilze ausgelöst werden, nennt man Mykosen. Nicht alle Pilze sind hautpathogen, das heißt, es können nur wenige Pilzarten zu Hautkrankheiten führen. Einer der bekanntesten Hautpilze sind die sogenannten *Dermatophyten* (Derma = Haut). Sie bilden runde oder ovale Flecke mit rotem Rand auf der Haut, die sich immer weiter ausbreiten, in der Mitte schuppt sich die Haut und wächst meist gesund wieder nach. Sicherheit über die Diagnose gibt ein Laborbefund. Dazu werden einige befallene Hautschuppen abgekratzt und eingesandt. Eine andere Spielart der Mykosen ist der Befall mit Erregern wie *Candida albicans*, Trichophyten oder mit Pityriasis. Die Hautpilzerkrankung Pityriasis kommt immer häufiger vor. Dabei bleiben die befallenen Hautbezirke fleckig weiß, während die übrige Haut bräunt. Daher wird eine Pityriasis meist erst im Sommer erkannt.

Pilze ernähren sich nur von totem Material; sie siedeln sich auch gerne auf toten oder geschwächten Lebewesen wie abgestorbenen Bäumen, fauligem Gras und auf der Haut von Tier und Mensch an.

Trotz des Säureschutzmantels unserer Haut können sich die Pilze auf der Hautoberfläche ausbreiten und dort schmarotzen.

Zu einem krankhaften Pilzbefall kommt es jedoch nicht etwa, weil die Pilze plötzlich »aggressiver« würden und sich stärker vermehrten. Die Haut erkrankt an einem Pilzbefall, wenn das natürliche Gleichgewicht zwischen Wirt und Gast, also unserer Haut und den Pilzen, gestört ist. Die Pilze befinden sich ständig in wechselnder Zahl auf unserer Haut – zu einem krankhaften Zustand kommt es nur, wenn unsere Haut geschwächt ist, beispielsweise durch eine

[28] Entscheidungshilfe bei der Frage nach einer möglichen Impfung gibt die im Anhang angeführte Literatur.

Hautkrankheit, durch falsche Kosmetik oder durch zu wenig nützliche Bakterien auf der Hautoberfläche.

Als eine Form der Therapie ist es also zunächst wichtig, die Widerstandskraft des eigenen Körpers durch eine gesunde Lebensweise zu stärken.

Darüber hinaus ist es ebenso hilfreich, seine eigene Grenze, also die Haut, bewußt zu stärken und zu festigen, indem man beispielsweise der Frage nachgeht, gegen welche »Schmarotzer« im alltäglichen Leben man sich behaupten sollte oder wie man sich besser abgrenzen oder auch Nein gegenüber Ansprüchen oder Forderungen anderer sagen kann.

Pilze sind hartnäckige Gesellen, die sich nicht so ohne weiteres vertreiben lassen, erst recht nicht, wenn ihr Wirt, also der Befallene, ihnen ein optimales Milieu bietet. Hautpilze haben ihre Ernährung den Umständen angepaßt. Sie lieben die Hautschuppen. Außerdem mögen sie es warm, feucht und dunkel. Auch lassen sie sich gerne auf bereits bestehenden Hautausschlägen nieder, da hier die Abwehr der Haut schon erheblich überlastet ist.

Da es die Pilze warm, feucht und dunkel lieben, treten sie bevorzugt zwischen den Zehen, im Genitalbereich, in der Achselhöhle und unter der weiblichen Brust auf. Verbunden mit dem Befall ist ein mehr oder weniger starker Juckreiz. Es ist ein Trugschluß zu glauben, daß mit vermehrter Hygiene und einem regelrechten Waschzwang die Pilze beseitigt werden könnten. Im Gegenteil, jedes übertriebene Waschen zerstört die natürliche Bakterienbesiedelung und den Säureschutzmantel der Haut. Dadurch haben die Pilze erst recht die Möglichkeit, sich zu vermehren.

Hautpilze sprechen in der Regel recht gut auf sogenannte antimykotische Salben an. Von diesen Anti-Pilz-Salben gibt es verschiedene Präparate, die je nach Erreger eingesetzt werden. Das eigentliche Problem beim Pilzbefall ist jedoch die Neigung zum Rezidiv, zum wiederholten Befall. Kaum ist der eine Fleck weg, taucht schon ein anderer auf.

Für einen wiederholten Mykosenbefall gibt es verschiedene begünstigende Umstände:

1. Diabetes

Wenn Sie an Diabetes erkrankt sind, sind Sie leider prädestiniert für Pilzbefall. Die einzige Möglichkeit, sich davor zu schützen, ist eine erhöhte Vorsicht vor wiederholten Infektionen, beispielsweise im Schwimmbad und in der Sauna (siehe Punkt 8).

2. Chronische Mykosen im Genitalbereich

Lassen Sie auf jeden Fall Ihren Partner untersuchen. Sehr häufig kommt es immer wieder zu einer gegenseitigen Ansteckung, einer Art Ping-Pong-Effekt. Ein weiterer Herd ist der Darm. Aus meiner Erfahrung haben fast 90 Prozent aller Hautpilzpatienten auch Pilze im Darm. Diese gelangen mit dem Stuhl auf die Körperoberfläche. Im Genitalbereich ist es feucht, warm und dunkel – die optimalen Voraussetzungen für die Ansiedlung von Pilzen. Außerdem sind Pilze in der Lage, innerhalb weniger Stunden zum Beispiel vom Darm in die Vagina zu wandern. Um eine chronische Pilzinfektion zu stoppen, ist es daher von allergrößter Wichtigkeit, den Darm zu sanieren und pilzfrei zu halten (siehe dazu »Innerer Pilzbefall – Darmsanierung«, Seite 203).

3. Verzehr von Zucker

Pilze lieben Zucker. Ein erhöhter Blutzuckerspiegel wie beim Diabetes fördert die Ausbreitung beziehungsweise Infektion mit Pilzen. Aber auch ein übermäßiger Zuckerkonsum hat die gleiche Folge. Die Pilze auf der Haut und im Darm fühlen sich bei diesem Nahrungsangebot pudelwohl.

Entgegen der verbreiteten Ansicht, man müßte völlig zuckerfrei leben, plädiere ich für einen erheblich eingeschränkten Zuckerkonsum. Wobei Zucker an sich sowie Süßigkeiten und süße Fruchtsäfte gemieden werden sollten (genaue Diätanweisungen finden sich im Kapitel »Innerer Pilzbefall – Darmsanierung«, Seite 203). Eine ausgewogene Ernährung sorgt zudem für ein stabiles Darmmilieu und verhindert so wiederholte Pilzinfektionen.

4. Kosmetik und Waschmittel

Durch unverträgliche Kosmetika und Waschmittel ist die Haut einem ständigen Reiz ausgesetzt, so daß sie leichter von Pilzen befallen werden kann (siehe dazu auch Kapitel »Kosmetik«, Seite 119).

5. Kleidung

Synthetische Kleidung sorgt für ein feuchtes, überwärmtes Milieu auf der Haut. Dies sind beste Voraussetzungen für Pilze. Vor allem beim Pilzbefall im Genitalbereich ist es empfehlenswert, auf synthetische Unterwäsche ganz zu verzichten. Es eignet sich eher Baumwollunterwäsche, die bei mindestens 60 Grad oder im Kochwaschgang gewaschen werden kann. Ebenso sollten nur Socken aus Baumwolle oder Schafwolle getragen werden. Baumwolle hat zudem den Vorteil, daß man die Socken auskochen kann.

Feinstrumpfhosen bilden ein optimales Milieu für Pilze, denn der Zehenbereich wie auch die Genitalzone werden feucht und warm gehalten. Noch dazu können die hauchdünnen Synthetikschläuche nur bei maximal 30 Grad gewaschen werden.

6. Fußpilzbefall

Selbstverständlich sitzen die Pilze auch im Schuh. Wenn Ihre Schuhe ohnehin schon ausgetreten sind, ist es sinnvoll, sie gegen neue einzutauschen. Es ist die beste Möglichkeit, wiederholte Infektionen zu verhindern. Auch die Schuhform sollte dem natürlichen Fußabdruck entsprechen. Somit sind alle Teile des Fußes optimal beweglich und durchblutet.

Prinzipiell sind Schuhe aus natürlich gegerbtem Leder solchen aus synthetischem Leder vorzuziehen.

Auf hauchdünne Schuheinlagen, möglichst aus natürlichen Materialien, können einige Tropfen Teebaumöl (aus der Apotheke oder dem Naturkostladen) gegeben werden, denn dies ist ein ätherisches Öl, das gegen Pilze wirkt. Wenn Sie den wenig angenehmen Geruch vermeiden wollen, können Sie abends auf einen Wattebausch einige Tropfen Teebaumöl geben, und diese dann über Nacht im Schuh belassen.

Als Alternative zu den schulmedizinischen antimykotischen Salben bei Fußpilz, oder wenn diese ihre Wirkung verloren haben, können Sie ozonisiertes Olivenöl (aus der Apotheke) morgens und abends auf die befallenen Stellen geben. Eine ähnlich gute Wirkung hat das Melaleuka-Öl (ebenfalls aus der Apotheke). Wenden Sie dieses Öl laut Packungsbeilage an.

Ein gutes Mittel gegen Fußpilz ist das Barfußgehen. Sofern es die Jahreszeit zuläßt, gehen Sie vor allem in freier Natur barfuß. Die Zehen sind meist im Dunkeln, noch dazu ist es feucht und warm. Sonne, Luft und trockene Haut dagegen vertreiben Pilze.

7. Pilzbefall der Nägel

Sind die Nägel von Pilzen befallen, so probieren Sie erst sämtliche Therapiemethoden aus, bevor Sie den Nagel ziehen lassen. Dabei besteht die Gefahr, daß das Nagelbett verletzt wird und infolgedessen immer ein verkrüppelter Nagel nachwächst.

Die Schulmedizin kennt hervorragende Pilzmittel bei der Nagelmykose. Am besten sind solche, die als Nagellack aufgetragen werden. Noch besser wirken sie, wenn Sie den Nagel vorher mit einer Einmalfeile aufrauhen. Auch ozonisiertes Olivenöl oder Melaleuka-Öl auf den angerauhten Nagel aufgetragen, wirkt zufriedenstellend.

8. Schwimmbäder und Saunen

Meiden Sie Pilzsiedlungen wie Schwimmbäder und Saunen.

Zum einen bildet das feuchtwarme Milieu in diesen Einrichtungen einen hervorragenden Nistplatz für Pilze, zum anderen ist die aufgeweichte Haut nur erschwert in der Lage, Pilze abzuwehren.

Haut und innere Erkrankungen

Bei der Betrachtung körpereigener Ursachen von Hautleiden sind die zeitlichen und örtlichen Zusammenhänge und die Wechselspiele zwischen Organen und Organsystemen und der Haut von zentraler Bedeutung. Hierbei spielt der Verdauungsapparat eine herausragende Rolle.

Diese Meinung wird nicht grundsätzlich von der klassischen Schulmedizin geteilt. In der Medizin kennen wir jedoch eine ganze Reihe von Hautbildern als Begleiterscheinungen innerer Erkrankungen.

Zum Beispiel die Spider naevi, rote Punkte mit sichtbaren Äderchen, wie kleine Spinnen, beim Leberzellschaden. Oder die Xanthome (Fettknoten) bei Fettstoffwechselstörungen. Auch hormonelle Störungen können zu Hautveränderungen führen, wie beispielsweise das Myxödem: eine gelbliche, trockene, geschwollene, aufgedunsene Haut.

Diese aufgeführten Beispiele sind demnach keine eigenständigen Hautkrankheiten. Es überwiegt von der Symptomatik her auch normalerweise das zugrundeliegende Krankheitsbild.

Das gleiche gilt für die Hauterscheinungen bei Infektionskrankheiten wie beispielsweise Masern, Röteln und Scharlach.

In der Dermatologie kennt man eine Krankheit, die fast alle Erscheinungsformen von Ekzemen kopiert: die Syphilis oder Lues. Nur selten zeigt sie die klassischen sogenannten Roseolen oder im Endstadium die Gummen. In ständig wechselndem Kleid narrt sie auch heute noch die Medizin. Die Syphilis ist keineswegs ausgestorben, im Gegenteil, durch den globalen Tourismus hat ihre Ausbreitung wieder zugenommen. Sollte die Möglichkeit bestanden haben, daß Sie sich irgendwann einmal mit dem Syphilis-Erreger infiziert haben, und leiden Sie jetzt an Hautkrankheiten, dann sind Sie verpflichtet, Ihren Therapeuten darauf hinzuweisen. Mit einem einfachen Bluttest kann kontrolliert werden, ob es sich wirklich um Syphilis handelt.

Zusammenhänge zwischen Organen und der Haut

Man könnte die Haut als unser »Universalorgan« bezeichnen, als Spiegel für unser körperliches und seelisches Befinden. Sie ist ein offenes Buch, und eine Fundgrube für den, der darin zu lesen vermag. Die Botschaften, die über die Haut sichtbar in unser Bewußtsein gelangen, scheinen nur auf Anhieb problematisch und nicht zu entziffern. Mit ein wenig Gespür und dem nötigen Wissen über ganzheitliche Zusammenhänge können wir viel über unseren Körper und unser seelisches Befinden erfahren.

Ich lade Sie nun zu einem kleinen Streifzug über die Oberfläche unseres Körpers ein und erläutere Ihnen die möglichen Beziehungen zu inneren Organen. Diese Beschreibungen sollen Ihnen als Anregung dienen, als Hinweise auf eventuell bestehende körperliche Ursachen und Zusammenhänge. Meist ist das betroffene Organ einfach überlastet; nur sehr selten ist es krank im klassischen schulmedizinischen Sinne.

Es sind auch selten weitreichende therapeutische Maßnahmen für diese Organe notwendig. Eine Unterstützung ihrer Funktion mit einfachen, naturheilkundlichen Mitteln reicht in vielen Fällen aus, um den Hautausschlag positiv zu beeinflussen.

Bevor wir versuchen, die Haut*ausschläge* mit Hilfe von Medikamenten zu unterdrücken, sollten wir uns fragen: *Warum* habe ich diese Hautkrankheit? Was will sie mir sagen?

Es ist nie Zufall, an welcher Stelle ein Ekzem auftaucht oder wo und wann es einen juckt. Es gibt so gut wie immer einen Hinweis auf körperliche Störungen oder direkte seelische Ursachen.

Fallbeispiel

Ein schuppendes, juckendes Ekzem am rechten Zeigefinger, dem Handrücken und noch ein Stück bis zum Handgelenk hinauf kostete einer Patientin den Schlaf. Sie fragte sich, weshalb gerade am Zeigefinger das lästige Ekzem auftauchte, und nicht am Oberarm oder am Bauch oder auf der Nase.

Der Zeigefinger gehört zum Dickdarmmeridian. Auf die Frage, wie es mit ihrer Verdauung aussieht, antwortete die Patientin, daß sie seit mehreren Monaten an Verstopfung leide. Man könnte jetzt vereinfacht sagen, das Ekzem am Zeigefinger war ein weiterer Hinweis darauf, daß mit dem Dickdarm etwas nicht in Ordnung ist. Die Beseitigung der Verstopfung und eine Darmsanierung sorgten für einen geregelten Stuhlgang – und das Ekzem verschwand mit der Verstopfung. In diesem Fall war also gar keine Therapie am Ekzem an sich vonnöten.

Wenn im folgenden Hinweise auf mögliche Erkrankungen bestimmter Organe gegeben werden, so bedeutet dies nicht, daß diese immer schwer erkrankt sind. Meist sind diese Organe und Organsysteme einfach überlastet oder überreizt. Auffallend oft siedeln sich Hautausschläge entlang der Meridiane der Verdauungs- und Ausscheidungsorgane an, wie Dickdarm, Dünndarm, Leber, Niere, Blase und Galle.

Das ist wiederum ein Hinweis darauf, daß der Körper mit Giftstoffen überlastet ist, und die Haut hilft, ihn von schädlichen Stoffen zu reinigen. Ausführlich habe ich diesen Vorgang im Kapitel »Die Entgiftung«, Seite 221, erklärt.

Wenn wir einen Zusammenhang zwischen körperlichen Störungen und Hautkrankheiten erkennen, dann erweitert sich unser therapeutisches Feld ganz erheblich. Nicht mehr nur von einer Salbe zur nächsten, von einem Therapeuten zum nächsten geht unsere Odyssee. Wir sehen auch andere Wege, dem juckenden Problem die Daseinsberechtigung zu nehmen. Und das gibt wieder Hoffnung und Auftrieb.

Ein besonderer Vorteil allerdings ist: Sie können selbst sehr viel zur Besserung Ihrer Hautkrankheit beitragen. Je mehr Sie wissen, um so größer sind Ihre Möglichkeiten, selbst etwas zu Ihrer körperlichen und seelischen Heilung und Gesundung zu tun.

Zeitliche Zusammenhänge

Betrachten wir zunächst die *zeitlichen Zusammenhänge*, die einer Hauterkrankung zugrunde liegen können.

Der wichtigste Aspekt bei der Forschung nach den Ursachen einer Hautkrankheit ist *der Zeitpunkt ihres ersten Auftretens.* Sie sollten sich also zuallererst die Frage stellen: *Seit wann habe ich diese Hautkrankheit?*

Wann tauchte sie zum erstenmal auf, welche Umstände waren zu der Zeit gegeben?

Sind Sie beispielsweise umgezogen? Haben Sie sich von Ihrem Partner getrennt? Haben Sie die Arbeitsstelle gewechselt, einen neuen Boden ins Zimmer gelegt?

Es ist sehr wichtig, jede noch so kleine Begebenheit zu beachten. Sie werden feststellen, daß häufig eine besondere Begebenheit den Boden für Ihre Hautprobleme bereitet hat.

Der seelischen Problematik kommt bei der Entstehung einer Hautkrankheit die größte Rolle zu, erst in der Folge haben wir körperliche Ursachen zu werten. Erfahrungsgemäß sind die Schlüssel bei Hautkrankheiten meist schwerwiegende, tiefergehende seelische Probleme (siehe dazu Kapitel »Haut und Seele«, Seite 11).

Sollte die Antwort auf die Frage, seit wann Sie an Hautproblemen leiden lauten: seit Geburt – dann ergeben sich hieraus zwei mögliche Erklärungen.

Zum einen ist der Aspekt der genetischen Vorbelastung zu prüfen. Zum anderen sollten die Umstände der Schwangerschaft rekapituliert werden.

Es besteht generell eine Neigung, Krankheiten und insbesondere Hautkrankheiten als erbliche Veranlagung zu betrachten.

Wie uns die moderne Gen-Technik mit Stolz verkündet, gibt es für sehr viele Krankheiten eine vererbte Information, den sogenannten genetischen Code. Heute ist schon in vielen Kliniken die Untersuchung des Erbmaterials auf eine eventuell vorliegende Allergieneigung beim kleinen Erdenbürger Routine. Zweifellos kann die *Tendenz* zur Entwicklung einer Allergie vererbt werden. Dies bedeutet jedoch nicht, daß diese Allergie auch wirklich ausbrechen muß. Wenn feststeht, daß das betroffene Kind die Allergiebereitschaft geerbt hat, so hat man von Anfang an die Chance, es auf natürliche Weise zu erziehen, ihm gesunde, wenig belastete Nahrung zu geben, es weitestgehend von Chemie fernzuhalten (sollte das eigentlich nicht jeder?) und bei der späteren Berufswahl auf eine möglichst schadstoffarme Beschäftigung zu achten. Allergikerkinder sind beispielsweise nicht geeignet für den Beruf des Chemikers oder Laboranten.

Die ständige Angst vor dem Ausbruch einer Allergie, zum Beispiel in Form einer Neurodermitis, ist der negative Aspekt dieser Untersuchungen.

Auch die angeborenen Erkrankungen der Haut, wie zum Beispiel die Schuppenflechte, reagieren gut auf naturheilkundliche Therapien. Die Möglichkeit, einen neuen Schub zu erleiden, besteht zwar weiterhin – aber nicht mehr so intensiv und nicht mehr so oft. Für die Schuppenflechte gilt zudem auch: Selbst wenn sie eine angeborene Erkrankung ist, so ist der Auslöser für das erste Erscheinen der schuppigen Flecke meist ein seelisches Trauma.

Neben der genetischen Veranlagung für eine Hautkrankheit kann auch eine Schädigung während der Schwangerschaft, zum

Beispiel durch Medikamente, die Ursache sein. Vielleicht war die Mutter während der Schwangerschaft Giften oder einer extremen seelischen Belastung ausgesetzt. Es ist immer sehr hilfreich, sich über die Umstände der Schwangerschaft zu informieren und dieses Wissen als eine Grundlage der Ursachenforschung und entsprechend der Therapie zu betrachten.

Ein weiterer wichtiger Punkt bei der Suche nach den Ursachen für eine Hautkrankheit ist der *Zeitpunkt des wiederholten Auftretens.*

Sie sollten sich also die Frage stellen: *Wann treten die Beschwerden immer wieder auf?*

Nun bleibt ein Hautausschlag meist bestehen und taucht nicht mehrmals täglich auf und unter. Aber der Juckreiz kann durchaus zu bestimmten Zeiten vermehrt auftreten. Die Haut selbst ist ja schmerzlos – es ist der Juckreiz, mit dem sie ihr Unbehagen kundtut.

Wenn Sie nur tagsüber Juckreiz haben und nachts beschwerdefrei sind, dann überlegen Sie sich, welchen Belastungen Sie tagsüber ausgesetzt sind: Ist es der Arbeitsplatz? Der Streß allgemein? Tragen Sie tagsüber besondere Kleidung? Welche Kosmetik verwenden Sie? Was essen Sie?

Erfahrungsgemäß tritt ein vermehrter Juckreiz meist in der Nacht auf. Kaum sind die Patienten im Bett – schon geht es los. Die Nacht ist die Zeit der Entgiftung, und unsere Müllverbrennung läuft auf Hochtouren. Wenn unsere Hauptentgifter überlastet sind (siehe Seite 223), springt die Haut mit ein und entgiftet, so gut sie dazu in der Lage ist. Somit ist eine Entgiftungskur bei nächtlichem Juckreiz oft hilfreich (siehe Kapitel »Die Entgiftung«, Seite 221).

Weiterhin sollten Sie folgendes bedenken:

Welches Material hat Ihr Nachtgewand beziehungsweise Ihr Bettzeug? Und womit wurde es gewaschen? Benutzen Sie eine Wolldecke, die vielleicht mit Weichspüler angereichert ist? Ist Ihr Schlafplatz durch Wasseradern und Erdstrahlen belastet? Stehen elektrische Geräte in Ihrem Schlafzimmer?

In Ihrem Schlafzimmer sollten grundsätzlich keine Elektrogeräte stehen. Wenn dies nicht geht, ziehen Sie vor dem Zubettgehen den Netzstecker aus der Steckdose. Eine ständige Belastung durch elektromagnetische Felder belastet das Nervensystem und somit die Haut.

Der Juckreiz als Schmerzsignal der Haut kann zu bestimmten Zeiten regelmäßig auftauchen.

Fallbeispiel

Ein Patient klagte über unerträglichen Juckreiz am Nachmittag ab ungefähr 3 Uhr bis gegen 6 Uhr. Die restliche Zeit des Tages und der Nacht hatte er keine Beschwerden. Nach der Organuhr ist dies die Zeit der Niere und Blase. Allein auf meinen Hinweis, er solle täglich zwei Liter Wasser trinken, besserte sich der Juckreiz – unabhängig von der übrigen Therapie, die in diesem Fall angewendet wurde.

Bei Frauen kann das Auftauchen des Ekzems oder des Juckreizes eventuell mit der monatlichen Periode zusammenhängen. Es wäre zu beobachten, wann es schlechter mit der Haut ist, vor, während oder nach der Periode? Wenn Sie die Antibabypille nehmen, ist die Situation verändert, und die Antwort auf die Frage, zu welcher Zeit des Monatszyklus es zu Veränderungen des Hautbilds kommt, ist nicht zu werten. Vergessen Sie nicht, daß jedoch auch die Pille zu Hautveränderungen führen kann.

Die Organuhr

Unsere Organe und Organsysteme sind zu bestimmten Zeiten des Tages und der Nacht besonders leistungsfähig. Die sogenannte *Organuhr* verdeutlicht die Zeiten, in denen die einzelnen Organe »auf Hochtouren laufen«. Der Dickdarm zum Beispiel »arbeitet« morgens zwischen 5 und 7 Uhr. Während dieser Zeit sollte möglichst auch der tägliche Stuhlgang erfolgen. Von 7 bis 9 Uhr ruht der Dickdarm dagegen. Das heißt nicht, daß er überhaupt nicht aktiv ist, aber er schraubt seine Leistungen etwas herab.

Auch wenn es auf den ersten Blick nicht ganz zum Thema dieses Buchs gehört, so möchte ich doch einige Bemerkungen zu dieser ganz besonderen Regulation unseres Körpers geben:

Wir sehen, daß am Morgen der Körper erst all den »Schmutz«, der sich angesammelt hat, loswerden möchte und zwar über den

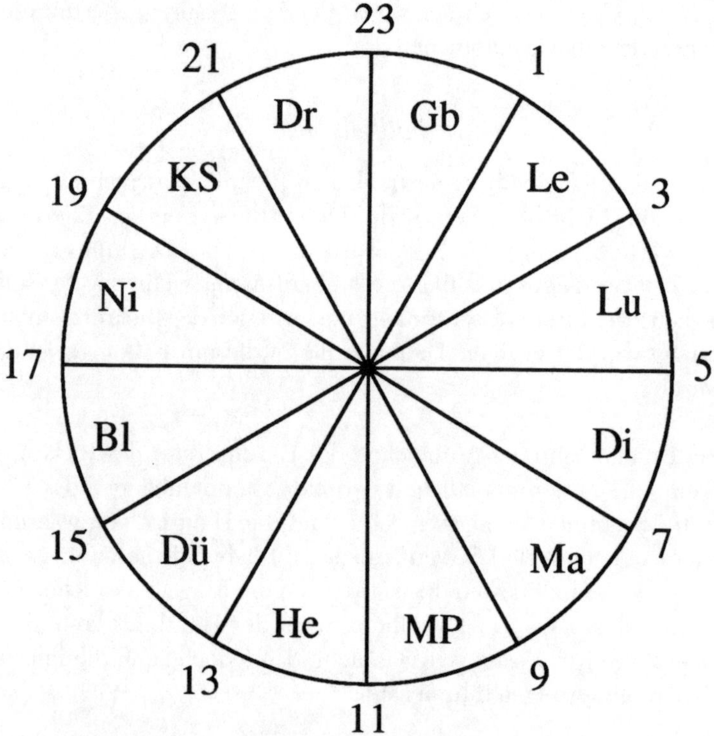

Die Organuhr

Die Ziffern beziehen sich auf die Uhrzeit

Le	= Leber	Dü	= Dünndarm
Lu	= Lunge	Bl	= Blase
Di	= Dickdarm	Ni	= Niere
Ma	= Magen	KS	= Kreislauf/Sexualität
MP	= Milz/Pankreas	Dr	= Drüsen/Hormonhaushalt
He	= Herz	Gb	= Gallenblase

Stuhl – am Morgen zwischen 5 und 7 Uhr. Danach steht der Magen (von 7 Uhr bis 9 Uhr)für die Aufnahme eines guten, sättigenden Frühstücks bereit, das ihm die Energie für den größten Teil des Tags gibt. Anschließend werden in der Bauchspeicheldrüse zwischen 9 und 11 Uhr auch gleich die Verdauungssäfte vermehrt produziert. Dazwischen schiebt sich unser Herz mit seiner Höchstleistung um die Mittagszeit. Am frühen Nachmittag wird der Speisebrei im Dünndarm verarbeitet – auch das Mittagessen, das aber aus diesen Gründen schon nicht mehr so üppig ausfallen sollte wie das Frühstück.

Ab 3 Uhr nachmittags beginnt die Niere, all das überschüssige Wasser und die wasserlöslichen Giftstoffe vermehrt auszuscheiden. Die Niere und Blase haben ihre Höchstleistungszeiten bis 7 Uhr abends.

Jetzt erleben wir noch einmal ein Hoch: Herz und Kreislauf sowie die Sexualität sind jetzt gefordert. Zwischen 7 und 9 Uhr abends haben wir zu frühen Zeiten die Behausung aufgesucht – und das Bett. Von 9 bis 11 Uhr abends ist unser gesamtes Hormonsystem besonders aktiv und sorgt für ein Gleichgewicht unserer hormonellen Steuerung.

Schließlich kommt die Galle ab 11 Uhr abends zum Zug und anschließend die Leber. In der Ruhe der Nacht können sie hervorragend entgiften. Das Essen ist verdaut und aufgenommen, jetzt sind diese Organe an der Reihe, alles zu verteilen und die Schadstoffe wieder auszuscheiden.

Morgens ab 3 Uhr ist der beste Sauerstoffaustausch in der Lunge. Wir atmen ruhig und gleichmäßig, nichts stört diesen Vorgang. Vielleicht ist Ihnen schon einmal aufgefallen, daß Sie bei einer Bronchitis – vor allem dann, wenn sie chronisch besteht, häufig am frühen Morgen husten. Das ist nicht unbedingt negativ zu werten, denn um diese Zeit reinigt sich die Lunge am besten. Auch erleiden mehr als die Hälfte der Asthmatiker in den frühen Morgenstunden einen Asthmaanfall.

Der Kreis schließt sich mit der morgendlichen Stuhlentleerung, mit der die wertlosen Nahrungsbestandteile und die Giftstoffe ausgeschieden werden.

In der heutigen Zeit wird niemand sein Verhalten ausschließlich nach der Organuhr richten können. Wer geht denn schon um 20 Uhr ins Bett? Doch schließen wir aus diesem zeitlichen Rhythmus, daß es sinnvoll ist, morgens gut zu frühstücken und mittags zu essen, während wir am Abend darauf verzichten sollten. Am Abend bekommt uns ein reichhaltiges Essen nicht unbedingt gut, statt dessen sollten wir viel trinken, um die Tätigkeit der Niere zu unterstützen. Auch ist der Schlaf nicht so erholsam, wenn ein voller Magen drückt.

Betrachten wir die Organuhr, dann können wir uns vorstellen, daß die Verdauung in der Nacht einfach streikt oder sehr langsam ist. Somit liegt das üppige Abendmahl lange im Verdauungstrakt, ehe es verwertet wird.

Die Höchstleistung der Leber in der Nacht zeigt auch, daß ein übermäßiger Alkoholkonsum am Abend und in der Nacht den Körper belastet, denn dadurch hinkt die Leber ihrer normalen Leistung hinterher. Überhaupt funktionieren die Entgiftungen über Leber, Galle und Lunge sowie die Regulation der Hormone am besten, wenn der Körper in Ruhe ist, wir also schlafen. Unsere Großmütter sprachen vom Schönheitsschlaf zwischen 11 Uhr abends und 5 Uhr morgens. Während dieser Zeit ist nämlich auch die Zellteilungsrate am höchsten.

Örtliche Zusammenhänge

Neben den zeitlichen existieren auch *örtliche Zusammenhänge*, die einer Hautkrankheit zugrunde liegen können.

Ein weiterer wichtiger Aspekt bei der Suche nach der Ursache einer Hautkrankheit ist der *Ort ihres Auftretens.* Sie sollten sich also die Frage stellen:

Wo ist der Hautausschlag angesiedelt?

Bezugszonen und Meridiane

Ein Ekzem tritt nicht an einer willkürlichen Stelle am Körper auf. Es existieren bestimmte Bezugszonen auf der Haut zu inneren Organen. Das bekannteste und auch von der klassischen Schulmedizin anerkannte unter diesen Bezugssystemen sind die sogenannten *Headschen Zonen.*

Damit werden die Körperzonen bezeichnet, die von den einzelnen aus dem Wirbelkanal austretenden Nervensträngen versorgt werden. Die inneren Organe haben zwar für sich eine eigene nervliche Verbindung zum Gehirn. Aber sie stehen in Zusammenhang mit dem darüberliegenden Hautbezirk.

Zum Beispiel bei der Gallenkolik: Die Schmerzen ziehen entlang der Headschen Zone vom rechten unteren Rippenbogen bis zur Wirbelsäule. Bei Erkrankungen der Galle können innerhalb dieser Headschen Zone verstärkt Muskelverhärtungen, sogenannte *Myelogelosen,* auftreten. Der Herpes Zoster verläuft fast immer entlang so einer Headschen Zone.

Die Meridiane

Ein weiteres inneres Bezugssystem bilden die Meridiane, auf denen die Akupunktur basiert. Meridiane sind Linien, die einzelne Akupunkturpunkte miteinander verbinden. Da die Akupunkturpunkte immer einem bestimmten Organ zugeordnet sind, entstehen praktisch Energielinien der Organe auf beziehungsweise direkt unter der Haut. Der Zustand des Organs spiegelt sich also im Meridian wider – und umgekehrt ist die Aktivität des Organs durch die Stimulation des dazugehörigen Meridians, zum Beispiel durch eine Massage oder Nadelung, zu beeinflussen. Diese Möglichkeit nutzt die Akupunktur, wenn sie bestimmte Punkte auf einem Meridian mit Hilfe der Nadel aktiviert oder beruhigt, je nach Zustand des dazugehörigen Organs und dem gewünschten Effekt.

Ein Meridian reagiert selten schmerzhaft. Seine bevorzugte Ausdrucksform ist der Hautausschlag. Es finden sich also viele Hautausschläge entlang solcher Meridiane. Meist sind es die Meridiane der Ausscheidungsorgane.

Der Hautausschlag kann nun auch nur auf »Teilstrecken« des Meridians zu finden sein, zum Beispiel nur am Bein, während der Meridian am restlichen Körper nicht befallen ist.

Das Wissen um die Zusammenhänge zwischen bestimmten Körperregionen, Meridianen oder Headschen Zonen ist für die Therapie von Hautkrankheiten von entscheidender Bedeutung. Wäre beispielsweise der Hautausschlag im groben Verlauf des Lebermeridians angesiedelt, so würde eine Stärkung der Leber erfahrungsgemäß die Hauterscheinungen merklich zurückgehen lassen.

Sehen wir uns nun den Verlauf der einzelnen Meridiane genauer an:

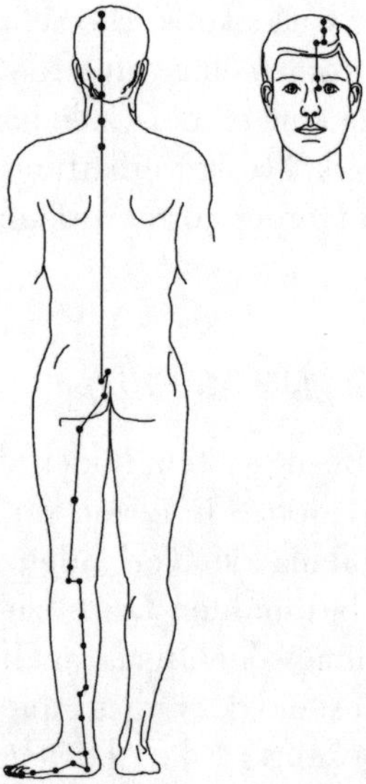

Der Blasen-Meridian

Auf der linken wie rechten Körperseite laufen die Meridiane auf gleicher Höhe. Sie sind also rechts wie links immer gleich angelegt.

Der Blasen-Meridian beginnt im inneren Augenwinkel, zieht sich dann etwa ein bis zwei Finger neben der Scheitel/Gesichtsmittellinie über die Stirn, das Schädeldach, den Nacken. Auf gleicher Linie läuft der Meridian dann wieder etwa zwei Finger breit entlang der Wirbelsäule bis zum Steißbeinbereich. Dort »schlägt er einen Haken« – wie ein umgelegtes Z –, zieht sich dann weiter über die Pobacke den hinteren Oberschenkel (etwa in der Mitte) entlang, über die Mitte des Knies, der Waden, bis er schräg zum äußeren Fußknöchel hin abdreht. An der äußeren Fußkante entlang gelangt der Meridian zu seinem Endpunkt, der Spitze der kleinen Zehe.

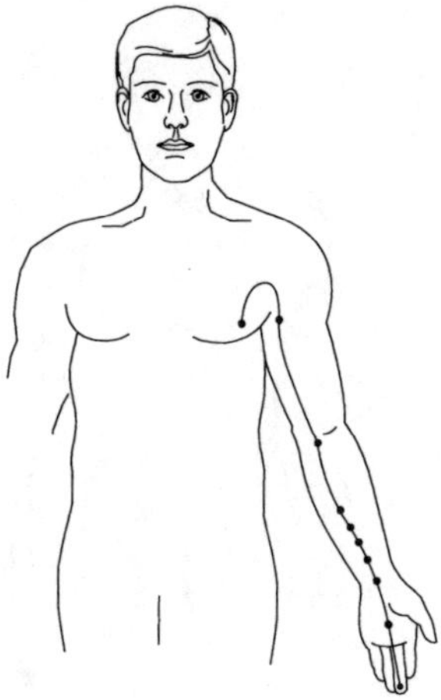

Der Kreislauf-Sexus-Meridian

Der Kreislauf-Sexus-Meridian beginnt etwas seitlich der Brustwarze. In einem Bogen zieht er zur Achselhöhle und von dort über die Innenseite des Oberarms über die Ellbeuge und den Unterarm in nahezu gerader Linie zum Mittelfinger.

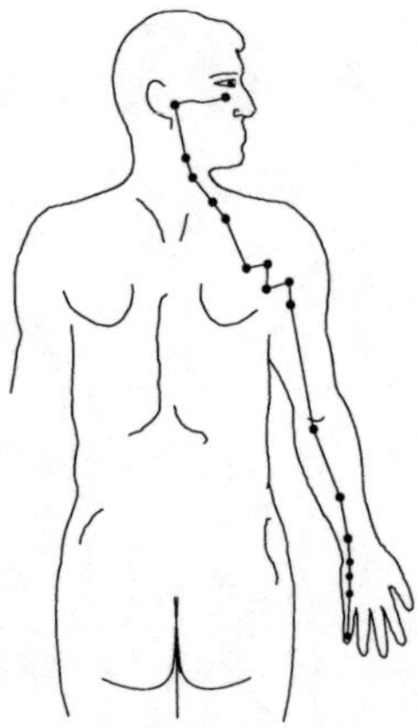

Der Dünndarm-Meridian

Der Dünndarm-Meridian beginnt an der Spitze des kleinen Fingers, zieht von dort an der Außenseite der Hand in gerader Linie zum äußeren Handgelenk und von dort aus zum Ellbogengelenk. An der Rückseite des Oberarms gelangt er zum Schulterblatt, das er zickzackförmig überquert. Über den Hals zieht er weiter bis zur Wangenpartie im Gesicht.

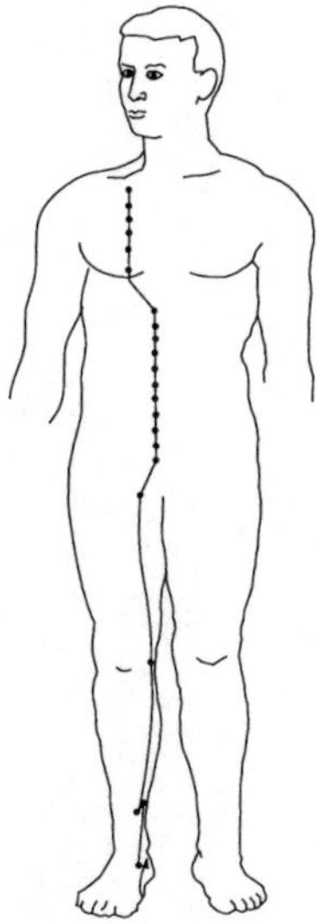

Der Nieren-Meridian

Der Nieren-Meridian beginnt an der Fußsohle, in der Mitte des Zehenballens, zieht dann zum inneren Fußgelenkknöchel, den er in einer Schleife »umrundet«. Entlang der inneren Wade und des inneren Oberschenkels führt sein Weg über die Leiste zum Bauch, wo er etwa ein/zwei Finger breit neben der Körpermitte nach oben verläuft und unterhalb des Schlüsselbeins endet.

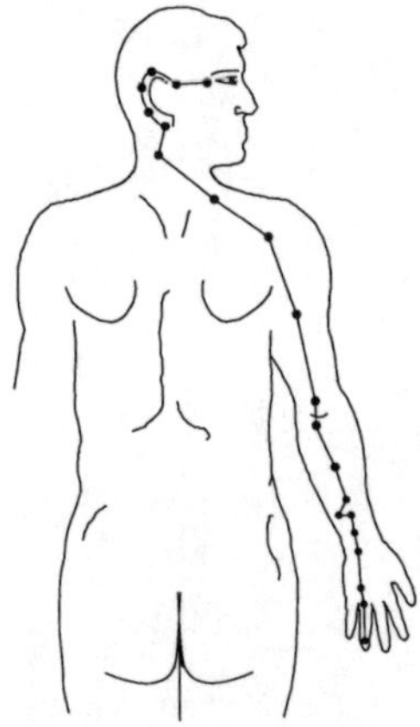

Der Dreifach-Erwärmer oder Hormon-Meridian

Der Dreifach-Erwärmer-Meridian beginnt am Ringfinger, zieht über den Handrücken zum Handgelenk, von dort (etwas unregelmäßig im Verlauf) zum Ellbogen. Von hier in gerader Linie zur Schulterspitze, dann quer zum Hals, und schließlich umrundet er das Ohr und endet am Ende der Augenbraue.

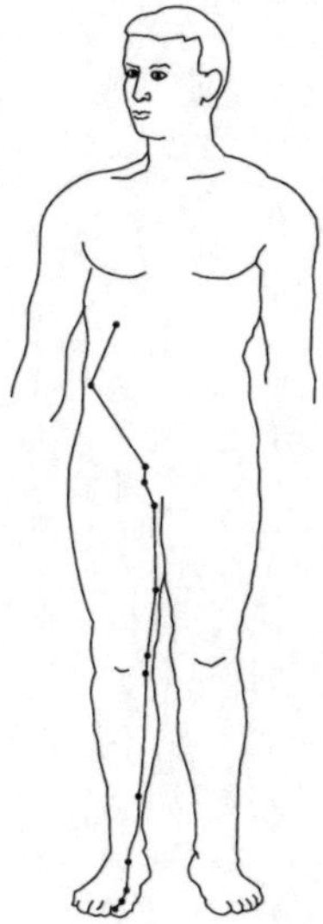

Der Leber-Meridian

Der Leber-Meridian beginnt auf dem Rücken der Großzehe, zieht bis zum Fußgelenk, wo er dann weiter nach innen zieht und entlang der Innenseite der Wade und des Oberschenkels bis zur Leiste gelangt. Von hier zieht der Leber-Meridian einen großen Bogen bis zur Hüfte und zurück zu seinem Endpunkt ziemlich genau auf Höhe der Leber (beidseits gleich).

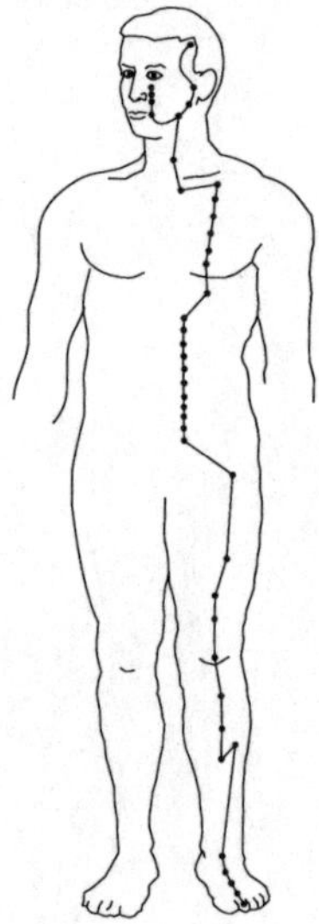

Der Magen-Meridian

Der Magen-Meridian beginnt in der Mitte des unteren Augenlids. Von hier verläuft er gerade nach unten zum Unterkiefer. Am Unterkiefer entlang zieht er bis kurz vor das Ohr, wo er sich gabelt: ein kurzes Stück des Magen-Meridians läuft vor dem Ohr bis zum Haaransatz an der seitlichen Stirn.

Der andere Teil des Magen-Meridians zieht über den Hals zum Schlüsselbein, von dort entlang über die Linie der Brustwarze bis zur Leiste. Dort knickt er nach außen und verläuft dann etwa in der Mitte des Oberschenkels über das Knie und das Schienbein in nahezu gerader Linie zum zweiten Zeh.

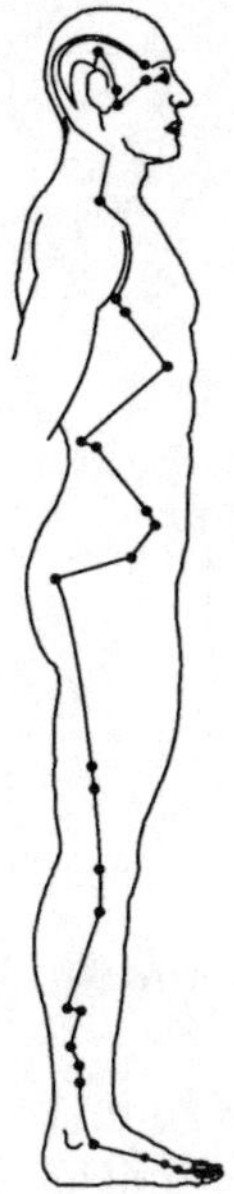

Der Gallenblasen-Meridian

Der Gallenblasen-Meridian beginnt am äußeren Augenwinkel, zieht sich bis zum Ohr und ab hier mehrmals verschlungen über die seitliche Region des Kopfs, vornehmlich des behaarten Teils. Etwas hinterhalb der Ohrmuschel zieht er über den Hals, den vorderen Schulterbereich bis in die Achselhöhe. An der Außenseite des Oberschenkels und der Wade entlang gelangt der Gallenblasen-Meridian schließlich zum äußeren Fußknöchel. Von hier aus zieht er in gerader Linie bis zum vierten Zeh.

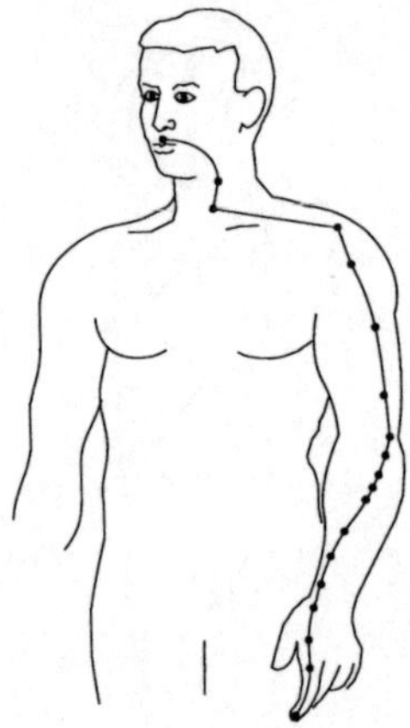

Der Dickdarm-Meridian

Der Dickdarm-Meridian beginnt am Zeigefinger, zieht dann gerade über den Handrücken zum Handgelenk und von dort auf dem Unterarm zum Ellbogen. Hier sucht er sich auf der Außenseite des Oberarms über die Schulter und den Hals seinen Weg zum Endpunkt auf der Oberlippe.

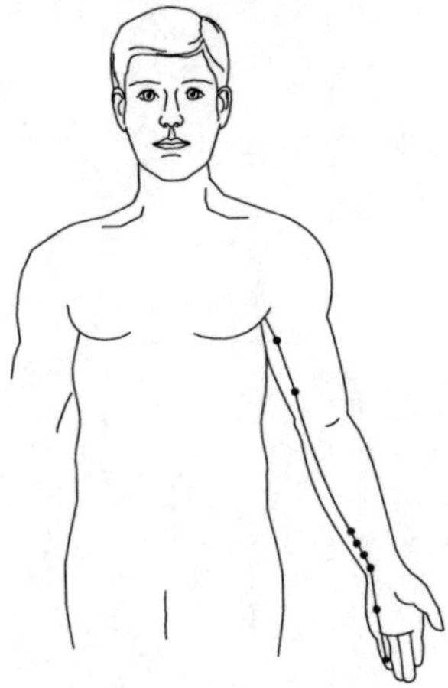

Der Herz-Meridian

Der Herz-Meridian beginnt – wie der Dünndarmmeridian – am kleinen Figner. Er zieht über den äußeren Rand der Handfläche zum Handgelenk und weiter über den inneren Unterarm und Oberarm zur Achselhöhle.

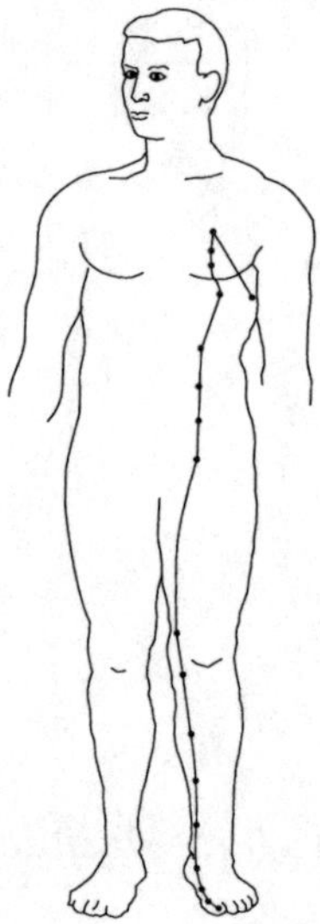

Der Milz-Pankreas-Meridian

Der Milz-Pankreas-Meridian beginnt – wie der Lebermeridian – an der großen Zehe.

Von hier zieht er über das Großzehengrundgelenk bis zum inneren Fußknöchel. Entlang der Innenseite von Wade und Oberschenkel zieht er seine Bahn über die Leiste zum Bauch, wo er etwa handbreit von der Körpermitte zur Brustmitte reicht und hier abschwenkt zum Achselhöhlenbereich, wo er auch endet.

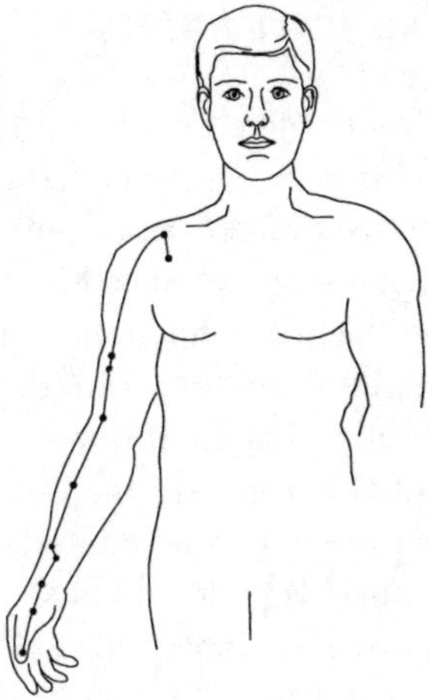

Der Lungen-Meridian

Der Lungen-Meridian beginnt am vorderen Teil der Schulter, zieht dann über die Mitte des Oberarmmuskels (Bizeps) zur Mitte der Ellbeuge und von dort aus in nahezu gerader Linie bis zur Spitze des Daumens.

Bezugszonen im Gesicht

Im Gesicht spiegeln sich sehr viele Organe und Organsysteme wider. Kaum ein anderer Körperteil vereinigt soviel für jedermann sichtbare Informationen über innere Krankheiten – die Fuß- und Handreflexzonen einmal ausgenommen; jedoch sind diese nicht für jeden sichtbar. Die Handflächen können wir verstecken, die Fußsohlen stecken sowieso in den Schuhen – nur das Gesicht ist jederzeit für jedermann einsehbar. Ich kann immer wieder feststellen, daß sich sehr viele Hautleiden gerade im Gesicht äußern. Auch wenn am übrigen Körper die Symptome zu erkennen sind, ist das Gesicht häufig am Hautausschlag mit beteiligt.

Was unser Gesicht aus*drückt*, hinterläßt bei unseren Mitmenschen einen bleibenden Eindruck. Unser Gesicht ist unsere Visitenkarte, das Barometer unserer Stimmungen und das Guckloch auf unseren Charakter.

Eigenschaften und Gefühle wie Naivität, Begeisterung, Ermüdung, Ironie, Wut, Trauer, Verliebtsein, Angst oder Jähzorn hinterlassen ihre Handschrift auf unseren Gesichtern und machen diese Stimmungen damit öffentlich. Ein Hautausschlag im Gesicht deutet darauf hin, daß unsere Kommunikationsfähigkeit gestört ist. Beispielsweise bröckelt unsere Fassade ab (schuppt). Wir brauchen eine Maske, um unser »wahres Gesicht« zu verbergen. Wir machen »gute Miene zum bösen Spiel«, unterdrücken unsere Emotionen, die dann über die Haut ausschlagen. Der Hautausschlag im Gesicht signalisiert die Notwendigkeit einer Bearbeitung des dahinterstehenden seelischen Problems. Denn kein anderes körperliches Leiden und kein anderer Erscheinungsort der Hautkrankheit spricht uns so deutlich an, wie der Ausschlag, der uns ins Gesicht geschrieben ist.

Hautausschlag um den Mund – das periorale Ekzem

Ausschläge im Gesicht sind bevorzugt um den Mund herum angesiedelt. Diese *periorale* (den Mund betreffende) Zone ist der Spiegel unseres Verdauungstrakts. Dieser beginnt mit den Lippen und endet mit dem After. Richten wir daher unser Augenmerk als erstes auf die Mundhöhle:

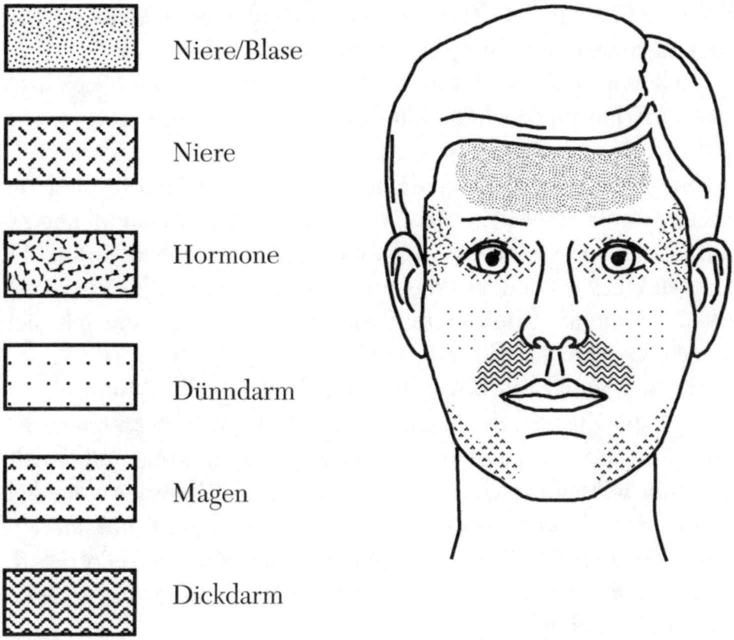

Die Zähne: Sind kariöse Zähne oder entzündetes Zahnfleisch vorhanden? Vertragen Sie die Zahnpasta, die Sie verwenden? Welche Zahnmaterialien befinden sich in Ihrem Mund (siehe dazu »Die Amalgamfüllungen«, Seite 231)?

Eine unverträgliche Zahnpasta oder falsches Zahnmaterial kann ein periorales Ekzem am Leben halten beziehungsweise dafür sorgen, daß es genau hier angesiedelt ist. Das heißt nicht, daß die Zahnpasta oder das falsche Zahnmaterial die *alleinige* Schuld für das Ekzem trägt. Sie bilden jedoch einen ständigen Reiz.

Die Zunge: Ist die Zunge stark belegt? Oder rissig? Hat sie wunde Stellen? Sind ihre Papillen groß? Wirkt sie wie lackiert? Die Zunge ist ein Spiegel für den Darm: Die Zungenspitze entspricht der Mundhöhle und der hinterste, sichtbare Teil der Zunge entsprechend dem Verlauf des Verdauungsschlauchs dem Enddarm. Eine zartrosa Zunge mit etwas dunkleren Zungenrändern und minimalem Belag in der Höhe des Gaumenzäpfchens ist gesund.

Meist jedoch findet sich bei fehlernährten, an Verdauungsstörungen leidenden Menschen ein starker Belag schon ab der

Hälfte der Zunge. Die Zunge ist dick mit einem grau-weißen Belag überzogen, Mundgeruch ist dabei nicht selten.

Nach einer Darmsanierung (siehe Seite 203) verändert sich nach meiner Erfahrung auch die Zungenoberfläche – hin zu ihrem Normalzustand.

Eine Stufe tiefer im Verdauungstrakt erreichen wir über die Speiseröhre den Magen. Eine chronische Magenschleimhautentzündung kann sich mit einem Hautausschlag im groben Verlauf des Magenmeridians zeigen oder eben um den Mund herum. Auch eine allgemeine Übersäuerung des Körpermilieus spiegelt sich gerne im perioralen Ekzem.

Am bedeutendsten beim Hautausschlag um den Mund herum aber ist der Zustand des Darms. Ich möchte nicht behaupten, daß alle Ekzeme an diesem Ort durch eine Darmsanierung und Ernährungsumstellung verschwinden – aber sehr viele werden erheblich gebessert. Geht mit einer Darmsanierung auch eine Zahnsanierung einher, werden die Chancen für eine Heilung zusätzlich vergrößert.

Gelbliche Verfärbungen um den Mund herum signalisieren eine überlastete Leber.

Hautausschlag an den Augen

Die Augenlider haben einen Bezug zur Niere. Die Bindehaut des Auges ist mit der Blase verbunden. Eine Bindehautentzündung kann also auch ein Hinweis auf eine bestehende Blasenentzündung sein. Sind die Bindehäute beider Augen ständig leicht gerötet und findet sich keine nachweisbare Entzündung im Augenbereich, so kann eine Anregung der Ausscheidung über Niere und Blase (siehe auch Kapitel »Die Entgiftung«, Seite 221) die Beschwerden unter Umständen verbessern. Denken Sie auch an eine eventuell bestehende Allergie.

Geschwollene Augenlider sind immer ein Alarmzeichen. Neben ihrem Bezug zur Niere sind sie auch beim akuten allergischen Geschehen sozusagen die Feuermelder. Wenn die Augenlider plötzlich ohne ersichtlichen Grund anschwellen, vielleicht sogar das ganze Auge zuschwillt, dann suchen Sie bitte sofort einen Arzt auf. Dies kann die Vorstufe eines massiven Allergieschubs sein, vielleicht sogar eines allergischen Schocks.

Hautausschlag an der Stirn und den Schläfen

Wie wir schon bei der Meridianbeschreibung gesehen haben, enden die Blasenmeridiane auf der Stirn. Die Stirn ist daher ein Spiegel des Zustands der Harnorgane. Hautausschläge in diesem Bereich sind gut zu beeinflussen mit einer Anregung der Ausscheidungsfunktion der Nieren und der Blase (siehe Kapitel »Die Entgiftung«, Seite 221).

Die Schläfen sind bis zum Bereich der Ohren vom letzten Teil des Hormonmeridians überzogen. Schwere Akneformen sitzen gerne in diesem Bereich. Aber auch alle anderen Hautausschläge, die im Zusammenhang mit dem Hormonsystem stehen, finden hier ebenso wie im Verlauf des Hormonmeridians gerne ihren Niederschlag. So beispielsweise, wenn Pickel im Zusammenhang mit der Monatsblutung auftreten, oder eine Frau die Pille nimmt und mit Ekzemen und Juckreiz in diesem Bereich reagiert. Auch all diejenigen Hautausschläge, die zusammen mit großen hormonellen Umstellungen begonnen haben, wie zum Beispiel Pubertät oder Wechseljahre, können sich entlang des Hormonmeridians, wie im Gesichtsbereich an den Schläfen, ansiedeln.

Hautausschlag im Wangenbereich

Im Bereich der Wangen endet der Dünndarm-Meridian. Dieser Bereich des Gesichts reagiert besonders auf Lebensmittelallergien. Die geröteten Wangen der Neurodermitiskinder sind ein klassisches Beispiel dafür. Fast immer ist bei Hautausschlägen auf den Wangen der Darm in seiner Funktion gestört, wobei eher eine Neigung zu Durchfällen besteht. Eine Diät, bei der sämtliche für Sie unverträglichen Lebensmittel weggelassen werden, sowie eine gleichzeitige Darmsanierung hat einen sehr guten Einfluß auf den Zustand der Haut in diesem Bereich.

Gerötete Wangen können auch auf einen Magnesium-Mangel hinweisen.

Hautausschlag auf Nasenflügel, Falte von der Nase zu den Mundwinkeln und Oberlippe

Hier befindet sich das letzte Stück des Dickdarm-Meridians. Hautausschläge in diesem Bereich wie auch um den Mund herum sind ein Hinweis auf Störungen des Darms, hier aber eher des Dickdarms. Oft leiden Patienten mit Ekzemen an diesen Stellen an leichter bis starker Verstopfung. Häufig ist auch ein Pilz- oder Wurmbefall des Darms (siehe dazu »Darmsanierung«, Seite 203).

Hautausschlag auf der Kopfhaut

Über den Kopf laufen die Meridiane der klassischen Entgifter, der Galle und der Blase. Daher beeinflußt eine Entgiftung und Unterstützung dieser Organe auch immer die Heilung der Kopfhaut positiv.

Bei Kopfhautekzemen ist in erster Linie auf die richtige Haarpflege zu achten. Erfahrungsgemäß werden viele Kopfhauterkrankungen durch unverträgliche Haarpflegemittel ausgelöst. Wichtig ist daher neben der Wahl eines verträglichen Produktes (siehe Kapitel »Haut und Kosmetik«, Seite 119), daß Rückstände von Shampoos und Spülungen restlos ausgespült werden. Dies ist deshalb ausschlaggebend, weil diese Stoffe sonst durch die Haarmatte länger auf der Haut belassen werden und diese dadurch belasten.

Hautausschlag auf Händen und Füßen

Hand- und Fußreflexzonen werden seit Jahrzehnten in der Naturheilkunde beachtet. Eine Massage der Reflexzonen beeinflußt das dazugehörige innere Organ.

In bezug auf die Hautkrankheiten müssen wir die Hände und Füße erst einmal als Ganzes betrachten.

Mit den Händen greifen, tasten, berühren, streicheln, schlagen, arbeiten wir, mit ihnen können wir etwas annehmen oder ablehnen.

Mit den Füßen stehen wir im Leben, haben wir Kontakt zur Erde, kommen wir vorwärts. Die Meridiane beginnen oder enden an den Fingern oder Zehen. Auch hier finden wir wieder Hinweise auf Störungen innerer Organe.

Da die allergischen Hautausschläge der Hände und Finger in den letzten Jahren auffallend zugenommen haben, betrachten wir die einzelnen Finger und ihre Symbolik etwas genauer:

Der Daumen

Der Daumen hat einen Bezug zur Lunge (Lungen-Meridian).

Er steht somit in Zusammenhang zur Kommunikation, zum Umgang mit anderen Menschen. Mit dem Daumen als wichtigstem Finger können wir alles festhalten, ohne Daumen gelingt dies nur schwer. Halten wir an jemandem oder an etwas fest, das wir loslassen sollten? Machen wir uns Sorgen um andere? Sind wir eher verstandesbetont?

Der Zeigefinger

Der Zeigefinger hat einen Bezug zum Dickdarm.

Wie der Name schon sagt, hat der Zeigefinger Zeigefunktion. Wir zeigen damit zum Beispiel auf den anderen, oder wir signalisieren damit, daß wir, wie in der Schule, etwas wissen. Wir deuten damit auf Gegenstände, die uns gehören, und auf Menschen, die wir verurteilen. Wir tippen mit dem Zeigefinger auf das Brustbein, wenn wir betonen wollen: Ich. Demnach können Hautausschläge am Zeigefinger mit Problemen der eigenen Persönlichkeit in Zusammenhang stehen.

Der Mittelfinger

Der Mittelfinger hat einen Bezug zum Nervensystem und dem Kreislauf-Sexus-Meridian. Der ausgestreckte Mittelfinger ist ein eindeutiges Zeichen: Er bezieht sich auf Sexualität, und wir verwenden ihn dann, wenn wir auf jemanden wütend sind. Ekzeme an diesem Finger können uns also darauf hinweisen, daß unsere Sexualität sich möglicherweise nicht in Einklang befindet oder wir ein zu aggressives Verhalten aufweisen.

Der Ringfinger

Der Ringfinger hat einen Bezug zum Hormonsystem.

Unseren Freundschafts-, Verlobungs- oder Ehering tragen wir an diesem Finger. Er steht für Vereinigung und Partnerschaft.

Der kleine Finger

Der kleine Finger hat einen Bezug zum Herzen und zum Dünndarm.

Beide Organe weisen Reaktionen beim Zustand der Angst (Herzjagen, Durchfall) auf. Nahrungsmittelallergien zeigen sich gerne am kleinen Finger und an der Handkante.

Nebenwirkungen von Medikamenten

Wenn wir im folgenden von Medikamenten sprechen, so sind damit schulmedizinische wie naturheilkundliche Präparate gemeint. Zwar überwiegt der Anteil der schulmedizinischen Medikamente, wenn es um die Nebenwirkung »Hautausschläge« geht, doch sind auch naturheilkundliche Mittel nicht immer harmlos. Auch ein Tee, obwohl er in gleicher Zusammensetzung über längere Zeit hinweg getrunken wurde, kann plötzlich zu Hautausschlägen führen.

Das Erscheinen von Hautausschlägen hängt zeitlich nicht immer mit der Einnahme des Medikaments zusammen. Hier sind die Unterschiede gravierend. Penicillin zum Beispiel löst bei bestehender Unverträglichkeit sehr schnell einen Hautausschlag aus – manchmal schon nach wenigen Minuten. Andererseits können zum Beispiel Arzneimittel gegen Herzkrankheiten oft erst nach Jahren der Einnahme zu juckenden Hautausschlägen führen.

In meiner Praxistätigkeit ist mir aufgefallen, daß Medikamente nach Jahren zu juckenden, pustelbildenden Ausschlägen an den Schienbeinen (Magen-Meridian) und an der Kopfhaut (Gallen-Meridian) führen können. Sehr viele klassische Präparate der Schulmedizin wie Herz- und Kreislaufmittel oder Psychopharmaka können mit Hautausschlägen als Nebenwirkungen reagieren.

Wenn Sie den Verdacht haben, Ihre Hautprobleme könnten mit einem Medikament, das Sie einnehmen, in Verbindung stehen, lesen Sie erst einmal die Packungsbeilage. Sind dort Hautreaktionen als Nebenwirkungen angegeben, fragen Sie in jedem Fall Ihren Arzt oder Therapeuten, der Ihnen dieses Medikament verordnet hat.

WICHTIG
Setzen Sie das Medikament nie ohne die Erlaubnis des Arztes ab. Viele Arzneimittel können nicht einfach abgesetzt werden, erst recht nicht, wenn sie schon über viele Jahre eingenommen werden. Das kann unter Umständen lebensbedrohliche Situationen hervorrufen. Deshalb fragen Sie unbedingt zuerst Ihren Therapeuten!

Nebenwirkungen des Rauchens

Bei rauchenden Hautpatienten ist der Heilungsweg grundsätzlich länger als bei Hautpatienten, die nicht rauchen. Manchmal ist eine Heilung sogar aufgrund der Nebenwirkungen des Tabaks von vornherein nicht möglich.

Warum?

Der Grund liegt in der Reaktion des Körpers auf die Bestandteile des Zigarettenrauchs. Nach einer einzigen Zigarette erhöht der Körper die Pulsfrequenz um 15 Schläge, der Kohlenmonoxidgehalt des Blutes steigt um 4 Prozent an, etwa 2 Millionen (kein Druckfehler) Staubteile flirren durch die Bronchien, der Sauerstoffgehalt des Blutes nimmt um 5 Prozent ab, die *Haut*-Temperatur sinkt um 3 bis 5 Grad, und zwar wegen der um ein Drittel reduzierten Hautdurchblutung.

Die Haut wird also durch das Rauchen erheblich in Mitleidenschaft gezogen. Und wie soll es möglich sein, der Haut bei der Reparatur zu helfen, wenn die »Zufahrtsstraßen« um ein Drittel verengt sind?

Ein weiterer Aspekt ist die Ablagerung der ausgeblasenen Schadstoffe auf der Haut. Denn wie wir bereits aus den Ausführungen im Kapitel »Die Haut als Teil des Immunsystems« (Seite 79) erfahren haben, sorgt jede Mehrbelastung der Haut mit Giftstoffen für eine vermehrte Bildung von Freien Radikalen, was sich negativ auf die Hautheilung auswirkt.

Inzwischen gibt es verschiedene Methoden, dem Raucher durch den Entzug zu helfen. Dazu gehören zum Beispiel die Ohrakupunktur, die Bach-Blütentherapie, die Homöopathie, psychische Betreuung oder auch die Nikotinpflaster.

Wenn Sie im Kapitel über die Entgiftung die Aufgabe der Lunge durchlesen, dann wird Ihnen noch klarer, weshalb Rauchen Hautkrankheiten fördert. Also: Packen Sie es an!

Nebenwirkungen von Alkohol

Alkohol schädigt die Leber – dies ist allgemein bekannt. Warum sollte er jedoch auf die Haut schädlich wirken?

Die Leber ist der »Hauptentgifter« des Körpers. Wie im Kapitel »Die Entgiftung« (siehe Seite 221) näher erläutert, gehört die Haut ebenfalls zu den Entgiftern.

Es gehört zu den bevorzugten Aufgaben der Leber, vorhandenen Alkohol abzubauen. Muß die Leber jedoch Alkohol abbauen, bleibt dabei ihre übrige lebenswichtige Arbeit unerledigt. Die anderen Entgiftungsorgane werden somit gezwungen, so gut es geht die liegengebliebenen Gifte zu entsorgen. Das tut der Haut nicht besonders gut, denn gerade an den Stellen, an denen sie ohnehin durch ein Ekzem geschwächt ist, wird vermehrt Gift ausgeschieden.

In der heutigen Zeit ist die Leber fast konsequent zu Höchstleistungen gezwungen, um all das, was wir an Giftstoffen aufnehmen, unschädlich zu machen. Die zusätzliche Belastung durch Alkohol trägt sicher nicht zu einer schnellen Heilung bei.

Haut und Darm

Schon Sokrates wußte: Der Tod sitzt im Darm. Wenn wir es positiver formulieren, können wir sagen: Die Gesundheit sitzt im Darm. Und in ganz besonderem Maß ist die Gesundheit der Haut abhängig von einem gesunden Darm.

Aufgrund dieser Tatsache werden wir uns mit dem Darm und seiner Beziehung zur Haut, seiner Funktion und seiner Sanierung intensiv beschäftigen.

Wenn wir es genau nehmen, so gibt es eigentlich keine richtige Trennung zwischen Haut und Darm. Es ist mehr ein fließender

Übergang: von der Gesichtshaut über die Lippen zur Mundschleimhaut durch den ganzen Darm und über den Enddarm und den Aftermuskel zur Oberflächenhaut zurück.

Die Haut und der Darm sind beides Oberflächen, die Haut die äußere, der Darm die innere. Und wir werden sehr viele Gemeinsamkeiten feststellen, wenn wir beide Organe miteinander vergleichen. Es wird uns auch leichter fallen, die Zusammenhänge zwischen beiden zu verstehen, wenn wir sehen, daß Haut und Darm eigentlich Geschwister sind.

In meiner Praxis fällt der zweite Blick immer auf den Darm, und kaum jemand verläßt meine Praxis ohne ein Stuhlröhrchen. Mit Hilfe der Untersuchung des Stuhls mache ich mir einen groben Überblick über den Zustand des Darms, zusätzlich zu den allgemeinen Verdauungsproblemen, die der Patient mir schildert. Aber auch wenn keine subjektiven Beschwerden vorhanden sind, kann die Darmflora gestört sein. Verstopfung, Durchfall, Erbrechen, Blähungen oder Koliken müssen daher nicht zwingend vorhanden sein. Wenn Sie aber an solchen Beschwerden leiden, dann ist sicher etwas nicht in Ordnung, und eine Untersuchung und Abklärung der Ursache ist unbedingt erforderlich – vor allem bei einer bestehenden Hautkrankheit.

Aufbau und Funktion des Darms

Auch wenn wir vom Darm sprechen, beginnen wir mit den Lippen als dem eigentlichen Beginn des Verdauungstrakts. Mit den Lippen wird zuallererst geprüft, ob die Temperatur der Nahrung stimmt. Beim Kleinkind sind die Lippen das Prüforgan für fast alles, denn ihre Empfindlichkeit ist höher als beim Erwachsenen.

Schon hier an den Lippen fällt die erste Entscheidung: Lassen wir das Nahrungsmittel in den Körper – ja oder nein? Vor der Entscheidung der Lippen steht natürlich noch der optische Eindruck und unser Riechorgan. Der Duft der Speise ist maßgeblich dafür, ob wir sie als gut oder schlecht empfinden. Verdorbenes Fleisch hält uns durch seinen penetranten Geruch davon ab, es zu verzehren. Der Duft einer frischen Pizza allerdings läßt uns das Wasser im Mund zusammenlaufen.

»Das Auge ißt immer mit« – ein Schlagwort der Gastronomie, die stets bestrebt ist, den Teller mit Kräutern, Salatblättchen oder Zitronenscheiben zu dekorieren, um den Appetit noch mehr anzuregen.

Bis vor hundert Jahren kam dem optischen Eindruck noch eine weit größere Bedeutung zu: Bevor wir an Dingen gerochen haben, haben wir sie genauer betrachtet.

Auge, Nase und Lippen waren und sind dafür verantwortlich, daß nichts in unseren Körper gelangt, was uns vielleicht Schaden zufügen könnte. Da wir unsere Nahrung nicht mehr in der Natur suchen, sondern mit gutem Gewissen im Supermarkt kaufen, hat die Aufmerksamkeit des Auges und der Nase merklich nachgelassen. Wir sind uns sicher, daß die Pilze im Gemüseregal genießbar sind. Der Supermarkt gibt die vermeintliche Garantie, daß ihr Verzehr unbedenklich ist.

Haben unsere Sinne ein bestimmtes Nahrungsmittel akzeptiert, so gelangt es in unsere Mundhöhle. Auch hier wird es noch einer genauen Inspektion unterzogen: Die Geschmacksknospen der Zunge unterscheiden, ob der Geschmack süß, sauer, bitter oder salzig ist, die Thermorezeptoren von Schleimhaut und Zunge testen noch einmal die Temperatur. Und die empfindlichen Tastkörperchen im Mundbereich – vor allem auf der Zunge – überprüfen die Konsistenz des aufgenommenen Teils: körnig, hart, weich, scharfkantig?

Noch während des gesamten Kauvorgangs sind alle Sinne in Alarmbereitschaft: Es darf nichts dabeisein, was uns schaden könnte. Denn solange es sich in der Mundhöhle befindet, können wir es immer noch ausspucken – haben wir es geschluckt, befindet es sich in unserem Körper.

Um diesen Test auf Verträglichkeit und Bestandteile zu erleichtern und um die Verdauung in tieferen Bereichen wesentlich zu entlasten, sollten wir die Nahrung kauen, bis sie ein flüssiger Brei ist. Durch den Vorgang des Kauens wird der Nahrungsbrei eingespeichelt und vorverdaut. Und je länger wir auf unserem Essen herumkauen, um so besser gelingt die Verdauung. Pauschale Hinweise wie: Jeden Brocken dreißigmal kauen, hält niemand ein. Wenn Sie es aber schaffen, Ihre Nahrung flüssig zu kauen, haben Sie schon viel für eine gute Verdauung getan.

Das Abwehrsystem hat im Rachenring eine regelrechte Bastion eingerichtet und kontrolliert die Nahrung im »Vorbeischwimmen«, wenn wir den Nahrungsbrei portionsweise schlucken. Dieser gelangt über die Speiseröhre in den Magen. Die Speiseröhre ist ein Muskelschlauch, der die »Häppchen« aktiv in den Magen transportiert. Es macht daher keinen Unterschied, ob Sie – wie die Römer – im Liegen essen oder im Sitzen. Ja selbst, wenn Sie auf dem Kopf stehen, gelangt die Speise noch in den Magen. Speiseröhre und Magen werden durch einen etwas dickeren Muskelring getrennt. Er sorgt dafür, daß die Speise nicht mehr zurückfließen kann.

Das Milieu im Magen ist extrem sauer. Das liegt an der Salzsäure, die hier produziert wird, und an den anderen Verdauungssäften. Damit wir unseren Magen nicht auch mit verdauen, ist die Magenwand mit einer säuresicheren Schleimhaut überzogen. Wird diese Schleimhaut zerstört oder ungenügend aufgebaut, haben wir eine Magenschleimhautentzündung oder ein Magengeschwür, denn die aggressive Säure macht vor körpereigenem Gewebe nicht halt. Wir brauchen die Säure aber zum einen, um den Speisebrei zu verdauen, und zum anderen, um den meisten eingedrungenen Bakterien den Garaus zu machen.

Ist der Speisebrei nun gut durchgemischt mit Salzsäure und Verdauungssäften, dann hat sich die Nahrung dadurch weiter aufspalten können, und sie gelangt wieder portionsweise in den Dünndarm. Auch hier, am Magenausgang, befindet sich ein Muskelring, der die Abgabe steuert.

Das erste Stück des Dünndarms ist der Zwölffingerdarm – so genannt, weil er ungefähr zwölf Fingerbreit lang ist. Hier münden die Ausführungsgänge der Leber und Galle sowie der Bauchspeicheldrüse.

Die Verdauungssäfte von der Leber und Galle sowie der Bauchspeicheldrüse sind nun entgegen der Magensäure alkalisch. Das bedeutet, daß der Speisebrei weitestgehend neutralisiert wird, und weder extrem sauer noch extrem basisch (alkalisch) ist.

Alle Verdauungssäfte wirken nun zusammen, um den Speisebrei zu zerkleinern – so weit, bis seine Teile aufgenommen werden können. Der Darm hat wie der Magen eine eigene Bewegung, mit der er den Nahrungsbrei mischt und weitertransportiert.

Der Dünndarm

Da der Dünndarm im Zusammenhang mit der Haut von besonderer Bedeutung ist, verdient er es, wie auch der Dickdarm, etwas genauer betrachtet zu werden.

Der Dünndarm des Erwachsenen ist etwa 5 bis 6 Meter lang. Er wird in zwei Abschnitte unterteilt: das *Jejunum* und das *Ileum.* Der Übergang zwischen beiden ist fließend. Der Dünndarm liegt ebenso wie der Dickdarm nicht einfach lose im Bauch, sondern beide sind am sogenannten Gekröse aufgehängt. Über dieses Gekröse gelangen die Blutgefäße, Lymphe und Nerven an den Darm.

Die Innenseite des Darms ist mit einem dichten Netz von Zotten überzogen, die in sich selbst noch einmal in Falten gelegt sind. Dadurch entsteht eine Darmoberfläche, die größer ist als ein Handballfeld. Dies ist eine schier unglaubliche Fläche, über die wir Nahrungsmittel aufnehmen können, aber auch ein großes Feld, über das »Feinde« in den Körper gelangen können. Die Schutzvorrichtungen sind hier also ganz besonders geschärft.

Zum einen wird die oberste Schicht des Darms wie bei der Haut auch ständig abgestoßen. Erstens, weil die Zellen durch den Nährstofftransport rasch verschlissen sind, und zweitens, um eventuell eingedrungene Erreger gleich mit abzustoßen. Zum anderen ist die Darmschleimhaut wie auch die Haut selbst dicht mit Bakterien überzogen – unserer sogenannten Darmflora. Diese Bakterien sind für uns überlebenswichtig. Ohne sie geht nichts. Der Speisebrei würde den Körper ungenutzt verlassen, wir wären ein mit feindlichen Erregern überhäufter Körper und damit nicht lebensfähig.

Die Bakterien der Darmflora sitzen dicht an dicht auf der Darmoberfläche. Dadurch wirken sie wie eine Armee, die es den Feinden erschwert, zur Darmwand durchzudringen und sich dort einzuklinken. Unsere Darmflora produziert Milchsäure, die für unseren Darm unerläßlich ist. Damit kann er überhaupt erst arbeiten und Nährstoffe aufnehmen. Der Darm selbst ist nämlich nicht in der Lage, die für ihn notwendige Milchsäure zu produzieren.

Dafür, daß uns die Bakterien mit Milchsäure versorgen und einen Schutzwall bilden, gestatten wir es ihnen gerne, daß sie bei uns mitessen. Sie ernähren sich ohnehin weitestgehend von solchen Stoffen, die für uns nicht wertvoll sind. Nicht nur das: Die »Nebenprodukte« der Bakterien sind für uns ebenso lebenswichtig: So zum Beispiel das Vitamin K, das für die Blutgerinnung mitverantwortlich ist, oder das Vitamin B_{12} – wichtig für die Blutbildung. Und schließlich das Biotin, auch als Vitamin H bekannt, *das* Vitamin für Haut, Haare und Nägel. Unsere Haut benötigt dieses Vitamin, um Hautschäden zu reparieren, und Haare, Nägel und sich selbst zu kräftigen. Vitamin H ist eines der Antioxydantien mit überwiegender Wirkung in der Haut, wie auf Seite 98 beschrieben. Der Körper kann Vitamin H nicht selbst herstellen; das geschieht nur mit Hilfe der Darmflora. Im Hinblick auf die Haut ist es also schon allein aus diesem Grund wichtig, auf eine gesunde Darmflora zu achten.

Unser Bakterienheer setzt sich aus über 400 verschiedenen Bakterienarten zusammen – jede Bakterienart an dem ihr zugewiesenen Platz. Insgesamt sind es viele Billionen Bakterien, die sich in unserem Darm tummeln und für uns sorgen. Das sind mehr, als wir Körperzellen besitzen!

Die Darmflora sorgt also dafür, daß wir die lebensnotwendigen Nährstoffe aufnehmen, indem sie den nötigen »Treibstoff« dazu liefert. Darüber hinaus ist sie ein Schutzwall gegen die Angriffe feindlicher Erreger. Drittens produziert sie für uns lebenswichtige Vitamine.

Zu Beginn des Kapitels haben wir gehört, daß der Dünndarm in zwei Teile geteilt wird: Der erste Teil ist das *Jejunum.* Es schließt sich unmittelbar an den Zwölffingerdarm an. In diesem Teil des Dünndarms wird der überwiegende Teil der Nährstoffe aufgenommen. Dies geschieht durch einen aktiven Transport durch die Zellen der Darmschleimhaut. Anschließend werden unsere Nährstoffe über Blut und Lymphe abtransportiert und gelangen erst einmal zur Leber.

Die Aufnahme der Nährstoffe unterliegt einer klaren Organisation. Es wird nicht sofort und überall alles, was vorhanden ist, aufgenommen. Der Darm hat sich darauf spezialisiert, innerhalb kleiner Abschnitte bestimmte Nährstoffe zu berücksichtigen und garantiert so eine optimale Aufnahme.

In der Darmschleimhaut, vor allem im Ileum, liegen außerdem Spezialisten unserer Abwehr auf der Lauer, um jeden Feind, der sich heimlich mit den Nahrungsmitteln eingeschleust oder sich zwischen den Zellen durchgemogelt hat, ohne zu zögern anzugreifen und zu vernichten. Aber auch die Nahrungsbestandteile selbst werden einer eingehenden Prüfung unterzogen: Kennen wir das, und können wir das akzeptieren?

Die Nahrungsmittel, die die Menschen seit Tausenden von Jahren verzehren, dürfen den Darm passieren. Doch dem Darm geht es wie der Haut: Immer mehr Stoffe, die ihm fremd sind, gelangen an seine Darmwand. Und genauso wie die Haut, reagiert auch der Darm auf alles, womit er in Kontakt kommt.

Die Reaktionen des Abwehrsystems sind denen der Haut ähnlich. Dazu gehört die Pufferung Freier Radikale genauso wie die Zerstörung des Feinds innerhalb der Freßzelle.

Ebenso wie die Haut ist der Darm hilflos gegenüber Fremdstoffen wie zum Beispiel den zahlreichen Lebensmittelzusätzen. Er hatte nicht die Zeit, um den Umgang mit diesen Stoffen zu lernen.

In seiner Hilflosigkeit reagiert er nun auch gegenüber ihm bekannten Nahrungsmitteln, wie zum Beispiel Milch, Weizen oder Nüsse, gereizt. Der Reiz, den die unverträglichen Lebensmittel an der Darmwand auslösen, führt nur selten zu richtigen Durchfällen. Mit Durchfall reagiert der Darm dann, wenn er feindliche Erreger sozusagen »abwaschen« will. Dabei treten vermehrt Schleim und Wasser aus den Zellen der Darmwand. Ebenso wird, wie auch bei der Haut, die oberste Zellschicht schneller abgestoßen. Damit verhindert der Darm, daß die Erreger tiefer eindringen und bis zum Blutkreislauf gelangen.

Auch wenn dieser Abwehrmachinsmus bei Bakterien und Viren ganz gut funktioniert, hat er doch bei unverträglichen Lebensmitteln wenig Sinn, da man diese meist nur sehr unregelmäßig konsumiert.

In mehr als der Hälfte der Fälle von Lebensmittelunverträglichkeiten reagiert auch die Haut: mit Juckreiz, Pusteln und Bläschen, mit Ekzemen an bestimmten Stellen oder – wie beim Nesselfieber – mit einem unübersehbaren Hautbild über den ganzen Körper.

Diese wissenschaftlich (noch) nicht bewiesenen Zusammenhänge machen das vermehrte Auftreten von Allergien verständlicher.

Der gereizte Darm ist dann nicht gerade ein gemütlicher Aufenthaltsort für unsere Bakterienflora. Diese kommt nur noch zögernd ihrer Aufgabe nach und vor allem ist sie nicht mehr in der Lage, in gewohntem Umfang ihre Aufgaben zu erfüllen. Dies wird noch verstärkt, durch eine immer gebräuchlicher werdende »Keule«, die weite Teile des Bakterienfelds im Darm auslöscht: das Antibiotikum.

Die Antibiotikatherapie

Häufig ist es unumgänglich, Antibiotika einzunehmen, und die Zerstörung unserer Bakterienflora im Darm müssen wir dabei hinnehmen.

Wie wirken Antibiotika?

Nehmen wir als Beispiel eine Mandelentzündung. Kleine Eiterstippchen hängen an den Mandeln, und der Betroffene reagiert mit Schluckbeschwerden. Irgendein Bakterium hat sich vermehren können und übernimmt das Kommando im Rachen. Die Körperabwehr arbeitet auf Hochtouren, die Körpertemperatur steigt, man hat Fieber. Das Fieber tötet ab 38,5 Grad Celsius die feindlichen Erreger ab. Es funktioniert in etwa wie eine Müllverbrennung. Gleichzeitig werden die Erreger zusätzlich von unseren Abwehrzellen angegriffen. Das bekommt ihnen nicht besonders, sie haben viele Defekte zu reparieren.

Bildlich gesehen kann man sich ein Bakterium mit einem Zaun um sich herum vorstellen. Durch den Angriff unserer Verteidungssysteme gehen mehr oder weniger Zaunlatten kaputt.

Das Bakterium ist nun bemüht, diese Zaunlatten so schnell wie möglich zu ersetzen, da es sonst an dieser Stelle Flüssigkeit aus seinem Inneren verliert, und das wäre sein Tod. Antibiotikum sieht aus wie eine Zaunlatte. Daher baut das Bakterium die reichlich vorhandenen Zaunlatten (= Antibiotikum) ein – und merkt zu spät, daß diese Zaunlatten nicht das sind, wofür es sie hält. Denn sie dichten das Bakterium nicht ab, sondern lassen es an dieser Stelle offen, womit wieder Flüssigkeit aus dem Inneren verlorengeht, und das Bakterium abstirbt.

Auf der Packung des Antibiotikums ist meist der Hinweis zu finden, daß alle Tabletten eingenommen werden müssen, auch wenn die schlimmsten Beschwerden schon vorbei sind. Wer mit der Einnahme von Antibiotika anfängt, und dies ist oft unumgänglich, muß sie nach Vorschrift auch zu Ende führen. Die Bakterien »lernen«:

wenn auch nur ein paar von ihnen übrigbleiben, merken sich diese die Struktur der falschen Zaunlatten. Flammt die Erkrankung später noch einmal auf, hilft das Antibiotikum nicht mehr, weil das Bakterium es erkennt und nicht mehr einbaut.

Eine weitere Problematik hinsichtlich von Antibiotika ist die Tatsache, daß sämtliche Bakterienstämme verschiedene Zaunlatten haben. Deshalb wird meist ein Breitspektrumantibiotikum verordnet. Im übertragenen Sinne wirkt dies wie viele verschiedene Zaunlatten – mit der Absicht, auch diejenigen Zaunlatten dabeizuhaben, die vom krankheitsauslösenden Bakterium angenommen werden und es abtöten.

Die Nebenwirkungen von Antibiotika sind zahlreich – die augenscheinlichste ist Durchfall. Unsere Darmflora ist ebenfalls ständig Reizen ausgesetzt, zum Beispiel durch die Verdauungssäfte, und daher bemüht, ihre kleinen Defekte am Zaun ebenfalls zu reparieren. Ahnungslos nehmen die Darmbakterien die vorbeischwimmenden Antibiotika-Zaunlatten in Anspruch. Das ist freilich auch der Tod der Darmbakterien. Das »Massensterben« im Darm löst häufig Durchfall aus, um die »Leichen« abzutransportieren, und um mit der vermehrten Ausscheidung von Flüssigkeit und Schleim die Löcher in der Abwehr zu stopfen, denn vielerorts liegt die Darmwand unbewacht offen.

Über die bleibenden Folgen der Antibiotika-Therapie im Darm gehen die Expertenmeinungen etwas auseinander. Während die einen behaupten, nach kürzester Zeit sei die normale Darmflora wieder hergestellt, behaupten die anderen, durch das gestörte Milieu können sich fremde Bakterien oder Pilze leichter festsetzen, was zu längerfristigen Störungen der Darmflora führen kann. Nach meinen Erfahrungen in der Praxis schließe ich mich letzterer Möglichkeit an.

Ein Virus besitzt übrigens keinen »Zaun« – folglich hilft beim Virusinfekt, wie zum Beispiel beim Schnupfen, kein Antibiotikum.

Die regelmäßige Einnahme von Abführmitteln ist ein weiterer Angriff auf die Darmflora und die Darmwand, da dem Körper durch die Verwendung von derartigen Präparaten viele Mineralstoffe verlorengehen, die gerade für eine intakte Verdauung notwendig sind. Das bedeutet, je mehr Abführmittel eingenommen werden, um so schwächer wird der Darm.

Normalerweise haben eindringende Erreger keine Möglichkeit, sich an der Darmwand festzusetzen, denn der Darm geht vehement dagegen vor. 70 Prozent dieser Körperabwehr geschehen im zweiten Dünndarmteil, dem *Ileum.* Vorbeischwimmende Schmarotzer werden geduldet, solange die Darmflora in Ordnung ist. Bei den massiven Angriffen, denen die Darmflora in der heutigen Zeit durch Medizin und falsche oder belastende Ernährung ausgesetzt ist, entstehen jedoch öfter Lücken. Freie Oberflächen im Darm, die nicht von Bakterien besetzt sind, werden dann von Schmarotzern, wie zum Beispiel Pilzen, besetzt (siehe dazu Seite 203).

Der Dickdarm

Die letzte Station unserer Nahrung ist der Dickdarm. Zwischen Dickdarm und Dünndarm befindet sich eine Klappe, die nur einseitig aufgeht. Das verhindert ein Zurückfließen des Speisebreis in den Dünndarm. Würde der Speisebrei in den Dünndarm gelangen, wäre dies eine Katastrophe, denn im Dickdarm sind ganz andere Bakterienstämme angesiedelt als im Dünndarm. Bestimmte Bakterien werden jedoch nur an ganz bestimmten Orten geduldet und zwar in einem passenden Verhältnis zueinander. Bakterien aus dem Dickdarm würden zum Beispiel in der Blase massive Entzündungen hervorrufen.

Der Dickdarm holt aus dem flüssigen Speisebrei bis zu acht Liter Wasser täglich zurück. Das Wasser reißt auch Mineralstoffe mit sich, und so geht nur minimal Wertstoff verloren. Giftstoffe, die täglich von der Leber über die Galle in den Darm gelangen, und die wertlosen Nahrungsreste werden täglich einmal ausgeschieden.

Verstopfung

Die Mehrzahl der Menschen in den westlichen Industrienationen leidet unter Verstopfung. Es ist interessant, daß das Gefühl für regelmäßigen Stuhlgang recht unterschiedlich ist. Meine Frage an Patienten, ob sie regelmäßig Stuhlgang haben, wird meistens mit ja beantwortet. Frage ich dann vorsichtshalber, wie oft sie zur Toilette gehen, höre ich Antworten, die keineswegs mehr der Norm entsprechen: so etwa zweimal in der Woche oder drei- bis viermal täglich.

Aus medizinischer Sicht gelten Stuhlfrequenzen von dreimal täglich bis zu einmal alle drei Tage auch noch als normal. Dieser Meinung pflichte ich nur zögernd bei. Die Beurteilung hängt meiner Ansicht nach wesentlich davon ab, wie es um die Gesundheit des Patienten bestellt ist.

Was ist so schlimm an Verstopfung? Was hat Verstopfung mit Hautkrankheiten zu tun?

Wie schon mehrmals erläutert, entgiftet die Leber über den Darm. Zusammen mit den Verdauungsresten sammeln sich diese Giftstoffe im Enddarm und sollten täglich ausgeschieden werden.

Bei der Verstopfung kommt es zu unnötig langen Wartezeiten, während denen immer mehr Flüssigkeit aus dem Stuhl gezogen wird – schließlich ist dies die Hauptaufgabe des Dickdarms. Dann schieben sich nach und nach immer mehr Verdauungsreste zusammen. Der Darm wird gedehnt – und je mehr er gedehnt wird, um so schwächer wird er. Er bringt kaum mehr die Kraft auf, den Stuhl weiterzutransportieren. In den Ausbuchtungen des Dickdarms lagert sich immer mehr Kot ab, der im Laufe der Zeit steinhart wird und kaum mehr zu entfernen ist. Die zahlreichen Giftstoffe wandern, wenn sie nicht ausgeschieden werden, über die Darmwand wieder in den Körper zurück *(Diffusion)*, und gelangen so direkt über den Blutweg wieder zur Leber. Die Leber ist schon mit dem täglich anfallenden Müll beschäftigt und bekommt nun immer mehr Zusatzarbeit. Überwältigt von den Giftmengen bittet sie ihre »Entgiftungskollegen« um Mithilfe: die Nieren, die Lunge und die Haut. Und alle tun ihr Bestes, um die Leber zu entlasten (siehe auch Seite 223). Es ist offensichtlich, daß die kranke Haut unter dieser zusätzlichen Belastung leidet und eine Heilung verzögert wird.

Durchfall

Mehr als drei Stuhlentleerungen täglich sind nach medizinischen Kriterien als Durchfall (oder *Diarrhoe*) zu bezeichnen. Meiner Meinung nach ist es genauso wichtig, auf die Konsistenz zu achten: Ist der Stuhl fest geformt, dann können drei Stuhlentleerungen täglich noch als normal gelten. Gehen Sie allerdings zwei- oder dreimal täglich zur Toilette und ist Ihr Stuhl flüssig wie Pudding oder gar wie Wasser, dann entspricht das nicht mehr der Norm.

Bei Durchfall geht dem Körper sehr viel Wasser und damit eine Reihe lebenswichtiger Mineralstoffe verloren. Häufig findet man im wasserreichen Stuhl auch unverdaute Nahrungsmittel. Der Speisebrei rutscht zu schnell durch den Darm, so daß er nicht ausreichend aufgespalten und resorbiert werden kann.

Die Gründe für Durchfall sind vielfältig: akute Infektionen, Nahrungsmittelallergien, eine gestörte Darmflora, ein Zuviel oder Zuwenig an Verdauungssäften, eine mangelnde Rückresorption im Dickdarm, eine Entzündung des Darms oder manifeste Erkrankungen wie etwa Morbus Crohn.

Ein chronischer, immer wiederkehrender Durchfall schwächt über kurz oder lang unseren Körper. Er ist ein Zeichen für einen gereizten Darm. Und da die Haut die Schwester des Darms ist, wird auch diese in Mitleidenschaft gezogen. Die mangelhafte Aufnahme der Nährstoffe sorgt für ein mehr oder weniger großes Defizit an für die Haut notwendigen Mineralstoffen und Vitaminen.

Es ist daher in jedem Fall notwendig, die Ursachen des Durchfalls ausfindig zu machen und den Darm wieder so weit zu sanieren, daß ein geformter, fester (nicht harter) Stuhl ein- bis zweimal täglich zur Regelmäßigkeit wird.

Innerer Pilzbefall – Darmsanierung

Die Darmsanierung ist ein Fundament in der alternativen Therapie der Hautkrankheiten, gleichgültig, welche weiteren Therapien folgen, sei es nun beispielsweise Homöopathie, Bach-Blütentherapie oder Akupunktur.

Eine Sanierung des Darmmilieus ist niemals die einzige Therapie. Sie ist immer nur ein Teil Ihres ganz persönlichen Therapieplans.

Eine richtige Darmsanierung können Sie nicht ohne einen Therapeuten durchführen, denn vor jeder Therapie steht eine Diagnose. Die Ursachen für bestehende Verdauungsstörungen müssen medizinisch abgeklärt werden, damit organische Krankheitsgeschehen nicht übersehen werden.

Weiter ist es sinnvoll, den Stuhl untersuchen zu lassen – auch das geht nicht ohne Therapeuten. Vom Ergebnis der Stuhluntersuchung ist die weitere Therapie abhängig.

Trotzdem halte ich es für wichtig, Sie detailliert über den Zusammenhang zwischen Haut und Darm und der daraus resultierenden Notwendigkeit einer Sanierung zu informieren.

Haben wir nun den Befund des Labors vor uns liegen, so wird sich in vielen Fällen die Diagnose »Pilzbefall« finden. Von den Pilzen gibt es einige hundert Arten. Und es ist nicht völlig gleichgültig, welcher sich in Ihrem Darm befindet.

Es gibt Pilzarten, die relativ harmlos sind, andere hingegen, wie etwa *Candida albicans, Candida parapsylosis* sowie die Schimmelpilzarten *Aspergillus niger* oder *Geotrichum candidum* sind hochgradig pathogen, das heißt krankmachend.

Die Pilze versuchen, sich einen Platz an der Darmwand zu erkämpfen. Eine intakte Darmflora verhindert dies normalerweise, selbst die Darmwand ist mit Spezialantikörpern präpariert, um ein Andocken der Pilze zu verhindern. Doch diese lernen schnell: Ist durch eine falsche Ernährung oder beispielsweise eine Antibiotikatherapie eine Lücke in der Darmflora entstanden, so setzen sie mit bestimmten chemischen Mitteln die Spezialantikörper an der Darmwand außer Kraft und klinken sich ein. Hier gefällt es ihnen, schließlich ist es dunkel, warm und feucht – ein optimales Klima. Noch dazu schwimmt ein reichhaltiges Buffet ständig an ihnen vorbei, und sie brauchen sich nur noch zu bedienen. Je besser das Futter, um so schneller vermehren sie sich und verdrängen die gesunde Bakterienflora. Könnten Sie in Ihren Darm hineinsehen, so würden die Pilzflecke wie weiße Spritzer an der Wand aussehen.

Sehr viele Pilzarten lieben Zucker. Ein erhöhter Zuckerkonsum fördert folglich die Vermehrung der Pilze an der Darmwand.

Was passiert nun, wenn die Pilze an der Darmwand hängen? Zum einen verhindern sie die Nahrungsaufnahme an dieser Stelle. Das ist jedoch die harmloseste Nebenwirkung des Pilzbefalls. Was wesentlich mehr wiegt, ist die latente Entzündung, die durch die Abwehrreaktion ausgelöst wird. Der Darm versucht ja, die Schmarotzer wieder loszuwerden – doch das ist bei den Pilzen nicht so einfach. Sie sind hartnäckig, und wenn sie weiterhin reichlich Zucker erhalten, wird ihnen die Attacke des Immunsystems nicht viel anhaben.

Pilze ernähren sich und haben folglich auch Ausscheidungsprodukte. Und diese machen uns das Leben schwer. Aflatoxin ist zum

Beispiel so ein Abfallprodukt der Pilze. Diese Stoffe werden aufgenommen und gelangen über die Blutbahn – wie alles aus dem Darm – in die Leber. Dort wird das Aflatoxin gebunden und ausgeschieden. Das ist ein wahrer Kraftakt der Leber. Sie will nämlich unbedingt verhindern, daß diese Pilzgifte in den Blutkreislauf und damit ins Gehirn gelangen.

Doch damit nicht genug. Die Pilzgifte stören empfindlich die körpereigenen Regulationen, die eine Allergie verhindern oder abpuffern. Das heißt, überschießende Reaktionen des Körpers – ob auf der Haut, in der Nase oder Lunge oder im Darm – sind bei Pilzbefall weit häufiger. Daher sollte die Pilztherapie und die anschließende oder gleichzeitige Darmsanierung zur grundlegenden Therapie bei allen Formen von Hautkrankheiten gehören. Und es zeigt sich immer wieder, daß allein eine richtige Darmsanierung und die entsprechende Umstellung der Ernährung sowie die Auswahl der passenden Kosmetika ganz erheblich zur Linderung des Hautleidens beitragen können.

Immer wieder werde ich mit der Behauptung konfrontiert, daß Pilze im Darm normal seien. Das ist so nicht richtig. Die Zahl der »Pilzträger« hat in den letzten zehn Jahren ganz erheblich zugenommen. Deswegen ist ein Pilzbefall aber nicht plötzlich unbedenklich, geschweige denn natürlich. Eine gewisse Anzahl von Pilzen wird vom Stuhllabor auch als physiologisch, das heißt im Normbereich liegend, toleriert. Wir werden bei einer sehr genauen Untersuchung auch in fast jedem Stuhl Pilze finden. Das liegt auch daran, daß wir ständig Pilze in irgendeiner Form zu uns nehmen, schließlich leben wir nicht in einer sterilen Welt. Eine gesunde Darmflora allerdings verhindert – wie schon mehrmals beschrieben – ein Andocken der Pilze. Sie werden einfach ausgeschieden.

Wenn ihre Zahl aber einen bestimmten Normbereich übersteigt, kann dies ein Hinweis darauf sein, daß sich die Pilze bereits an der Darmwand eingenistet haben und sich vermehren. Und dort gehören sie einfach nicht hin. Zum einen wirken sie toxisch (giftig) und reizen den Darm. Zum anderen belasten sie die Leber und damit den Gesamtstoffwechsel. Schließlich fördern sie ganz wesentlich das allergische Geschehen. Und diese Wirkungen kann man auf keinen Fall als natürlich bezeichnen und einfach ignorieren.

Während die einen die Pilze als völlig harmlose Wesen bezeichnen, brechen die anderen in eine wahre Pilzhysterie aus. Fast könnte man die Mykose, wie der Pilzbefall genannt wird, als Volkskrankheit bezeichnen. Dabei übersehen wir, daß durch die falsche Ernährung und Lebensweise oder durch Medikamente erst der Boden für eine Pilzinfektion geschaffen wird. Folglich ist der Pilzbefall nicht durch eine Infektion primär vorhanden, sondern die *Folge* eines schwächenden Geschehens.

Betrachten wir die Natur: Wo kommt dort Pilzbefall vor? Nur die schwachen Pflanzen oder die umgestürzten Bäume werden von Pilzen befallen. Gesundes Gewebe kann der Pilz nicht besetzen. Und genauso ist es beim Menschen: Sind wir geschwächt, kann der Pilz sich in unserem Körper ausbreiten.

Es ist möglich, mit schulmedizinischen oder alternativen Methoden Pilzbefall zu heilen. Die Frage dabei ist jedoch, wie lange der Zustand ohne Pilze im Körper anhält. Nur mit einer gesunden, weitestgehend natürlichen Lebensweise kann ein erneuter Pilzbefall verhindert werden. Die Anti-Pilz-Therapie ist richtig und sicher notwendig. Aber wie gesagt, sie beseitigt die eigentlichen Ursachen nicht.

Entwickeln wir also eine Strategie, um den Pilz aus dem Körper zu vertreiben. Wir haben schon gehört, daß es viele verschiedene Pilzarten gibt. Nicht alle lieben den Zucker. Der Hauptzuckerverwerter ist der *Candida albicans*. Dies ist auch der häufigste Pilz im Darm. *Candida albicans* baut Zucker in Fuselalkohol um. Das ist der Grund, weshalb Patienten mit einem starken Candidabefall im Darm, nach dem Genuß von reichlich Süßigkeiten glauben, sie seien betrunken. Sie sind es wirklich!

Sicher ist es sinnvoll, den Zuckerkonsum für etwa 14 Tage drastisch zu reduzieren. Zucker auf Dauer und in jeder Form zu meiden ist sinnlos, denn die Pilze erschließen sich ziemlich schnell andere Nahrungsquellen. Zucker im klassischen Sinn, Honig und Marmelade sowie Kuchen und die üblichen Süßigkeiten gehören 14 Tage lang nicht auf den Tisch.

Ferner sollten Sie Vollkornbrot oder Knäckebrot gegenüber Weißmehlprodukten bevorzugen. Obst, Joghurt, Quark und andere Milchprodukte sind erlaubt. Vorsicht aber vor Fruchtsäften! Sie enthalten reichlich Zucker.

Sitzt im Darm ein Schimmelpilz, so hat eine Zuckerdiät keinen Sinn. Der Schimmelpilz verschmäht Zucker. Dafür liebt er saure Milchprodukte wie Kefir, Joghurt, Buttermilch oder Quark.

Verzichten Sie bei Schimmelpilzbefall 14 Tage auf saure Milchprodukte während der Therapie, dann erhöhen Sie die Erfolgschancen einer Heilung.

Machen Sie jedoch nicht den Fehler, diese Diät monatelang einzuhalten. Zwangsläufig kommt es zu den Folgen einer einseitigen Ernährung. Und wie gesagt, eine Dauerdiät ist *nicht* erforderlich.

Sinnvoller ist ein ganz persönlicher Ernährungsplan wie in Kapitel »Gedanken zur Ernährung«, Seite 209, beschrieben. Sie entlasten den Darm wesentlich, wenn Sie auf unverträgliche Lebensmittel verzichten. Das verhilft schneller zu einem gesunden Darmmilieu als eine monatelange einseitige Diät.

Ein Schälchen Rohkost vor der Hauptmahlzeit, wie zum Beispiel geriebene Karotten, Gurken, Sauerkraut oder Sellerie, unterstützt die Anti-Pilz-Therapie und ist außerdem gesund. Das Gemüse wirkt wie ein Besen im Darm. Des weiteren sorgt es für ein ausgeglichenes Verhältnis im Säure-Basen-Haushalt. Die kleine Angewohnheit des Rohkostschälchens vor dem Essen dürfen Sie ruhig beibehalten.

Nun stellt sich die Frage, ob der Pilzbefall im Darm mit schulmedizinischen oder mit alternativen Mitteln behandelt werden soll. Die Antwort auf diese Frage ist abhängig von der Schwere des Pilzbefalls. Starker Befall kommt meist nicht ohne das bewährte Nystatin aus. Nystatin ist ein Mittel, das Pilze abtötet. Die Nebenwirkungen sind gering, da Nystatin nicht vom Darm aufgenommen wird, sondern ihn unverändert wieder verläßt.

Damit sind allerdings nur die Pilze abgetötet – für den Moment. Das Darmmilieu selbst wird dadurch nicht verändert. Es ist daher sinnvoll, der chemischen Therapie eine alternative folgen zu lassen.

Handelt es sich nur um einen schwachen oder mittelschweren Befall, so kennt die Naturheilkunde Methoden, wie man sich der Pilze entledigen kann, vor allem aber, wie man einem erneuten Befall vorbeugt.

Homöopathische Anti-Pilz-Mittel

Davon sind die bekanntesten: Borax D 8 (das bewährteste Mittel), Allium sativum D 12 und Fagopyrum D 12.

Über Dosierung und Anwendungsdauer fragen Sie Ihren Therapeuten.

Pflanzliche Anti-Pilz-Mittel

Bestimmte Pflanzen wirken hemmend auf das Pilzwachstum.

- *als Tee:* Mate, Pfefferminz, Wermut, Schwarztee, Malve, Kamille und Fenchel
- *als schmackhafte Anti-Pilz-Gemüse:* Knoblauch, Rosenkohl und Brokkoli
- *als Gewürze zu den Speisen:* Bohnenkraut, Kümmel, Muskatblüte, Nelke, Oregano, Pfeffer, Thymian, Zimt
- *als Duftöle in der Aromatherapie:* Teebaumöl, Melissenöl, Zitronenöl in die Duftlampe
- *in Ergänzung mit der Bachblüten-Therapie:* Crab Apple und Centaury (siehe auch Seite 56)

Zahnpflege

Es ist wichtig, eventuell vorhandene Prothesen zu entpilzen und die Zahnbürste 14tägig zu wechseln. Prothesen und Zahnbürsten erweisen sich oft als Pilzreservoir.

In der Naturheilkunde gibt es verschiedene Präparate, die eine pilztötende beziehungsweise das Pilzwachstum hemmende Wirkung haben. Da diese Medikamente unter therapeutischer Aufsicht verwendet werden sollen, werde ich sie hier nicht gesondert anführen.

Optimale Ergebnisse können erzielt werden, wenn der Darm gleichzeitig mit der Anti-Pilz-Therapie oder im unmittelbaren Anschluß daran aufgebaut wird. Dazu gibt es verschiedene Möglichkeiten. Einige Labors stellen nach der Stuhluntersuchung eine auf den Patienten zugeschnittene Darmkur zusammen. Diese können Sie nach Vorschrift gleichzeitig oder im Anschluß an die Pilztherapie vornehmen. Ihr Therapeut wird Ihnen hierzu entsprechende Anleitungen geben. Sicherlich können Sie sich auch Fertigpräparate zum Darmaufbau verschreiben lassen.

Haben Sie die Pilze entfernt, den Darm aufgebaut und Ihre Ernährung individuell umgestellt, dann können Sie dem Immunsystem des Darms noch unter die Arme greifen und es aufbauen mit: Folliculi lymphatici aggregati GL D 6, 10 Trinkampullen. Nehmen Sie davon 2 x 1 Ampulle pro Woche (zum Beispiel Mittwoch und Sonntag). Die Packung enthält 10 Ampullen und reicht somit für 5 Wochen.

Gedanken zur Ernährung

Wenn Sie in eine Buchhandlung gehen und Bücher über Ernährung suchen, dann dürfte es Ihnen nicht schwerfallen, fündig zu werden. Über kaum ein anderes Thema wird so viel geschrieben wie über die Ernährung. Und über kein anderes Thema wird so viel gestritten.

Zwangsläufig mußte ich mich innerhalb meiner Praxistätigkeit mit den verschiedenen Kostformen auseinandersetzen, denn meine Patienten waren häufig von der einen oder anderen Ernährungsweise überzeugt. In dem unübersehbaren Wust an Ernährungsvorschriften fand ich immer wieder streng wissenschaftliche Begründungen. Die einen beriefen sich auf unsere Vorvorvorfahren, die von Wurzeln und Körnern gelebt hatten. Wieder andere deuten auf die Eckzähne und sehen in ihnen das Symbol für Fleischfresser. Die nächsten essen alles roh und kalt.

Wenn ich Ihnen im folgenden meine ganz eigenen Gedanken zum Thema Ernährung darstelle, so möchte ich daraus keinen festen Speiseplan ableiten. Es geht mir vielmehr darum, Sie anzuregen, sich Gedanken darüber zu machen, was in Ihren Einkaufskorb wandert und welche Nahrungsmittel Sie in Zukunft zubereiten und verzehren.

Bedenken Sie, daß die Ernährung die einzige Möglichkeit ist, unseren Körper vor zu viel Umweltgiften zu bewahren. Denn nur bei der Wahl der *Lebensmittel* entscheidet jeder einzelne selbst, was er seinem Körper zuführt. Die Luft um uns herum müssen wir atmen, ob sie nun sauber oder belastet ist, genauso wie wir das Wasser benützen müssen, das aus der Leitung kommt.

Diäten

Eine klassische Diät bei Hautkrankheiten gibt es nicht, denn jeder Mensch reagiert ganz individuell auf Nahrungsmittel. Wenn ein Hautpatient beispielsweise Hühnereier verträgt, heißt das noch lange nicht, daß ein anderer diese auch verträgt.

Erfahrungsgemäß kristallisieren sich durchaus verschiedene Lebensmittel heraus, die vermehrt Allergien und Hautleiden provozieren. Daraus eine generelle Diät abzuleiten, halte ich jedoch für sinnlos und für den Patienten nur belastend. Vor allem bei Kindern ist das Einhalten einer strengen Diät kaum durchführbar und mit Frustration und Streß für Eltern und Kinder verbunden.

Einem Kind wird beispielsweise erklärt, daß es nie wieder Eiweißprodukte essen darf. Das heißt, es muß auf Kuchen, Süßigkeiten wie Schokolade und Mohrenköpfe, auf Fleisch, Wurst, Käse, Joghurt oder Sahne verzichten. Was für eine Perspektive für den Betroffenen! Zeit seines Lebens soll er nun auf all die Köstlichkeiten verzichten? Nie Genuß, ohne dafür mit Juckreiz und Bläschen bestraft zu werden?

Ein Fall aus meiner Praxis ist mir in bleibender Erinnerung geblieben:

Ein kleines Mädchen mit Neurodermitis rannte durch das Sprechzimmer und entdeckte zu einem Zeitpunkt, wo es sich unbeobachtet fühlte, einige Schokonüsse, die mir eine Patientin geschenkt hatte. Klammheimlich schob sie sich eifrig den ganzen Mund voll, um dann wieder zur Spielekiste zurückzukehren und so zu tun, als wäre überhaupt nichts geschehen. Die Mutter hatte nichts bemerkt. Ich beobachtete die Kleine, wie sie, ohne den geringsten Genuß, nur einige Male auf den Nüssen herumbiß und sie dann sofort schluckte. Es war ihr klar, daß sie weder die Milch in der Schokolade noch die Nüsse essen durfte – und trotzdem konnte sie nicht widerstehen, ein Stück von der Süße des Lebens zu naschen, die ihr die Mutter seit über einem Jahr versagte.

Eine zeitlich begrenzte Diät ist bei allen Hautkrankheiten der beste Weg, um manchmal vollständig oder zumindest teilweise eine heile Haut zu erhalten. Die Kunst besteht darin, einem Kind ab einem Alter von etwa drei bis vier Jahren zu erklären, warum es bestimmte Lebensmittel nicht essen darf: weil sonst die Haut so schrecklich juckt und schuppt.

Und das Wichtigste ist, daß die Haut besser wird, wenn das Kind die für es unverträglichen Lebensmittel aus dem Speiseplan streicht. Und wenn die Haut wieder gesund ist, dann darf man auch wieder mal naschen!

Das sind doch glorreiche Aussichten im Vergleich zu einem lebenslangen Verbot. Und ich bewundere das eiserne Durchhaltevermögen der Kinder. Es übersteigt oft bei weitem das der Erwachsenen. Vor allem dann, wenn das Kind bemerkt, daß seine Haut besser wird. Das »Erfolgserlebnis« stärkt ihr Durchhaltevermögen noch mehr.

Bemühen Sie sich außerdem, mit dem Kind ruhig und vernünftig zu reden, wenn es irgend etwas gegessen hat, was es nicht verträgt oder wenn es gerade dabei ist, genußvoll in einen Schokoriegel zu beißen. Jagen Sie ihm keine Angst ein, daß die Haut wieder ganz furchtbar jucken wird. Und vor allem sollten Sie die Hautkrankheit des Kindes nicht als Strafe für sein sündiges Eßverhalten darstellen. Sonst erwartet das Kind einen erneuten Schub bei jedem »Versagen«.

Und ich bin mir manchmal nicht ganz sicher, was denn nun eigentlich den neuen Schub ausgelöst hat: die Angst davor, bestraft zu werden, ja geradezu die Erwartung, daß es jetzt wieder mehr schuppen und jucken wird, oder die Tatsache, daß der Schokoriegel unverträglich war.

Wie ermitteln Sie nun Ihre ganz spezifische Diät?

In Kapitel »Kinesiologie«, Seite 92, habe ich den kinesiologischen Test beschrieben, mit dessen Hilfe Sie sowohl Kosmetik- oder Waschmittelprodukte als auch die Verträglichkeit von Lebensmitteln testen können. Der Ablauf ist derselbe. Wenn Sie mit dieser Testmethode allein nicht zurechtkommen, fragen Sie einen naturheilkundlich arbeitenden Therapeuten, ob er Ihnen die Nahrungsmittel auf andere alternative Weise austestet, wie beispielsweise mit der Elektroakupunktur.

In meiner Praxis habe ich folgendes Schema über die Verträglichkeit und vor allem Unverträglichkeit bestimmter Grundnahrungsmittel erstellt. Ich verwende den Ausdruck »Unverträglichkeiten«, da die Bezeichnung Lebensmittel-*Allergie* nur in wenigen Fällen wirklich berechtigt ist. Aus immunologischer Sicht handelt es sich bei den allgemein mit »Lebensmittel-Allergien« bezeichneten Erkrankungen in den allermeisten Fällen um Unverträglichkeiten. Der Körper reagiert demnach nicht mit einer Antikörperbildung wie bei der klassischen Allergie, sondern beispielsweise »nur« mit einer vermehrten Ausschüttung von Histamin (siehe hierzu auch Kapitel »Die Haut als Teil des Immunsystems«, Seite 79). Hierbei handelt es sich also um pseudoallergische Reaktionen. Des weiteren gibt es einige Lebensmittel, die zum Beispiel Histamin bereits in hoher Konzentration enthalten. Dies kann auch eine Lebensmittel-Allergie vortäuschen. Neben Defekten in der Zusammensetzung der Verdauungssäfte, die eine falsche, meist unzureichende Aufspaltung der Lebensmittel und damit ebenfalls eine vermeintliche Lebensmittel-Allergie vortäuschen, darf man zu guter Letzt die psychischen Aversionen nicht vergessen. Wer etwas essen muß, was er einfach nicht mag, kann auch mit einer »Allergie« reagieren.

Das folgende Schema beruht auf langjährigen Erfahrungswerten. Neben diesen Grundnahrungsmitteln testen Sie auch alle die Nahrungsmittel, die Sie besonders oft und gerne essen.

Kuhmilch

Milch steht so ziemlich an erster Stelle einer Unverträglichkeitsliste. Sie wird jedoch nicht grundsätzlich von allen Hautkranken nicht vertragen. Es gibt einige, wenn auch sehr wenige Hautkrankheiten, bei denen die Milch keine Reaktionen hervorruft.

Wenn aufgrund des Tests festgestellt wird, daß Sie die Milch nicht vertragen, vertragen Sie auch Produkte nicht, in denen Milch enthalten ist – und zwar Milch in roher und gekochter Form sowie Milchpulver, zum Beispiel Pudding, heiße Schokolade, Eiscreme, Milchschokolade, Kartoffelbrei und so weiter.

Die Unverträglichkeit beruht meist auf einem Eiweißring, wie er in der Kuhmilch vorkommt. Muttermilch, Schafmilch, Ziegenmilch und Stutenmilch enthalten diesen ganz besonderen Eiweißring nicht und sind daher meist auch verträglich.

Übrigens hilft Stutenmilch bei der Sanierung des Darms und steigert die Leistung des Abwehrsystems im Darm, daher heilt die Haut oft schneller. Ziegenmilch unterstützt die Lunge und ist angezeigt zum Beispiel bei chronischer Bronchitis.

Prinzipiell kann auf jede andere Milch als die Kuhmilch ausgewichen werden, denn der menschliche Körper hat kein Enzym, um diesen Kuhmilch-Eiweißring zu verdauen. Das ist einer der Gründe, warum viele Menschen darauf allergisch reagieren.

Nun schließen viele Betroffene daraus, daß sämtliche Milchprodukte für sie tabu sind. Das ist aber nur sehr selten so. In meiner Praxis bin ich nur ganz wenigen wirklich klassischen Eiweißallergikern begegnet. Die meisten Patienten vertragen nur schlichtweg diesen Eiweißring nicht. Wenn die Milch sauer ist, dann platzt dieser Eiweißring und kann vom Körper abgebaut werden. Das ist der Grund, weshalb die meisten Patienten zwar Milch nicht vertragen, aber Joghurt, Quark, Sauerrahm, Buttermilch, Frischkäse oder Käse trotzdem genießen können. Unter den Käsesorten gibt es einige, die ebenfalls häufig nicht vertragen werden: Darunter befinden sich Hartkäse wie Parmesan, Emmentaler in der Rinde oder Bergkäse, da diese von sich aus einen hohen Histamingehalt haben. Testen Sie die von Ihnen bevorzugten Käsesorten einfach durch.

Wenn Sie Joghurt testen, denken Sie daran, daß Sie erst Joghurt ohne Frucht testen, denn vielleicht vertragen Sie nur die Frucht nicht. Dasselbe gilt für Quark und alle weiteren Milchprodukte.

Eier

Das Hühnereiweiß nimmt eine Sonderstellung ein. Selbst wenn Sie sonst sämtliche Eiweißprodukte vertragen, kann es sein, daß Ihr Körper das Hühnereiweiß nicht toleriert. Streichen Sie dann Eier und Eiprodukte aus Ihrem Speiseplan, bis es Ihnen bessergeht.

Fleisch und Wurst

Testen Sie die klassischen Fleischsorten: Schwein, Rind, Kalb, Pute, Lamm. Am besten sind rohe Fleischstücke zum Testen geeignet. Ist für Sie zum Beispiel Schweinefleisch unverträglich, so gilt dies auch für sämtliche Wurst, die Schweinefleisch enthält. Und das sind die meisten Wurstsorten!

Inzwischen gibt es als Alternative Putenwurst, die nach den Erfahrungen mit dem kinesiologischen Test wesentlich verträglicher ist.

Wenn Sie das Fleisch laut Test vertragen, die Wurst jedoch nicht, so liegt das an den Zusatzstoffen in der Wurst, allem voran am Phosphat. Probieren Sie auch Schinken und Salami. Vielleicht vertragen sie diese Sorten.

Ganz allgemein ist es ohnehin von Vorteil, wenn Sie Ihren Fleischkonsum etwas einschränken. Sie müssen nicht gleich Vegetarier werden – aber eine fleischarme Kost entlastet Ihren Stoffwechsel ganz erheblich.

Gemüse

Grünes Licht kann für eine grüne Küche gegeben werden. Fast alle Gemüsearten werden allgemein gut vertragen. Lediglich Tomaten sind öfter unter den Lebensmitteln, die nicht verträglich sind.

Obst

Hier scheiden sich die Lager. Einheimisches Obst wird meist gut vertragen, Südfrüchte hingegen sind oft weniger zur täglichen Ernährung geeignet. Wobei ich nicht behaupten will, daß es nur die Früchte selbst sind. Sicher spielen auch die Insektizide, Pestizide und Herbizide, die in vielen Ländern außerhalb Europas oft noch immer unkontrolliert angewendet werden, eine maßgebliche Rolle. Überhaupt ist es sinnvoll, wenn Sie eine Frucht zum Testen schälen. Häufig ist es nämlich nur die belastete Schale, die der Körper über den Armtest ablehnt.

Ein sehr hohes Allergierisiko bergen auch Nüsse!

Getreide

Eine Weizenallergie ist häufig, aber nicht grundsätzlich beim Hautkranken vorhanden! Nur etwa zwei Drittel meiner Hautpatienten vertragen Weizen nicht. Diese haben dann für einige Zeit allerdings auch ein wesentlich eingeschränktes Speiseangebot. Aber es sollte ja nicht für immer sein.

Weißes Dinkelmehl ist ein Ersatz, bei dem kein Geschmacksunterschied zu erkennen ist. Vollkornmehle sind nicht immer geeignet. Ein ohnehin gereizter Darm reagiert noch stärker auf die harten Vollkornschalen. Sie sollten dies unbedingt austesten. Vergessen Sie nicht, Roggen, Gerste, Mais, Hafer und Soja auszutesten, denn sie sind in vielen Produkten enthalten.

Gewürze

Ich habe die Erfahrung gemacht, daß die Patienten sehr unterschiedlich auf Gewürze reagieren. Pauschal kann ich jedoch sagen, daß alle Fertigprodukte wie beispielsweise Suppenwürzmittel oder Soßenwürfel aufgrund der Lebensmittelzusätze nicht gut vertragen werden. Ein wesentlicher Auslöser von allergischen Hautbildern ist das Natriumglutamat oder auch Glutamat. Achten Sie darauf.

Getränke

Auch hier sind die Verträglichkeiten recht individuell. So gut wie nie jedoch werden Südfruchtsäfte wie die bekannten Multi-Vitamin-Säfte und Orangensäfte vertragen. Der Grund ist einfach: Orangen werden meist chemisch geschält, bevor sie gepreßt werden. Der Saft hat dann zwar eine goldgelbe Farbe, durch den Preßvorgang gelangen aber immer auch Teile dieser chemischen Schällosung mit in den Saft – das gibt ihm die herrlich gelbe Farbe, die Sie mit einem selbstgepreßten Orangensaft niemals erreichen.

Bei den Mehrfruchtsäften werden einige Früchte ebenfalls so geschält oder mit der Schale ausgepreßt. Somit gelangen viele der giftigen Spritzmittel, die auf und in der Schale lagern, in den Saft.

Wie lange sollte die Diät dauern?

Grundsätzlich sind Zeitangaben pauschal nicht möglich. Die Dauer einer Diät ist individuell verschieden. Aus meiner Erfahrung kann ich sagen, daß eine Diät so lange eingehalten werden sollte, bis die Darmsanierung beendet ist. Gerade in dieser Zeit ist es wichtig, auf die richtigen Lebensmittel zu achten, denn der Darm wird sich schneller erholen, wenn die Nahrungsmittel, auf die er gereizt reagiert, gemieden werden.

Am besten aber, Sie verzichten so lange auf die Nahrungsmittel, bis es Ihrer Haut wirklich wesentlich bessergeht oder sie geheilt ist, auch wenn es über die Darmsanierungszeit hinausgeht. Dann können Sie die bisher fraglichen Lebensmittel noch einmal nachtesten – erfahrungsgemäß vertragen Sie wieder mehr Lebensmittel als vorher. Und Sie dürfen sich dann auch wieder gelegentlich eine »Schlemmersünde« erlauben, ohne daß Sie gleich mit einem erneuten Schub rechnen müssen.

Nur ungern lasse ich mich auf eine Zeitangabe ein, was die Frage betrifft, wie lange es wohl dauert, bis die Unverträglichkeit eines Lebensmittels wieder verschwindet. Ganz vorsichtig geschätzt beträgt der Durchschnitt vier bis acht Monate, wenn während der Zeit der Diät zusätzlich noch eine Allergiebehandlung durchgeführt wird. Hierzu stehen der Naturheilkunde verschiedene Therapiemethoden zur Verfügung (siehe Seite 238).

Es ist so einfach, zu einer natürlichen Ernährung zu finden, wenn man den Vergleich zur Natur zieht, passend zum Klima, in dem wir aufgewachsen sind und wohnen.

Sinnvoller noch als lebenslang auf Diät zu bleiben, ist eine konsequente gesunde Ernährung. Ich vergleiche unser Essen gerne mit dem Tanken: Wenn Sie einen flitzigen Sportwagen haben, der Super plus benötigt, um seine Bestleistung zu geben, werden Sie kaum Diesel tanken. Die allermeisten von uns sind mit einem Körper wie ein Sportwagen zur Welt gekommen und tanken schon fast vom ersten Tag an das Falsche.

Einseitige Ernährungsformen wie beispielsweise Rohkost oder Trennkost entfalten eine wirkliche Heilkraft, wenn sie wie ein Medikament auf bestimmte Zeit angewendet werden. Als alleinige Ernährungsform sind sie jedoch nicht geeignet.

Anthroposophen behaupten, man solle nur das essen, was unter dem Stern wächst, unter dem man geboren ist. Einfacher gesagt heißt dies: Was in unseren Breiten wächst, ist eine gute Nahrung für uns.

Diese Ansicht ist sicherlich in vieler Hinsicht berechtigt, denn wir kommen beispielsweise mit einem sterilen Darm zur Welt. Erst innerhalb der ersten Tage unseres Lebens wird der Darm mit Bakterien besiedelt – entsprechend den Bakterien, die sich um uns herum befinden. Auch stellt sich anscheinend die Aktivität der Verdauungssäfte und die Verwertung der Nahrung auf das Klima ein, in dem wir geboren wurden, und in dem wir leben.

Das erklärt vielleicht auch, weshalb die Eskimos den fetten Walfisch so vortrefflich vertragen und die Tropenbewohner die Früchte ihrer Heimat.

Die tropischen Früchte enthalten weit mehr Fruchtsäuren als unsere einheimischen. Im heißen tropischen Klima kann der Körper die anfallende Fruchtsäure auch optimal verwerten.

Was bedeutet dies nun für unsere Ernährung?

Sehen wir uns doch einmal um: Haben Sie schon einmal ein Ananasfeld innerhalb Europas Grenzen gesehen? Wo sind die deutschen Orangenhaine? Für den Anbau dieser Früchte ist unser gemäßigtes Klima nicht geeignet.

So wächst in unseren Breiten, was für uns auch optimal verträglich ist. Das bedeutet jedoch nicht, daß wir gänzlich auf Südfrüchte verzichten sollten. Es ist nur verwunderlich, daß aufgrund der Lebensmitteltestungen ausgerechnet die Südfrüchte als meist unverträglich auffallen. Die Pflanzenschutzmittel sind daran sicherlich auch beteiligt – doch spielt das Klima, in dem wir leben, eine maßgebliche Rolle. Das Angebot an Obst in unseren Breiten läßt nicht zu wünschen übrig. Die Auswahl an Früchten und Beeren ist üppig. Die einheimischen Fruchtsäfte sind aus Gründen der Verträglichkeit den Südfrüchten in jedem Fall vorzuziehen.

Zucker

Richten wir unser Augenmerk nun auf den Zucker und sein natürliches Vorkommen, so werden wir feststellen, daß dieser nur in geringen Mengen vorhanden ist, zumindest in der so beliebten intensiven Süße. Gerade in einigen Obstsorten finden wir Fruchtzucker und in den Bienenwaben Honig. Das natürliche Vorkommen dieser Süßmittel steht in keinem Verhältnis zu unserem tatsächlichen Zuckerverbrauch. Noch dazu benutzen wir den klassischen Kristallzucker, der aus Zuckerrohr industriell aufbereitet wird. Dieser Zucker hat außer einer Menge Kalorien überhaupt keinen Wert für unsere Ernährung. Im Gegenteil, er macht unseren Körper sauer. Und nur ein saurer Körper wird krank beziehungsweise reagiert mit Hautkrankheiten.

Gegen einen zu hohen Zuckerkonsum sprechen zudem einige Argumente, die wir alle kennen: Er schadet den Zähnen, er macht dick, er fördert den Pilzbefall im Darm, er erhöht die Gefahr von Diabetes. Mindestens genauso viele Argumente stehen auf der anderen Seite: Zucker sorgt für die Süße des Lebens, er ist Gehirnnahrung und ein Seelentröster.

Lassen wir sämtliche möglichen Argumente für oder gegen den Zuckerkonsum außer acht und betrachten das Zuckerangebot der Natur, so stellen wir fest, daß wir keineswegs ganz auf die Süße verzichten müssen. Wir sollten sie jedoch nur in geringen Mengen zu uns nehmen. In unserer natürlichen Umgebung finden wir keinen Kristallzucker, denn bei uns wächst kein Zuckerrohr.

Lebensmittelzusatzstoffe

Dies ist ein Buch über die Haut und nicht in erster Linie ein Ernährungsratgeber. Daher werden wir uns nur noch etwas näher mit den Lebensmittelzusatzstoffen auseinandersetzen. Lebensmittelzusatzstoffe dienen dazu, Lebensmittel haltbar zu machen, sie optisch zu verschönern und geschmacklich aufzubessern. Schließlich sind die überzüchteten Produkte im wahrsten Sinn des Wortes geschmacklos geworden.

Wie bereits erwähnt, haben wir ein besonders leistungsfähiges Abwehrsystem im Darm. Und eben dorthin gelangen auch die chemischen Lebenmittelzusatzstoffe. Jeder einzelne davon hat eine Auswirkung auf unseren Stoffwechsel, und das Abwehrsystem versucht nun, den Schaden so gering wie möglich zu halten.

Es verhält sich hierbei in etwa so wie auf der Haut: Diese wird mit den Kosmetika und der steigenden Zahl der Umweltgifte kaum mehr fertig, weil sie nicht die Zeit hat, die einzelnen Stoffe in Ruhe kennenzulernen. Im Darm ist es nicht anders: Er ist ebenso überfordert, wenn er mit all den Lebensmittelzusatzstoffen fertig werden soll, die durch unser Darmrohr gleiten und die er und seine Vorfahren bis vor 50 Jahren überhaupt noch nicht gekannt haben. Und heutzutage sind es Hunderte solcher chemischer Stoffe.

Wir sterben nicht gleich an jeder kleinen chemischen Zutat im Essen. Hier macht – wie bei vielen anderen Dingen – die Dosis das Gift. Es ist ein Unterschied, ob ich nur gelegentlich oder mehrmals täglich Chemie schlucke.

In bezug auf die Haut spielen die Lebensmittelzusatzstoffe eine entscheidende Rolle. Denaturierte, mit Lebensmittelzusatzstoffen versehene Nahrung wird selten vertragen und löst häufig Schübe aus.

Zusatzstoffe wie Phosphat und einige Farbstoffe, darunter die Farbstoffe für Rot und Gelb, sind zudem bekannt dafür, daß sie zu Verhaltens- und Konzentrationsstörungen führen, da sie nachweislich den Gehirnstoffwechsel beeinflussen.

Vielleicht haben Sie schon einmal folgendes bemerkt: Wenn Sie etwas für Sie Unverträgliches essen, verändert sich Ihr Schriftbild. Die Schrift wird krakelig und unregelmäßig – sosehr Sie sich auch Mühe geben. Achten Sie darauf! Sie werden viel über Ihren Körper erfahren.

Bedenken Sie, daß die meisten Stoffe nicht vollständig in ihrer Wirkung auf den menschlichen Körper erforscht sind. Noch dazu reagiert jeder Mensch individuell, was den spezifischen Nachweis einer Wirkung dieser Stoffe noch erschwert.

Wenn wir der Werbung in den Medien glauben dürfen, so leidet zur Zeit ziemlich jeder an Zinkmangel. Vor zwei Jahren gab es einen Mangel an Selen, zuvor litten wir angeblich an einem Vitamin-B-Mangel. Magnesium und Calcium sind und bleiben die Dauerrenner in den Apotheken.

Wir bräuchten jedoch keine zusätzlichen Mineralstoffe und Vitamine einzunehmen, wenn wir uns für eine ausgewogene, natürliche Ernährung entscheiden würden. Eine einseitige Zufuhr bestimmter Mineralien ist ohnehin sinnlos, da der Mineralstoffhaushalt immer ausgewogen im Verhältnis der einzelnen Mineralstoffe zueinander ist beziehungsweise sein sollte. Ist also ein Mineralstoff zuviel vorhanden, dann leistet der Körper deswegen nicht mehr, sondern ist lediglich damit beschäftigt, das überschüssige Mineral wieder auszuscheiden.

Sollten wirklich einseitige Belastungen wie beispielsweise massiver Streß vorhanden sein, kann vorübergehend Magnesium genommen werden oder bei Hautkrankheiten Antioxydantien, wie zum Beispiel die Mineralien Zink und Selen. Wenn es also das jeweilige Krankheitsbild erfordert, so ist gegen eine zusätzliche, kurzfristige Gabe von Mineralien und Vitaminen nichts einzuwenden. Eine generelle Substitution mit diesen Stoffen halte ich jedoch nicht für notwendig.

Eßkultur

Bis vor wenigen Jahrzehnten drehte sich bei uns Menschen in erster Linie alles um das Essen. Die Beschaffung von Nahrung war unsere Hauptsorge. Wir waren abhängig von der Qualität des Saatguts und des Bodens und ganz wesentlich vom Wetter. Wenn uns eine reiche Ernte beschert wurde, so waren wir dankbar und froh. War das Gegenteil der Fall, so mußten wir den Winter über hungern.

Auch die Mahlzeit einzunehmen war ein besonderes Ritual. Die ganze Familie saß am Tisch, dankte Gott und nahm die einfache Speise zu sich.

Und wie sieht es heute aus?

Es ist selbstverständlich geworden, daß wir zu essen haben. Was kümmert uns die schlechte Kartoffelernte in diesem Jahr, wenn in den Supermärkten Kartoffelsäcke gestapelt werden? Wir importieren einfach die Nahrungsmittel, die uns fehlen.

Wenn man sich keine Sorgen mehr um sein tägliches Brot machen muß, vergißt man nicht nur, dafür zu danken, sondern man achtet auch weniger auf das, was man ißt. Die Nahrungsaufnahme ist nicht mehr das wichtigste Ritual des Tages, sondern wird zu einer lästigen Pflicht.

Wenn Sie nun beginnen, sich täglich für die Speise auf Ihrem Teller zu bedanken, wird sich zwangsläufig auch Ihre Ernährungsform und die Art der Zubereitung und Aufnahme, also die gesamte Eßkultur, verändern. Wenn Sie gläubig sind, werden Sie sich bei Gott für die Speise bedanken, vielleicht auch bei der Erde für die Früchte, beim Tier, daß es für Sie gelebt hat, bei der Natur für all ihre reichhaltigen Gaben.

Sicher kommt es Ihnen aber dann eigenartig vor, wenn Sie für eine knallgrüne künstliche Grütze einen Dank aussprechen oder für den pappigen Doseninhalt, den Sie in der Mikrowelle erwärmt haben.

Vielleicht denken Sie mehr darüber nach, woher die Speisen, die *Lebens*-Mittel, auf Ihrem Teller kommen und was mit ihnen passiert ist, bis sie auf Ihrem Teller gelandet sind. Es wäre gut, würden wir wieder etwas mehr Ehrfurcht und Dankbarkeit für die Fülle an Nahrung, die die Natur für uns bereithält, zeigen.

Auch sollten wir uns fragen, ob es so selbstverständlich ist, daß wir genügend zu essen haben.

Die Entgiftung

Die wesentlichste Therapiemethode der Naturheilkunde seit Hunderten von Jahren ist die Entgiftung. Das ganzheitliche Denken der früheren und heutigen Heiler sah und sieht in der Hautkrankheit eine Vergiftung des Körpers (und der Seele). Folglich waren die Therapien in früheren Zeiten darauf ausgerichtet, den Körper zu entgiften. Dieser Grundgedanke war auch bei anderen Leiden, wie etwa Rheuma, für die Therapie maßgebend.

Was die Behandler früher nur erahnten, hat sich heute wissenschaftlich bestätigt. Inzwischen wissen wir, daß bestimmte fettlösliche Stoffe zum Teil auch über die Talgdrüsen ausgeschieden werden. Wasserlösliche Stoffwechselprodukte und Giftstoffe nehmen unter anderem auch den Weg über die Schweißdrüsen.

Erstaunlich und faszinierend ist die Tatsache, daß die Haut die gleichen Enzyme besitzt, die auch in der Leber als sogenannte Entgiftungsenzyme wirksam sind. Diese Enzyme sitzen vor allem in der obersten Hautschicht, der Epidermis, wo sie auf fast alle Stoffe, die auf beziehungsweise in die Haut hineingelangen, reagieren. Sie binden die eingedrungenen oder aufliegenden Stoffe und bringen sie über den Blutweg zur Niere, damit diese sie ausscheidet. Diese Möglichkeit der Giftbindung in der Haut ist wohl unsere Rettung vor dem Chaos in der Körperabwehr. Aufgrund der übermäßigen Belastung mit Fremdstoffen im Verhältnis zu den Begebenheiten vor 100 Jahren allerdings ist die Haut in ihrer Funktion als Mitentgifter jedoch völlig überlastet.

Aus der Naturheilkunde kennen wir Mittel und Wege, über die Haut das »Gift« herauszuziehen, wie beispielsweise mittels des Baunscheidtierens, des Schröpfens, der Cantharidenpflaster, ja sogar mit Hilfe von Brennesseln, die über die schmerzhaften Gelenke geschlagen wurden. In den entstehenden Bläschen sollen sich die Giftstoffe nach außen verlagern und die Schmerzen mitnehmen. Was so symbolisch geheilt wird, ist keineswegs nur Scharlatanerie oder Einbildung – es hat sich jahrhundertelang bewährt.

Wenn nun bei einer bestehenden Hautkrankheit in Euphorie als erstes entgiftet wird, dann kommt häufig das böse Erwachen: es kommt zu einer sogenannten Erstverschlimmerung des Hautbilds.

Denn wie wir bereits wissen, scheidet die Haut an erkrankten Stellen vermehrt Giftstoffe aus. Das ist einer der Gründe, weshalb selbst naturheilkundlich arbeitende Therapeuten großen Respekt vor Hautkrankheiten haben und nur zögerlich therapieren.

Eine Erstverschlimmerung wird bei fast allen anderen Krankheiten mehr oder weniger akzeptiert – der Hautkranke jedoch zeigt dafür kein Verständnis. Schließlich ist er mit seiner Haut ohnehin in einem psychischen Dilemma. In dieser belastenden Situation toleriert er keine Erstverschlimmerung. Sie treibt ihn nur in eine noch größere Panik.

Außerdem müssen die Therapeuten das unausgesprochene Versprechen geben, daß diese Erstverschlimmerungen auch tatsächlich wieder verschwinden. Und das möglichst bald, denn die Geduld des Hautkranken ist erfahrungsgemäß nicht gerade groß.

Die Gefahr einer Erstverschlimmerung während der Entgiftung ist jedoch äußerst gering, wenn bestimmte Regeln beachtet werden. Dann können Sie auch zu Hause eine Entgiftungstherapie durchführen. Dabei sollten Sie insbesondere auf folgendes achten:

Die Hierarchie der Entgiftungsorgane

Sehen wir uns die gesamten Entgiftungsfunktionen des Körpers etwas genauer an, dann kristallisiert sich eine Hierarchie der einzelnen Entgiftungsorgane heraus.

An erster Stelle steht die Leber. Dieses gigantische Stoffwechselorgan im rechten Oberbauch ist praktisch der Chef sämtlicher Entgiftungsvorgänge, sozusagen die Müllverarbeitungsanlage.

Alles, was vom Darm aufgenommen wird, gelangt über den Blutweg zuerst zur Leber. Dort werden die lebenswichtigen Nährstoffe verpackt und über den Blutweg zu den Organen verschickt. Diese geben dafür die Abfallstoffe via Blutweg an die Leber zurück. Die Leber ist also mit den Abfallstoffen der übrigen Organe konfrontiert, wie auch mit den Giftstoffen, die sich durch die Darmwand geschlichen haben und zusammen mit den Nährstoffen in der Leber ankommen. Außerdem muß sie sämtliche Medikamente, die wir einnehmen, wie auch den Alkohol und die körpereigenen Hormone abbauen und ausscheiden – sie sorgt also für ein giftfreies, ausgeglichenes Körpermilieu.

Die Leber hat nun mehrere Möglichkeiten, die Giftstoffe zu entsorgen. Je nach chemischer Beschaffenheit kann sie einen Teil über die Gallenflüssigkeit zum Darm hin abgeben, damit diese mit dem Stuhl ausgeschieden werden. Eine weitere Möglichkeit ist die Bindung der Giftstoffe und ihre Ausscheidung über die Niere.

Man kann es sich ungefähr so vorstellen: Die Leber nimmt den Giftstoff, wickelt ihn in Papier, verschnürt ihn sicher (damit er nicht irgendwo Schaden anrichtet) und gibt ihn über den Blutweg zur Niere. Dort werden die Giftstoffe über den Urin ausgeschieden.

Grundsätzlich ist die Leber bemüht, die Giftstoffe nicht unverpackt, also frei, in den Blutkreislauf zurückzugeben. Sie lagert die Stoffe bei größerem Antransport in ihren eigenen Lagerhallen. Zwischendurch wird sich dann schon Zeit finden, die angefallene Arbeit zu erledigen.

Früher oder später sind die Lagerhallen aber voll oder andere Umstände zwingen die Leber, ihre Entgiftungsaufgabe zu vertagen, etwa durch eine Infektion oder ein Übermaß an Alkoholgenuß.

Wie schon beschrieben, »liebt« die Leber Alkohol. Kaum gelangt Alkoholisches zu ihr, schon läßt sie ihre sonstigen Arbeiten liegen.

Aber auch bei Verstopfung gelangt die Leber an ihre Leistungsgrenze. Denn viele der Stoffe, die sie mühsam über die Gallenflüssigkeit an den Darm abgegeben hat, kommen jetzt wieder zu ihr zurück.

Die Leber als der größte Entgifter muß kapitulieren. Die Lager sind voll, und der Zustrom hört nicht auf, die Konzentration der Giftstoffe im Blut steigt an.

Kollegialerweise unterstützen jetzt die Nieren den Entgiftungsvorgang. Zu dem, was sie als zweites Organ in der Entgiftungshierarchie ohnehin tun, kommt der Versuch, möglichst viele der anderen, frei schwimmenden Giftstoffe mit über den Urin auszuscheiden. Das gelingt in geringem Maß mit den Giftstoffen, die wasserlöslich sind. Um ihrer Aufgabe nachkommen zu können, ist die Niere auf eine ausreichende Spülung angewiesen, ansonsten verstopft alles nur die Gänge. Deshalb ist es wichtig, zwei Liter Flüssigkeit (am besten Wasser) täglich zu trinken!

An dritter Stelle in der Hierarchie der Entgifter steht die Lunge. Sie entsorgt alle gasförmigen Giftstoffe und im Extremfall über den Auswurf auch andere, wasser- und schleimlösliche Stoffe.

An letzter Stelle der Entgiftungshierarchie befindet sich unsere Haut. Sie übernimmt die Entsorgung der fettlöslichen Giftstoffe, die sie über die Talgdrüsen ausscheidet, sowie einen Teil der wasserlöslichen Giftstoffe, die sie über die Schweißdrüsen entsorgt.

Interessant ist, daß gerade an dem Ort eines Ekzems nachgewiesenerweise vermehrt Giftstoffe ausgeschieden werden. Die Haut nutzt die entzündliche, abstoßende Reaktion des befallenen Bezirks, um dort mehr Müll abzusondern. Das ist dem Heilungsprozeß der kranken Haut vor Ort natürlich wenig dienlich.

Aus dieser Hierarchiefolge können wir schließen, daß bei einer zu hohen Belastung des Körpers mit Giftstoffen wohl zuerst die Leber »versagt«, was heißen soll, daß sie ihren Aufgaben hinterherhinkt. Sie ist nicht krank im pathologischen Sinne, sondern meist nur überlastet. Die Nieren können, wie erwähnt, nur einen Teil der ankommenden Giftstoffe ausscheiden. Lunge und Haut tun dann ihr Bestes.

Die Wechselwirkung zwischen Asthma und Neurodermitis läßt sich folgendermaßen erklären. Drücken wir den Hautausschlag bei Neurodermitis mit Hilfe von Cortison in den Körper zurück, so reagiert der Patient in einigen Fällen mit Asthma. Geht das Asthma zurück, reagiert die Haut stärker.

Wir wissen jetzt also, wie aus ganzheitlicher Sicht die Entgiftung vor sich geht. Jetzt verstehen wir auch, warum es zu einer Erstverschlimmerung bei Hautkrankheiten kommt. Wir spornen die überlastete Leber zu noch mehr Arbeit an. Das schafft sie (noch) nicht und ruft ihre »Untertanen« zu Hilfe. Diese steigern ihre Ausscheidungskapazität. Werden die Nieren aber nicht ausreichend gespült, dann bleibt alles an der Lunge und der Haut hängen.

Entgiftungsmaßnahmen zu Beginn einer Therapie des allergischen Asthmas zum Beispiel können lebensbedrohliche Formen annehmen. Warum, das wissen wir jetzt.

Die Entgiftung ist nach wie vor ein ganz wesentlicher Bestandteil einer naturheilkundlichen Behandlung von Hauterkrankungen. Ihr liegt folgendes Prinzip zugrunde: Wenn die Zufuhr von Schadstoffen beschränkt ist, fällt es dem Körper leichter, sich von den angesammelten Schadstoffen zu befreien.

Für eine Entgiftung sind also bestimmte Punkte zu beachten.

- Stoppen Sie die Giftzufuhr!
  Vermeiden Sie Lebensmittel mit Zusatzstoffen wie beispielsweise Konservierungsmittel, Geschmacksverstärker oder Farbstoffe. Bevorzugen Sie ungespritztes Obst und Gemüse. Benutzen Sie verträgliche Kosmetika, Wasch- und Reinigungsmittel (siehe Kapitel »Haut und Kosmetik«, Seite 119).
- Trinken Sie den Nieren zuliebe mindestens zwei Liter Wasser täglich. Wobei Sie entweder natürliches Quellwasser selbst zapfen oder Wasser mit wenig Mineralstoffen bevorzugen sollten.

Auch bestimmte Teesorten sind zu empfehlen. Bevorzugen Sie Kräutertees, denn Früchtetees etwa übersäuern den Körper, sie sollten nur gelegentlich getrunken werden.
Schwarzer Tee und Bohnenkaffee sollten nicht in Massen genossen werden. Denken Sie auch daran, daß sowohl die Blätter des Schwarztees wie auch die Kaffeebohnen mit Pflanzenschutzmitteln bombardiert werden. Diese sitzen auf dem Blatt beziehungsweise auf der Bohne. Durch das Aufgießen mit heißem Wasser werden diese Schadstoffe wieder freigesetzt und mitgetrunken.

- Trinken Sie vor und während der Entgiftung keinen Tropfen Alkohol!
- Lassen Sie vor der Entgiftungstherapie den Darm sanieren, und somit den Stuhlgang in Ordnung bringen.

Durchfälle werden durch Entgiftungsmaßnahmen meist noch etwas gefördert. Das größte Handicap vor einer Entgiftung allerdings ist die Verstopfung:
Inzwischen können Sie gut nachvollziehen, was passiert, wenn Sie die Entgiftungsfunktionen des Körpers anregen, das Gift aber im Enddarm hängenbleibt und wieder zur Leber zurückgelangt. Es werden zwangsläufig wieder die Lunge und die Haut belastet.
Gerade die kranke Haut ist – wie bereits geschildert – ein beliebter Sondermüllplatz. Daher reagiert sie auf eine zu früh angesetzte Entgiftung auch so heftig. Die Beseitigung einer bestehenden Verstopfung ist daher Grundvoraussetzung für eine optimale Entgiftung.
Diese Zusammenhänge bestätigen sich immer wieder in meiner langjährigen Praxis. Bei Patienten mit Verstopfung ist die Colon-hydro-Therapie sinnvoll. Dabei wird Wasser in den Darm gebracht – wie beim Einlauf –, dann der Bauch entlang des Dickdarmverlaufs massiert, und schließlich läuft das Wasser mitsamt dem harten, steinigen Kot über den eingeführten Schlauch ab. Diese Therapie ist so gut wie schmerzlos – und effektvoll. Schon kurz nach der Darmwäsche fühlen sich die Hautpatienten ganz wesentlich vom Juckreiz befreit.
Häufig wird eine Verstopfung durch eine dauerhafte Ernährungsumstellung beseitigt.

Kleine Einläufe, mit Hilfe eines Miniklistiers jeden Morgen bei abnehmendem Mond, wirken schon Wunder. Nehmen Sie körperwarmes Wasser (Thermometer: 37 Grad), und geben Sie *keine* Zusätze in das Wasser. Der Einlauf ist eine *vorübergehende* Hilfe bei Verstopfung, er ist keine Dauertherapie!

Nach einer Darmsanierung sollten auch sämtliche Schmarotzer wie zum Beispiel Pilze und Würmer den Darm verlassen haben, denn das befreit diesen auch von den Stoffwechselprodukten dieser unliebsamen Gäste.

Die Entgiftungstherapie

Beginnen Sie eine klassische Entgiftungstherapie immer bei Vollmond. Auf den Vollmond folgt 14 Tage lang der abnehmende Mond. Während dieser Zeit läßt der Körper alles leichter los. Die besten Entgiftungszeiten sind die seit Jahrhunderten angegebenen Fastenzeiten: vor Ostern und vor Weihnachten (der Advent war ursprünglich eine Fastenzeit).

Die Fastenkur ist eine beliebte Art der Entgiftung. Für Hautkranke gilt in diesem Fall dasselbe wie für die klassische Entgiftung. Achten Sie auf die im vorigen Kapitel beschriebenen Punkte! Haben Sie diese eingehalten, können Sie die Fastenkur beginnen. Gerade bei der Fastenkur spürt man die Entgiftung besonders, denn man schwitzt vermehrt, und der Körpergeruch ist intensiver.

Haben wir die Giftzufuhr gestoppt und den Darm saniert, dann schenkt uns die Naturheilkunde eine ganze Reihe an Entgiftungsmöglichkeiten.

Die beliebteste Form der Entgiftung sind verschiedene Teemischungen. Wir verwenden Pflanzen unserer Heimat, die die Ausscheidung der Entgiftungsorgane Leber und Niere sanft anregen. Der Vorteil der Teetherapie ist, daß sie selten eine so starke Wirkung besitzt, daß Nebenwirkungen eintreten.

Zubereitung für alle angegebenen Teemischungen:

1 Teelöffel Teemischung auf 1 Tasse, mit heißem Wasser überbrühen und 5 bis 10 Minuten ziehen lassen, dann abseihen.

Ein- bis zweimal täglich 1 Tasse trinken.

Wenn möglich, den Tee ungesüßt trinken.

WICHTIGER HINWEIS:
Entgiftungstees sollten kurmäßig über 3 bis 4 Wochen im Frühjahr und Herbst getrunken werden. Diese Tees sind nicht zur Dauertherapie geeignet.

Reinigungstees:

1. Stiefmütterchen
   Birkenblätter
   Mariendistelfrüchte
   Löwenzahnwurzel und -kraut

zu gleichen Teilen 100-Gramm-Teemischung

2. Süßholz	40 g
Melissenblätter	25 g
Brennesselblätter	25 g
Erdrauchkraut	10 g

Teemischung wie angegeben

3. Birkenblätter	40 g
Stiefmütterchen	25 g
Wegwartenwurzel	25 g
Weiße Taubnessel	10 g

Teemischung wie angegeben

Teemischung bei wäßrigem Stuhl:

Brombeerblätter
Himbeerblätter
Stiefmütterchen
Mariendistelfrüchte

zu gleichen Teilen 100-Gramm-Teemischung

Teemischungen bei hartem Stuhl:

1.	Gänseblümchen	25 g
	Holunderblüten	25 g
	Löwenzahnwurzel und -kraut	20 g
	Brennesselblätter	20 g
	Erdrauchkraut	10 g

Teemischung wie angegeben

2. Gänseblümchen
   Schlehdornblüten
   Mariendistelfrüchte
   Birkenblätter

zu gleichen Teilen 100-Gramm-Teemischung

Eine weitere Möglichkeit der Entgiftung sind naturheilkundliche, homöopathische oder pflanzliche Entgiftungspräparate. Die besten Erfahrungen habe ich dabei mit folgenden Entgiftungsreihen gemacht.

Entgiftungspräparate:

Noch einmal möchte ich daran erinnern, daß Sie mindestens 2 Liter Flüssigkeit trinken müssen, um eine optimale Entgiftung zu gewährleisten.
Die Entgiftungszeit mit den folgenden Präparaten dauert etwa 5 bis 6 Wochen, man kann sie jedoch bis auf 3 Monate ausdehnen. Zur Dauertherapie sind Entgiftungspräparate nicht geeignet.
Die angegebene Dosierung auf der Packung ist anders, als im folgenden angegeben. Ich habe diese Einnahmeempfehlung abgeändert, damit Sie normalerweise nicht mit einer Erstverschlimmerung rechnen müssen. Bei guter Verträglichkeit können Sie gerne bis auf die vom Hersteller empfohlene Dosierung steigern.

Einnahmeempfehlung:

1. Tag: Itires-Tr. spag. Pekana morgens 20 Tr.
Renelix-Tr. spag. Pekana mittags 20 Tr.
apo-HEPAT-Tr. spag. Pekana abends 20 Tr.

2. Tag: Toxex-Tr. spag. Pekana 3 x 20 Tr

3. Tag: Ailgeno-Tr. spag. Pekana 3 x 20 Tr.
Dercut-Tr. spag. Pekana 3 x 20 Tr.

4. Tag: wie 1. Tag usw.

Zähne und Zahnfüllungen

Für die Behandlung einer Hautkrankheit ist ein Blick in den Mundraum von großer Bedeutung. So gibt der Zungenbelag Hinweise auf den Zustand des Darms. Insbesondere ist es wichtig, die Zähne hinsichtlich ihres allgemeinen Zustands und ihrer Füllungen zu untersuchen.

Zahnherde und Störfelder

In der Zahnheilkunde spricht man von beherdeten Zähnen, von Störfeldern. Meist ist hierbei ein Zahn chronisch entzündet oder sitzt auf Eiter oder ist kariös. Auch entzündetes Zahnfleisch, Zahnfleischtaschen, Zahnfleischschwund oder sogar ein toter Zahn sind Störfelder. Das bedeutet, daß der Körper ständig bemüht ist, mit Hilfe seiner Abwehrkräfte den kranken, entzündeten Bereich zu heilen. Je länger sich dieser Vorgang hinzieht, umso mehr wird die Körperabwehr geschwächt. Man kann es auch anders ausdrücken: Der Zahnherd stört den Körper.

Auch Narben, chronisch entzündete Mandeln oder eine chronische Blinddarmentzündung können Störfelder im obigen Sinn sein.

Wenn eine Hautkrankheit auffallend auf eine Körperseite begrenzt ist, sind häufig Störfelder auf dieser Körperseite zu finden.

Ein Ekzem, das auf die linke Körperseite begrenzt ist, kann eventuell auf folgende Störfelder hinweisen:

Narben auf dieser Körperhälfte, eine kranke Rachenmandel links, ein Zahnherd links.

Ein gesundes Gebiß ist natürlich immer erstrebenswert, aber insbesondere bei Hautkrankheiten aus den beschriebenen Gründen. Wie in allen bisherigen Kapiteln erwähnt, gilt auch für die Zahnsanierung, daß dieser Therapieansatz einen Teil der gesamten Therapie ausmacht.

Ein naturheilkundlich orientierter Zahnarzt ist damit vertraut. Adressen von Zahnarztverbänden finden Sie im Anhang.

Aussagen von Therapeuten, daß die Hautkrankheit nach dem Entfernen der toten Zähne oder der Amalgamfüllungen verschwindet, sind sehr gewagt. Wenn dem so ist, dann hatten wir Glück. Die Sanierung der Zähne ist mit dem Lösen der Handbremse beim Autofahren zu vergleichen: Jetzt kommt man besser vorwärts.

Die Amalgamfüllungen

Ein problematischer Aspekt im Bereich der Zahnsanierung ist die Entfernung des Amalgams. Die Befürworter als auch die Gegner dieser Füllungen haben stichhaltige Argumente – klassische Beweise für die Unschädlichkeit oder die Schädlichkeit gibt es nicht.

Die Gegner von Amalgam berufen sich auf Erfahrungswerte, die wissenschaftlich nicht anerkannt werden. Das Problem besteht darin, daß nicht jeder, der Amalgamfüllungen hat, krank wird. Andererseits aber sind erhebliche Besserungen des Allgemeinzustands und/oder des Krankheitsbilds bei betroffenen Patienten zu finden, die sich das Amalgam nach den bisherigen optimalen Vorgehensweisen entfernen ließen. Es besteht also eine individuelle Verträglichkeit von Amalgam.

Eine weitere Problematik stellt die breitgefächerte Symptomatik bei einer eventuell bestehenden Amalgamvergiftung dar. Alle nur denkbaren Beschwerden können durch das Quecksilber aus den Amalgamfüllungen hervorgerufen werden. Es gibt kein einheitliches Symptom oder Krankheitsbild, das eine Vergiftung beweisen würde.

Ein Grund für die immer weiter verbreitete Reaktion des Körpers mit Krankheit auf die Amalgambestandteile mag auch daran liegen, daß die Umweltbelastung im Lauf der letzten 30 Jahre um ein vielfaches gestiegen ist. Der Körper muß immer mehr verarbeiten und wird immer intoleranter gegen weitere Giftbelastungen.

Es ist wichtig zu wissen, daß eine schleichende Vergiftung für den Körper schädlicher ist als eine akute Vergiftung.

Sehen wir uns die Wirkung des Amalgams im Körper etwas näher an, dann verstehen wir, weshalb gerade die Hautkrankheiten in einem Bezug zu Amalgamfüllungen stehen.

Amalgam ist der Überbegriff für Zahnfüllungen, die zu mindestens 53 Prozent aus Quecksilber bestehen. Der Rest setzt sich aus weiteren Metallen zusammen. Amalgam ist also kein reines Quecksilber, sondern eine Verbindung von überwiegend Quecksilber mit anderen Metallen. Eine Quecksilbervergiftung wirkt sich nachweislich in erster Linie auf das Nervensystem und damit auf die Haut schädlich aus, wobei hier massive einmalige Quecksilbervergiftungen gemeint sind. Die schleichende Vergiftung durch Amalgamfüllungen wird offiziell in der Medizin nicht anerkannt.

Dem Körper sind nun einige Möglichkeiten gegeben, das Quecksilber, das sich zeitlebens nach und nach aus den Amalgamfüllungen löst und das wir auch in Spuren mit unserer Nahrung aufnehmen, auszuschwemmen.

Wie wir schon im Kapitel »Die Haut als Teil des Immunsystems«, Seite 79, erfahren haben, neigen wir dazu, schädliche Stoffe gut isoliert abzulagern: mit Vorliebe im Bindegewebe. Soweit es möglich ist, wollen wir das Gift aber ganz loswerden.

Quecksilber wird über die Nieren und somit den Harn ausgeschieden. Im Körper verdrängt es Zink und Selen.

Folglich wird ein Amalgamträger immer einen manifesten oder latenten Zink- und Selenmangel haben. Wir dürfen zudem nicht übersehen, daß auch noch andere Metalle in den Füllungen verarbeitet sind. Auch diese stören den Mineralstoffhaushalt, denn sie bringen ein Ungleichgewicht in dieses empfindliche System.

Das Problem des Zink- und Seelenverbrauchs bei einer Quecksilberbelastung ist für unsere Haut – vor allem dann, wenn sie krank ist –, ein wirkliches Problem. Wir haben im Kapitel »Die Haut als Teil des Immunsystems« von den Substanzen gehört, die die Hautheilung beschleunigen, ja unerläßlich dafür sind, ebenso von den Antioxydantien, den Fängern der Freien Radikale. Dies sind allen voran eben Zink und Selen. Ein Zinkmangel ist folglich für den Hautkranken ein großes Handicap.

Wir könnten nun Zink einfach in Form von Tabletten zu uns nehmen. Gelegentlich noch ein wenig Selen – und damit wäre scheinbar das Problem gelöst.

Damit ist jedoch keineswegs auf Dauer ein Erfolg zu erzielen, erstens, weil wir mit Zink- und Selengaben allein den gestörten Mineralhaushalt nicht wieder ins Lot bringen können. Zudem stört eine massive Zinkzufuhr wiederum den Kupferstoffwechsel. Wenn Sie also Zink einnehmen, dann möglichst nur jeden zweiten Tag. Viele Mineralstoffe streiten sich in unserem Körper um dasselbe Transportsystem. Ist dies immer nur von einem Mineral besetzt, dann haben die anderen das Nachsehen.

Ein Amalgamträger hat immer einen gestörten Mineralhaushalt, der durch die Einnahme von Medikamenten nicht dauerhaft ausgeglichen werden kann.

Zweitens wird damit die schädliche Wirkung des Quecksilbers zum Beispiel auf das Nervensystem nicht verändert – sie bleibt. Jedoch kann eine Zinkzufuhr zumindest die meisten Hautkrankheiten lindern. Diese wissenschaftlich bestätigten Tatsachen rechtfertigen meiner Ansicht nach eine Amalgamentfernung beim Hautkranken durchaus.

Schema

Bei der Amalgamentfernung hat sich folgende Vorgehensweise bewährt:

- eventuelle Allergietestung
- Entfernung der Amalgamfüllungen
- Einsetzen eines provisorischen Materials
- Ausleitung des Quecksilbers aus dem Körper
- Testung der benötigten bleibenden Zahnmaterialien
- Einsetzen der bleibenden Zahnmaterialien

Zu welchem Zeitpunkt ist eine Amalgamentfernung richtig und sinnvoll?

Wenn Sie an Hautkrankheiten leiden, dann wäre die im vorigen Kapitel beschriebene Darmsanierung und Entgiftung sowie die unbedingt notwendige Verringerung oder Vermeidung von unverträglichen Lebensmitteln und Kosmetika hierfür ein gutes Fundament. Amalgamentfernungen, die gleich zu Beginn einer Therapie durchgeführt werden, haben häufiger eine Verschlechterung des Hautbilds zur Folge. Zweifellos ist die Belastung mit Quecksilber aufgrund des einmaligen Ausschleifens größer als der ständige Quecksilberabrieb bei bestehenden Füllungen. Wie jedoch bereits erwähnt, wird der Körper mit einer einmaligen, wenn auch größeren Quecksilberbelastung besser fertig als mit einer schleichenden. Es ist jedoch darauf zu achten, daß eine vermehrte Giftbelastung während des Ausschleifens besteht. Daher sollten Sie bei einer solchen Therapie nicht schwanger sein.

Trinken Sie während der Zeit der Amalgamentfernung täglich mindestens zwei Liter Wasser, um die Nieren ausreichend zu spülen, denn das Quecksilber wird über die Nieren ausgeleitet. Wenn möglich, sollten Sie die Zahnarzttermine zum Ausschleifen auf den abnehmenden Mond legen. In dieser Zeit scheidet der Körper die Gifte besser aus. Bei zunehmendem Mond lagert er sie verstärkt ein.

Verteilen Sie die komplette Amalgamentfernung nicht über einen zu langen Zeitraum. Innerhalb von zwei Wochen sollte das amalgambelastete Gebiß von seinen Füllungen befreit sein.

Ihr Zahnarzt legt Ihnen sicher einen Gummischutz in die Mundhöhle, damit beim Ausschleifen kein Amalgam verschluckt wird oder der Schleifstaub an der Mundschleimhaut hängt. Mit dem Gummischutz, dem gleichzeitigen Absaugen und der niedrigen Bohrerdrehzahl ist die Giftbelastung relativ gering.

Noch ein ganz wichtiger Hinweis: Lassen Sie sich für die nächsten Monate eine provisorische Füllung in die Lücken geben, die metallfrei gearbeitet ist, wie zum Beispiel Zahnzement (Translit). Würden Sie sofort ein Goldinlay oder eine Goldkrone eingesetzt bekommen, würde das Amalgam, das nach dem Ausschleifen in der Mundhöhle verblieben ist, zurückwandern. Es entstehen dann häufig sichtbare schwarze Ränder am Zahnfleischrand.

WICHTIG
Erst wenn das letzte Stückchen Amalgam aus Ihrem Gebiß entfernt ist, dürfen Sie mit einer Ausleitung wie im folgenden beschrieben, beginnen.

Das Ausleiten des Quecksilbers aus dem Körper nach dem Entfernen der Amalgamfüllungen ist ein ganz wesentlicher Punkt der Zahnsanierung.

Nachdem das Amalgam entfernt wurde und sich das Provisorium in den Zähnen befindet, kann mit der Ausleitung des Quecksilbers begonnen werden.

Zum einen gibt es hierfür die chemische Variante, das *dmps.* Mit dieser Methode werden nach einer Injektion alle Metalle aus dem Körper ausgeschwemmt – auch die nützlichen. Diese müssen dann wieder eingenommen werden, um das Gleichgewicht im Mineralstoffhaushalt wiederzuerlangen.

Da diese Ausleitungsmethode auch Nebenwirkungen haben kann, wird sie nur von Ärzten durchgeführt. Nähere Informationen zu dieser Entgiftungsmöglichkeit erhalten Sie über die im Anhang angegebenen Institutionen.

Die zweite Möglichkeit einer Entgiftung besteht im Ausleiten mit Hilfe von homöopathischen Mitteln. Mit der Einnahme folgender Zusammensetzung verschiedener homöopathischer Mittel beginnen Sie erst nach dem *kompletten Entfernen der Amalgamfüllungen.*[29]

[29] Diese Medikamente können Sie als »Paket« bestellen, Adresse siehe Anhang.

Sie können sich die homöopathischen Mittel auch in Ihrer Apotheke mischen lassen. Fragen Sie Ihren Apotheker, inwieweit er diese Mischungen herstellen kann.

Ausleitung

- Stufe 1:

  Silberamalgam D 10
  Kupferamalgam D 15
  Argentum metallicum D 6
  Kalium jodatum D 6
  Lachesis D 12
  Phytolacca D 15
  Renes GL D 6
  Sulfur D 8
  Hepar sulfuris D 4

  (Die Angaben hinter den Wirkstoffen beziehen sich auf ihre homöopathische Potenz).

  Von dieser Mischung nehmen Sie 4 Wochen lang dreimal täglich 7 Tropfen.

Wenn Sie diese Mischung der Stufe 1 wie angegeben eingenommen haben, folgt die Mischung der Stufe 2:

- Stufe 2:

  Silberamalgam D 30
  Kupferamalgam D 30
  Hepar sulfuris D 8
  Kalium jodatum D 12
  Sulfur D 10
  Lachesis D 15
  Argentum metallicum D 12
  Phytolacca D 15
  Renes GL D 6

  Von dieser Mischung nehmen Sie 4 Wochen lang zweimal wöchentlich 7 Tropfen (zum Beispiel Mittwoch und Sonntag).

- Stufe 3:

  Silberamalgam D 200 und
  Kupferamalgam D 200 in Tablettenform
  Hiervon nehmen Sie als einmalige Gabe je 1 Tablette

Nicht vergessen: 2 Liter Wasser täglich trinken!

Das Amalgam ist aus den Zähnen entfernt, die Reste des Amalgams sind aus dem Körper ausgeleitet. In den Löchern haben Sie noch den Zahnzement – und jetzt?

Inzwischen gibt es knapp 900 verschiedene Alternativen zu Amalgam, davon einige hundert verschiedene Goldlegierungen. Um erneute Belastungen, beispielsweise durch Palladium oder Kunststoffbestandteile, zu vermeiden, sollten Sie das Material, das Ihnen eingesetzt wird, austesten lassen. Naturheilkundlich orientierte Zahnärzte können Sie diesbezüglich genauer beraten beziehungsweise testen.

Bei der Übernahme der Kosten für die Zahnsanierung ist zu bedenken, daß die gesetzlichen Krankenkassen nur einen einzigen Test für die Prüfung der Kostenübernahme anerkennen: Es ist der Allergietest mittels der üblichen Hautpflaster auf dem Rücken. Dabei werden verschiedene Quecksilberverbindungen auf die Haut geklebt und nach zwei Tagen die Reaktion abgelesen. Das große Manko ist hierbei: Nur etwa einer von hundert reagiert auf Amalgam *allergisch.* Das Krankheitsbild wird ja auch von einer *Vergiftung* ausgelöst, und nicht von einer *Allergie.*

Das wäre in etwa so, als würden Sie nach einer Alkoholvergiftung darauf getestet, ob Sie gegen Alkohol allergisch sind. Oder nach einer Pilzvergiftung wird getestet, ob Sie gegen den Pilz allergisch sind. Es ist also ein paradoxer Test – und daher nicht besonders aussichtsreich. Dieser Test muß selbstverständlich *vor* der Zahnsanierung durchgeführt werden.

Es gibt aussagekräftigere Tests, die den Vergiftungsgrad messen – doch diese müssen Sie erstens selbst bezahlen und zweitens werden die Ergebnisse von den gesetzlichen Krankenkassen nicht anerkannt (zum Beispiel dmps-Test oder Speicheltest nach Dr. Schiwara).

Die Amalgamentfernung ist aufwendig, kostet Zeit und Geld. Aber es lohnt sich. Schließlich kommt eine Sanierung des Gebisses nicht nur Ihrer Haut zugute. Die Chancen einer Heilung Ihres Hautleidens stehen besser, wenn das Amalgam entfernt worden ist. Eine Garantie, daß mit der Amalgamentfernung auch sämtliche Hautleiden verschwunden sind, kann Ihnen jedoch niemand geben.

Naturheilkundliche Therapiemethoden

Was Sie bisher über die Haut erfahren haben, hat Sie sicher nachdenklich gestimmt. Und Sie werden verstehen, weshalb es unmöglich ist, pauschale Rezepturen zu empfehlen.

Jede Hautkrankheit ist anders, jeder Hautkranke ein Individuum, das seine eigene Therapie braucht – exakt auf ihn zugeschnitten.

Im fließenden Text habe ich gelegentlich Rezepturen eingebaut, die gefahrlos bei vorschriftsmäßiger Einnahme angewendet werden können. Darüber hinausgehende Empfehlungen sind leider nicht möglich.

Immer werde ich nach homöopathischen Mitteln gefragt, um dieses oder jenes Hautbild zu heilen.

In der Homöopathie gibt es rund 200 verschiedene Mittel bei Hautkrankheiten – prinzipiell hat fast jedes Heilmittel auch mehr oder weniger mit der Haut zu tun –, und da ist es unmöglich, pauschale Empfehlungen zu geben.

Wenn Sie mit Homöopathie vertraut sind und sich gut auskennen, dann möchte ich beim homöopathischen Mittel Sulfur zur Vorsicht raten. Es wirkt wie eine Zentrifuge von innen nach außen und kann anfangs das Hautbild ganz erheblich verschlechtern. Es schleudert quasi den »Dreck« über die Haut nach außen. Andererseits ist Sulfur eines der wirksamsten homöopathischen Mittel bei Hautleiden. Wenn Sie vorher entgiftet und den Darm saniert haben, kann Sulfur, wenn es das passende homöopathische Mittel ist, seine heilenden Kräfte ohne eine Erstverschlimmerung voll zur Wirkung bringen.

Im folgenden werde ich einige der bekanntesten naturheilkundlichen Therapiemöglichkeiten kurz in ihrer Wirkungsweise erklären. Für welche Art von Therapie Sie sich letztendlich entscheiden – es wird die für Sie richtige sein. Vertrauen Sie auf Ihre Intuition, und bringen Sie Geduld und Vertrauen zu Ihrem »neuen« Therapeuten mit.

Homöopathie

In der Homöopathie werden natürliche Substanzen zur Heilung genutzt: Pflanzen, Mineralien und tierische Substanzen. Diese werden nach bestimmten Regeln aufbereitet (potenziert). Homöopathische Mittel behandeln den ganzen Menschen: seine körperlichen und seelischen Beschwerden, unter Berücksichtigung seiner individuellen Eigenheiten.

Dieses Naturheilverfahren, entwickelt vom Arzt Samuel Hahnemann (1755–1843), wirkt nach dem Ähnlichkeitsprinzip: »Ähnliches möge Ähnliches heilen.«

Die Beschwerden eines kranken Menschen werden mit dem homöopathischen Mittel behandelt, das in seiner Ursubstanz bei einem gesunden Menschen dieselben Beschwerden hervorrufen würde.

Ein Beispiel

Wenn Sie eine Zwiebel schälen, dann tränen Ihre Augen, sie werden rot, und zudem läuft Ihre Nase. Das ist die jedem bekannte Wirkung der Ursubstanz Zwiebel.

Wenn die Zwiebel homöopathisch potenziert wird, dann hilft sie genau gegen diese Beschwerden: tränende Augen, rote Bindehaut, Fließschnupfen – wie es häufig bei Heuschnupfenpatienten zu beobachten ist. Es wird also Ähnliches mit Ähnlichem geheilt.

In der Homöopathie unterscheidet man zwischen Konstitutionsmitteln, Komplexmitteln und Organpräparaten sowie Nosoden.

Ein Konstitutionsmittel verbessert die körperliche *und* seelische Verfassung eines Menschen, seine Konstitution. Komplexmittel sind Mischungen aus einzelnen homöopathischen Mitteln. Organpräparate sind hochpotenzierte Organe von Schaf oder Schwein, Nosoden sind hochpotenzierte kranke Gewebe (wie zum Beispiel das Sputum Tuberkulosekranker), des weiteren hochpotenzierte Arzneimittel (wie zum Beispiel Penicillin) sowie hochpotenzierte Umweltgifte (wie zum Beispiel Lindan). Organpräparate und Nosoden sollten in jedem Fall nur von Therapeuten eingesetzt werden.

Akupunktur

Diese vier Jahrtausende alte, zuerst in China angewandte Heilmethode eignet sich ebenfalls hervorragend als Zusatzbehandlung bei Hautkrankheiten. Mit Hilfe der Akupunktur lassen sich zum Beispiel der Stoffwechsel und die Verdauung günstig beeinflussen.

Akupunktur beruht auf der Vorstellung, daß unsere Lebensenergie in geschlossenen Bahnen, den Meridianen, im Körper und an der Körperoberfläche fließt. Zu einer Gesundheitsstörung oder zur Krankheit kommt es, wenn der Energiefluß gestört oder gar blockiert ist. Bei der Akupunktur werden bestimmte Punkte auf den Meridianen, zugeordnet unseren Organen und Organsystemen, in der Regel mit Hilfe von Nadeln gereizt, um Störungen oder Blockaden des Energieflusses zu beheben. Diese Heilmethode kann nur der darin erfahrene Therapeut durchführen.

Lymphdrainage

Die Lymphdrainage ist unterstützend bei fast allen Hautkrankheiten empfehlenswert. Mit Hilfe eines speziellen Massageverfahrens wird der Lymphfluß angeregt und damit der Abtransport von Schlackenstoffen gefördert, die sich im Gewebe angesammelt haben. Dadurch wird die Haut entlastet und der Heilungsvorgang beschleunigt. Die Lymphdrainage wird von Masseuren, Heilpraktikern und speziell dafür ausgebildeten Therapeuten durchgeführt.

Ergänzende Anmerkungen zu den häufigsten Hautkrankheiten

Auch wenn dieses Buch sehr viele Hinweise, Tips und Erklärungen zu der eigenverantwortlichen Behandlung von Hautkrankheiten gibt, so sind doch nicht alle Fragen zu den einzelnen Krankheiten zufriedenstellend beantwortet.

Sicher wird das so auch nie möglich sein. Zudem ist dieses Buch auch kein Rezeptbuch. Es gibt jedoch für die eine oder andere Hautkrankheit sinnvolle und bewährte Hinweise, die den Rahmen des allgemein gehaltenen Teils sprengen würden. Somit sind die folgenden Ausführungen als Ergänzungen zum bisher Gelesenen aufzufassen.

Akne

Grundlage für jede Akne ist fettige Haut *(Seborrhoe).* In der Pubertät wird vermehrt Talg produziert. Als Auslöser hierfür gelten die männlichen Hormone, die Androgene, die sich sowohl im männlichen als auch im weiblichen Organismus entwickeln. Bei vielen Betroffenen kommt eine erbliche Veranlagung hinzu.

Wird zuviel Talg produziert, kann es zu einem Verschluß des Ausführungsgangs der Talgdrüse kommen – Mitesser entstehen. Die Talgdrüse produziert jedoch weiterhin Talg, der nicht mehr abfließen kann und ins umliegende Gewebe gelangt. Dieser Vorgang löst eine Entzündung aus, es entsteht Eiter, der nach außen tritt, sichtbar durch einen mit Eiter gefüllten Aknepustel.

Erfahrungsgemäß gibt es kaum jemanden, der bei Pickelbefall seine Finger aus dem Gesicht läßt. Quetschen, Drücken und Kratzen können die wenigsten unterlassen. Es wäre folglich sinnlos, würde ich Ihnen das Entfernen der Mitesser *(Komedonen)* verbieten. Deshalb gebe ich Ihnen genaue Anweisungen, wie Sie die Mitesser auf sachgerechte Art entfernen können. Entfernte Mitesser machen die Poren wieder frei, und es entsteht keine Aknepustel.

Eine Regel ist unerläßlich: Finger weg von Eiterpusteln!

Es besteht die Gefahr einer sich fortpflanzenden Entzündung – und das kann böse ins Auge gehen.

Grundregeln zur Entfernung von *Komedonen*:

- Die sogenannte Akne-Toilette sollte auf ein- bis zweimal die Woche beschränkt sein. Geben Sie Ihrer Haut die Möglichkeit, sich zwischendurch von dieser Anstrengung zu erholen.
- Sorgen Sie für eine gute Beleuchtung; am besten eignet sich Tageslicht (zum Beispiel am Fenstersims).
- Benutzen Sie grundsätzlich einen Vergrößerungsspiegel.
- Waschen Sie sich die Hände vor jeder Behandlung gründlich, schneiden Sie sich die Fingernägel kurz. Lange Fingernägel wirken wie Messer, sie schneiden in die Haut und hinterlassen oft blaue Flecken und Streifen.

- Vor der Quetscherei unbedingt ein Dampfbad (zum Beispiel mit Kamille) machen. Das öffnet die Poren und die Mitesser lassen sich wesentlich leichter entfernen.
- Legen Sie ein Kosmetiktuch über die Fingerspitzen, und gehen Sie dann vorsichtig an die Arbeit:
  Ziehen Sie die Haut etwas auseinander, drücken Sie den Mitesser sanft von unten her aus – bitte keine Gewalt anwenden! Wenn Sie spüren, daß sich der Mitesser nicht ohne weiteres ausdrücken läßt, hören Sie bitte sofort auf. Wenn Sie weiter an einem festsitzenden Mitesser herumquetschen, drücken Sie ihn erfahrungsgemäß weiter in die Tiefe.
- Nach der Akne-Toilette tupfen Sie die Haut mit medizinischem Alkohol vorsichtig ab. Keine Masken oder Salben auf die Haut auftragen! Denn durch das Ausquetschen entstehen häufig kleine Wunden, die etwas nässen oder sogar nachbluten. Diese offenen Stellen sind Nistplätze für alle möglichen Keime. Deshalb geben Sie bitte auch in der folgenden Stunde keine Pflegemittel auf die Haut.

Weitere Hinweise:

- Zur unterstützenden Pflege der Aknehaut eignet sich die Akne-Serie der Firma WALA.
- Heilerdemasken ein- bis zweimal wöchentlich lindern die Entzündung und entgiften die Haut.
- Kopfkissenbezüge alle drei bis vier Tage wechseln und nicht mit Weichspüler waschen!
- Zum Reinigen der Gesichtshaut nur klares Wasser verwenden. Alle Seifensorten quellen die Haut auf und begünstigen somit die Mitesserbildung.
- Vermeiden Sie Chlor (Hallenbäder), Jod (fragen Sie Ihren Arzt, wenn Sie Schilddrüsenpräparate bekommen), Fluor (Zahnpasten, D-Fluoretten) und Brom (Schlafmittel). Diese Stoffe werden über die Talgdrüsen ausgeschieden und können den Entzündungsprozeß fördern.

Über die seelischen Hintergründe der Akne habe ich im Kapitel »Haut und Seele« geschrieben. Es gilt, diesen Konflikt, das Hin-

und Hergerissensein zwischen dem Wunsch nach Berührung und der Scheu davor zu bearbeiten. Es ist »not-wendig«, der eigenen aufblühenden Sexualität Raum zu schaffen, zu ihr zu stehen, sie erleben zu lernen und nicht zu unterdrücken: (erotischen) Hautkontakt suchen, zum Beispiel freundschaftliches Umarmen, tanzen. Gerade Jugendliche fühlen sich im dichten Gedränge, zum Beispiel von Konzerten, pudelwohl. Dort bekommen sie ohne schlechtes Gewissen ein wenig des ersehnten Hautkontakts. Sie nehmen ein Hautbad in der Menge.

Zieht sich die Akne über die Pubertät hinaus, so müssen wir uns die Frage stellen, welche pubertäre Aufgabe wir nicht bewältigt haben. Können wir die Sexualität noch immer nicht zulassen? Konnten wir keine Beziehung aufbauen? Hatten wir schwere seelische Traumata während der Pubertät?

Die sogenannte *Akne rosacea* taucht in den Wechseljahren wieder auf. Sie begleitet sozusagen die zweite Pubertät. Auch in dieser Zeit der Wechseljahre ändert sich unsere Sexualität, geben wir unsere Fruchtbarkeit ab, die wir während der Pubertät erhalten haben. Probleme in der Partnerschaft, der Sexualität und Schwierigkeiten mit dem Verlust der Fruchtbarkeit stehen häufig hinter einer *Akne rosacea.*

Schuppenflechte

Mit der Schilderung der Siegfried-Sage hatten wir bereits einen kleinen Einblick in die Welt der Panzerträger erhalten. Auch die Schuppenflechte, genannt *Psoriasis,* wirkt wie ein Panzer: Die Haut erscheint an den betroffenen Stellen verdickt und wirkt durch die starke Schuppenbildung silbrig-glänzend.

Die Psoriasis ist eine angeborene Erkrankung, kann jedoch auch erst nach Jahrzehnten auf der Körperbühne auftreten. Meist ist eine seelisch belastende Situation der Auslöser. Genausogut kann die Psoriasis wieder für Jahre untertauchen, und der Betroffene fühlt sich in dieser Zeit wohl in seiner Haut.

Die Tendenz zur Bildung der klassischen schuppenden Flechte wird also vererbt. Ihr Auftreten oder Verschwinden aber ist ganz wesentlich vom seelischen Befinden abhängig.

Beim Psoriasiskranken finden wir meist zu wenig Fumarsäure im

Körper. Diese Fumarsäure ist in Verbindung mit der Apfelsäure für zahlreiche Stoffwechselgeschehen mit verantwortlich. Mit Hilfe von Medikamenten kann dem Körper diese fehlende Fumarsäure zugeführt werden. Fragen Sie Ihren Therapeuten.

Übrigens tragen nachweislich mehr als 90 Prozent aller Psoriasiskranken Pilze in hoher Konzentration im Darm mit sich herum. Hier bietet sich also zuallererst eine Darmsanierung an.

Am Toten Meer gibt es mehrere Kureinrichtungen gerade für Psoriasiskranke, denen die Sonne und das Baden im Toten Meer sehr gut bekommt. Trotz aller Sparmaßnahmen haben vor allem Psoriasispatienten eine gute Chance, eine Kur genehmigt zu bekommen. Neben dem heilenden Effekt von Sonne und Meer ist vor allem das Gefühl, »unter Leidensgenossen« zu sein, sehr wohltuend für die Seele. Hier braucht keiner wegen seiner Krankheit Komplexe zu haben, denn alle sehen gleich aus. Fühlt man sich im Alltag zu Hause als »Aussätziger« – dort ist man aufgehoben in einer großen Familie. Keiner braucht sich abzugrenzen oder in seinen Panzer zurückzuziehen, denn unter Leidensgenossen kann man offener sein.

Nesselausschlag

*Schlag*artig und heftig tritt der Nesselausschlag in Erscheinung. Viele kleine Pustelchen erheben sich und jucken gnadenlos. Auslöser für dieses Geschehen ist meist ein kleines, harmloses Allergen.

Es entsteht der Eindruck, als würden sich angestaute Aggressionen durch dieses Allergen ein Ventil schaffen und somit einen Weg nach außen bahnen.

Die eigenen Grenzen werden erst von innen nach außen durchbrochen, gleich anschließend von außen nach innen, denn der Betroffene kratzt sich wie rasend. Seine Haut brennt und deutet damit auf ein brennendes Problem, beispielsweise eine brennende (nicht gelebte) Leidenschaft oder aufflammender Zorn. Im akuten Fall trägt eine nach außen getragene Aggression zur Linderung der Krankheit bei: mit den Fäusten auf einen Sandsack schlagen, laut schreien, laufen, so schnell man kann, auf den Boden stampfen beispielsweise.

Wenn wir der Haut die Aufgabe des Aggressionsventils abnehmen wollen, müssen wir im alltäglichen Leben reaktionsfreudiger sein. Das, was uns reizt, sollte hereingelassen und die Aggression dosiert herausgelassen werden.

Aus medizinischer Sicht stellt die Gabe von Calcium eine erste Hilfe dar.

Neurodermitis

Wenn wir die seelischen Ursachen speziell der Neurodermitis genauer betrachten, müssen wir das Alter des Betroffenen berücksichtigen.

In letzter Zeit steigt die Anzahl der Kinder, die schon wenige Tage und Wochen nach der Geburt eine Neurodermitis entwickeln. Aus der seelischen Sicht mag dabei sicherlich der Wunsch nach Berührung eine herausragende Rolle spielen (siehe auch die Ausführungen auf Seite 18).

Andererseits stellt sich die Frage, ob aus medizinischer Sicht Fehler gemacht werden, die zu einer solchen dramatischen Zunahme von Neurodermitis-Fällen führen.

Gehen wir zurück in die Zeit der Schwangerschaft, so stellen wir fest, daß nahezu jede Schwangere Eisentabletten nehmen muß, da angeblich der Eisenspiegel im Blut sinkt. Wenn dies bei nahezu jeder werdenden Mutter der Fall ist, drängt sich die Frage auf, ob es sich hierbei vielleicht um einen natürlichen Vorgang handelt. Tatsache ist, daß sich die Blutmenge der Mutter vermehrt, und zwar überwiegend zugunsten der flüssigen Blutbestandteile. Das bedeutet, daß der Eisenwert weniger erscheint, da das Blut zwecks der optimalen Versorgung des Ungeborenen stärker »verdünnt« ist. Eisen ist plazentagängig, das heißt, auch das Kind erhält bei einer Eisenzufuhr vermehrt Eisen. Wenn das Angebot an Eisen die natürliche Konzentration im Blut übersteigt, speichert der Körper Eisen in den Organen, vorwiegend in der Bauchspeicheldrüse. Die Bauchspeicheldrüse des ungeborenen Kindes kann also möglicherweise bereits Eisen eingelagert haben. Das ist nicht dramatisch, denn im Lauf der ersten Lebensmonate wird dieses Eisen verwertet. Aus ganzheitlicher Sicht dagegen ist es denkbar, daß die wohl etwas metallbeschwerte Bauchspeicheldrüse »Anlaufschwierigkeiten« hat.

Die Säfte der Bauchspeicheldrüse spalten unter anderem Eiweiß aus der Milch auf. Nimmt man an, daß die ersten Milchmahlzeiten nicht optimal aufgespalten werden und so zu den Immunzellen des Darms gelangen, stellt sich die Frage, ob dies möglicherweise eine Milchallergie auslösen könnte. Diese Gedankengänge basieren auf einer naturheilkundlichen Sicht und sind wissenschaftlich nicht bewiesen.

Die These der Bauchspeicheldrüsen-Überlastung sollte nicht dazu führen, daß grundsätzlich Eisengaben abgelehnt werden. In vielen Fällen ist eine Eisen-Therapie notwendig, zum Beispiel wenn die Mutter an Anämie leidet oder bereits vorher Eisenmangel bestand. Der Gesundheitszustand der Mutter ist also maßgebend bei der Beurteilung, ob Eisen nötig ist oder nicht.

Des weiteren ist bei der Frage, welche Umstände eine Neurodermitis begünstigen, die Situation des Darms zu betrachten. Wenn ein Kind zur Welt kommt, ist sein Darm steril, das heißt, er besitzt keine Bakterienflora. Diese Darmflora baut sich innerhalb der ersten Tage auf, entsprechend dem Umfeld, in dem sich das Kind befindet. Dieses freie »Darmfeld« wird also besiedelt, wobei sich auch unerwünschte Gäste, wie etwa Pilze, um ein Plätzchen bemühen. Und Pilze sind überall, zum Beispiel auch in der Scheide (Geburtsvorgang). Wir wissen inzwischen, daß Pilze Zucker lieben. Den Neugeborenen wird nun in den ersten Tagen gerne ein Fläschchen Glukoselösung (also Zuckerwasser) angeboten, um die Versorgung des Gehirns mit Glukose zu sichern, solange die Milchproduktion der Mutter noch nicht ausreichend ist. Angesichts der Tatsache, daß nahezu jeder Säugling früher oder später an einem Soor (Pilzbefall) leidet, wäre die Gabe von Glukose vielleicht zu überdenken. Denn zuckergefütterte Pilze wiederum sind maßgebend an der Entstehung von Allergien beteiligt (siehe hierzu Kapitel »Innerer Pilzbefall – Darmsanierung«, Seite 203).

Ein weiterer Aspekt ist die Gabe von D-Fluoretten. Neben den auf Seite 253 beschriebenen Wirkungen führt die Einnahme von Fluor durch natürliche biochemische Abläufe zu einer Übersäuerung vor allem des Darmmilieus. Die gesunde Darmflora ist jedoch auf einen ausgeglichenen ph-Wert (je nach Darmabschnitt unterschiedlich) angewiesen. Mit der täglichen Gabe der Tabletten wird das Milieu des Säuglings somit latent sauer gehalten. Je mehr ein

Patient jedoch »sauer« ist, um so eher erkrankt er, in unserem Fall an Neurodermitis.

Die Entscheidung, ob ich dem Kind D-Fluoretten gebe oder nicht, muß jeder für sich treffen. Die wesentlich verbesserte Haltbarkeit der Zähne durch die D-Fluorettengabe ist unbestritten. Es gilt also zwischen den Vor- und Nachteilen abzuwägen. Während der ersten Lebenswochen allerdings braucht der Säugling sicherlich noch keine tägliche Tablette, erst recht nicht während der ersten Lebenstage, in denen sich die Darmflora aufbaut.

Noch ein Streitpunkt ist die Frage, inwieweit eine Impfung zur Entstehung der Neurodermitis beitragen kann. Da nicht jedes Kind nach einer Impfung an Neurodermitis oder einer anderen Krankheit leidet, ist es problematisch, dem ständig erweiterten Impfprogramm eine Schuldzuweisung zu geben. Unbestritten ist, daß bei Kindern eine Neurodermitis erstmalig nach einer Impfung auftreten kann. War die Impfung nur der *Anlaß* oder die *Ursache* für die Entstehung der Neurodermitis? Aus immunologischer Sicht gibt es hierzu keine wissenschaftlichen Beweise, nur Hypothesen.[30]

Der letzte Punkt ist die Käseschmiere. Das Kind kommt nach einem neunmonatigen Aufenthalt im Wasser mit einer Haut zur Welt, die schleimhautähnlichen Charakter aufweist. Das bedeutet, die oberste Schicht, die Hornhaut, ist noch nicht vorhanden. Somit wäre das Neugeborene nur unzureichend geschützt. Damit keine Erreger und in der heutigen Zeit chemische Stoffe in die Haut gelangen, liegt die Käseschmiere wie ein Schutzschild für die ersten Lebenstage auf dem Kind. Wie bereits in Kapitel »Die Haut als Teil des Immunsystems«, Seite 79, beschrieben, ist es daher wichtig, die Käseschmiere nicht gleich abzuwaschen. Als Richtwert kann gelten: Bis der Nabel abgefallen ist, wird das Kind nicht gebadet. Verunreinigungen sollten nur mit klarem Wasser abgewaschen werden. Wenn das Kind während dieser Zeit nicht gebadet wird, sollte auch nichts auf die Haut gegeben werden. In den ersten Lebenstagen sind sicher keine Körperpflegemittel und Kosmetika nötig. Für die weitere Behandlung der Haut gelten die Hinweise wie im Kapitel »Haut und Kosmetik«, Seite 119, bereits angeführt.

[30] Zur Erleichterung der Entscheidung »Impfen – ja oder nein?« empfehle ich die Lektüre der im Literaturverzeichnis angegebenen Bücher.

Die Schleimhaut des Darms sowie die Verdauungsenzyme zum Beispiel der Bauchspeicheldrüse sind auf Muttermilch »programmiert«. Das gestillte Kind ist also im Vorteil, nicht nur, was seine Verdauung betrifft. Auch der vermehrte Hautkontakt zur Mutter fördert seine Entwicklung.

Entgegen der allgemeinen Meinung sollte eine stillende Mutter keine Kuhmilch trinken, denn ein »allergiebereites« Kind kann unter Umständen bereits darauf mit einer Allergie, zum Beispiel mit Neurodermitis, reagieren.

Wenn die Mutter nicht stillen kann oder der Säugling die Brust verweigert, sollte die Babynahrung in jedem Fall vorher ausgetestet werden (siehe Kapitel »Kinesiologie«, Seite 92). Besser ist es, schon von Anfang an für eine optimal verträgliche Nahrung zu sorgen, und nicht erst, wenn die Haut schon »blüht«.

Gehen wir nun einen Schritt weiter und betrachten uns die seelische Situation eines Kleinkindes mit Neurodermitis.

In dieser Altersgruppe gibt es aus seelischer Sicht verschiedene Ursachen, die entweder einen bewußten oder unbewußten Charakter haben. Zwangsläufig mußte ich eine Unterteilung treffen, um diese Zusammenhänge verständlich darzustellen. Bedenken Sie aber, daß es kaum einen Fall geben wird, der sich in ein bestimmtes Schema pressen läßt.

Die folgenden Ausführungen sollen daher auch nur eine Hilfestellung sein, um das seelische Problem beim neurodermitiskranken Kleinkind erkennen zu können. Im Kleinkindalter ist das seelische Empfinden und Erleben immer eng mit dem der Eltern verknüpft. Daher sollten auch die Eltern auf ihr Verhalten achten und beispielsweise die passenden Bach-Blüten einnehmen (siehe auch Seite 56).

- Das Kind möchte mit Hilfe der Neurodermitis Aufmerksamkeit erzielen.

Dies läuft meist auf unbewußter Ebene ab, das Kind reagiert also nicht absichtlich so. Der kleine Patient genießt die ungeteilte Aufmerksamkeit der ganzen Familie. Geschwister, Eltern und Großeltern stellen den Speiseplan nach den Bedürfnissen des kleinen Hautpatienten um. Ist dies nicht möglich, so bekommt er einen Extrateller, auch auf Geburtstagsfesten ist dies so, während die anderen Kinder pauschal gefüttert werden. Die Hautkrankheit macht dieses Kind zu etwas Besonderem, es genießt, etwas Besonderes zu sein und erwartet eine besondere Behandlung.

Es stellt sich die Frage, weshalb das Kind seine Bedürfnisse mittels einer Neurodermitis äußert. In welcher Hinsicht fühlt es sich nicht beachtet und erzwingt die Aufmerksamkeit mit Hilfe einer juckenden, geröteten Haut?

Die Geburt eines Geschwisterchens ist beispielsweise so eine Situation oder auch die mangelnde Aufmerksamkeit eines Elternteils. Natürlich benötigt ein Säugling intensive Betreuung, und die Eifersucht des Geschwisterchens ist durchaus verständlich.

Unbewußt kann das Kind auch versuchen, etwas zu erreichen. Wenn die Mutter beispielsweise wieder zu arbeiten anfängt, zwingt es »offen-sicht-lich« mit Hilfe der Neurodermitis seine Mutter wieder nach Hause, oder es versucht damit unbewußt eine mögliche Trennung der Eltern zu verhindern.

Aus therapeutischer Sicht kann ich im Rahmen dieses Buchs selbstverständlich keine Problemlösungen anbieten. Aber vielleicht helfen die folgenden Hinweise, die Situation zu verbessern:

Im Falle des Kleinkindes, das mit Neurodermitis fehlende Aufmerksamkeit erzwingt, kann es hilfreich sein, dem Kind *unabhängig von seinem Hautzustand* Aufmerksamkeit zu schenken, es zu loben oder mit ihm etwas zu unternehmen. Wichtig ist dabei, diese Dinge vor allem dann zu tun, wenn die Haut gerade an keinem akuten Schub leidet. Damit wird dem Kind unbewußt bestätigt, daß Zuwendung nicht von akuten Neurodermitisschüben abhängig ist – es die Hautkrankheit also eigentlich gar nicht benötigt. Wenn die Eifersuchtsproblematik wegen eines neuen Geschwisterchens überwiegt, sind neben dem gemeinsamen Baden beispielsweise ein Zoobesuch oder ein Besuch im Kindertheater Steicheleinheiten für Haut und Seele des betroffenen Kindes. Wichtig ist es, diese Unternehmungen in gewissen Abständen *alleine* mit dem hautkranken Kind, nicht zusammen mit seinem »Erzfeind«, dem Geschwisterchen, zu unternehmen.

Die bereits auf Seite 55 erklärte Bach-Blütentherapie kann unterstützend wirken:

Im Fall der Eifersucht auf ein neues Geschwisterchen erhält das betroffene Neurodermitis-Kind die Blüte *Holly* (die Eifersuchts-

Blüte) sowie *Walnut* (die Neubeginn-Blüte), damit sich das Kind leichter an die veränderte Familiensituation gewöhnt, und *Star of Bethlehem* (die Seelentröster-Blüte).

– Das Kind übt mit Hilfe der Neurodermitis Macht aus.

Diese Machtspiele des Kindes sind bewußt und offensichtlich. Das Kind beginnt sich zu kratzen, um etwas zu erhalten oder durchzusetzen, ja es kann regelrecht ein Aufflammen der Neurodermitis provozieren. Der kleine Tyrann hält mit seiner juckenden Haut alle auf Trab. Er merkt genau, daß seine Eltern oder Großeltern besorgt sind angesichts seiner Hautkrankheit und daß sie alles tun, um sie am Aufblühen zu hindern. Diäten einzuhalten mit einem kleinen Kratz-Tyrannen ist ein Drama. Wenn er den Schokoriegel nicht bekommt, kratzt er sich aus Protest die Haut blutig, ißt er ihn, schadet es ihm auch.

Deutlich zeigt der kleine Tyrann, daß er seine (Haut-)Grenze überschreitet, also ausdehnt. Umgekehrt haben die betroffenen Eltern auch ein Grenz-Problem: Sie können sich nicht abgrenzen, nicht »nein« sagen. Das hautkranke Herrscher-Kind muß also in seine Schranken verwiesen werden, beispielsweise mit einem angebrachten und konsequenten Nein. Dies stärkt gleichzeitig die bröckelnde Grenze der Eltern.

Auch in diesen Fällen können Bach-Blüten unterstützend (siehe auch Kapitel »Hilfe für die Seele«, Seite 53) angewendet werden:

Das Kind bekommt *Vine* (die Autoritäts-Blüte), die Eltern *Centaury* (die Blüte des Dienens), um klare Grenzen ziehen zu können.

– Das Kind benutzt die Neurodermitis, um sich zu wehren.

Dies ist wiederum meist ein unbewußter Vorgang.

Der Grundcharakter dieser Kinder ist ruhig, sie zeigen wenig Aggression in ihrem Verhalten, sie schlagen nie aus, dafür tut es die Haut. Was sie mit ihrem ruhigen, feinfühligen Wesen, mit ihrem schwachen eigenen Willen nicht abwehren können, überlassen sie der Haut. Durch ihren einfühlsamen, milden Charakter lassen sie alle Eindrücke herein, können sich ihrer Haut nicht wehren. Das Grenzproblem ist auch hier sehr deutlich.

Dieses Kind leidet darunter, etwas »Besonderes« zu sein, es wäre gerne wie die anderen Kinder. Um ja nichts falsch zu machen, fragt das Kind wegen jeder Kleinigkeit, die Bezug zu seiner Haut haben könnte, Eltern, Freunde, Geschwister, Großeltern. Jegliches alltägliches Verhalten wird hinterfragt, der eigene Wille des Kindes interessiert nicht. Solche Kinder versuchen auch, alle Anweisungen strikt einzuhalten, sie geben sich Mühe, gehorsam zu sein und unterdrücken Gefühle wie Ablehnung und Wut.

Hinzu folgt die »Strafe« für eventuelles Fehlverhalten auf dem Fuße: Der Schokoriegel löst Juckreiz aus. Aus Sicht des Kindes ist jeglicher Genuß oder Ungehorsam mit Bestrafung verbunden.

Gerade diese Neurodermitis-Kinder unterliegen meist einer totalen Kontrolle der Eltern, von denen sie auch die Bestätigung erhalten: »Siehst du, hättest du den Schokoriegel nicht gegessen, würde es dich jetzt nicht so jucken!«

Wie kann die schmale Gratwanderung zwischen »verboten« und »erlaubt« bei diesen Kindern gelingen?

Ganz wesentlich erscheint mir die zeitliche Begrenzung der Diäten. Wie bereits im Kapitel »Gedanken zur Ernährung«, Seite 209, erwähnt, ist aus psychologischer Sicht eine zeitlich begrenzte Diät eine weitaus lohnendere Perspektive als die Androhung eines lebenslangen Genußentzugs. Außerdem darf man nicht außer acht lassen, daß die *Erwartung* von Strafe ausreichen kann, um den Juckreiz zu provozieren.

Ist aufgrund des Krankheitsbilds eine länger dauernde Diät nötig, so kann man den Genuß auf andere Ebenen verlagern: beispielsweise auf eine Massage, ein schönes Bad, einen Ausflug, den Besuch eines Restaurants, auch ein Kleidungsstück oder ein Schmuckstück. Damit lernt das Kind, daß Genuß nicht automatisch mit Strafe verbunden ist.

Als eine unterstützende Therapie ist die Gabe folgender Bach-Blüten empfehlenswert: Die Blüte *Pine* (die Blüte der Selbstakzeptanz) hilft dem kleinen Patienten, mit seinen permanenten Schuldgefühlen und der Hoffnungslosigkeit angesichts der Verzichtsforderung des Lebens fertig zu werden. *Cerato* (die Intuitions-Blüte) stärkt das Selbstbewußtsein und fördert die eigene Entscheidungsfähigkeit.

Taucht die Neurodermitis in der Pubertät erstmalig auf, so kann dies auf Schwierigkeiten hindeuten, das Neue, das ins Leben bricht, anzunehmen.

Auch die Abgrenzung gegenüber den Eltern kann sich auf der Haut widerspiegeln. Die Umstände der Pubertät sind in Kapitel »Die Haut und das Symbol des Feuers«, Seite 47, sowie in Kapitel »Akne«, Seite 240, näher erläutert. Sie gelten sinngemäß auch für die Neurodermitis während der Pubertät.

Wird der Erwachsene erstmalig mit Neurodermitis konfrontiert, so können viele seelische Faktoren als Ursache in Frage kommen. Auch hier – wie bei vielen anderen Arten von Hautkrankheiten – überwiegt häufig die Grenzproblematik, also die Frage, inwieweit man fähig ist, in Übereinstimmung mit sich und seiner Umwelt sowohl innere als auch äußere Grenzen zu ziehen, diese aufrechtzuerhalten und den sich ändernden Bedingungen anzugleichen.

Neurodermitis spricht in vielen Fällen gut auf naturheilkundliche Therapien an. Viele der nötigen Schritte zu heiler Haut habe ich in diesem Buch beschrieben. Die Diagnose Neurodermitis ist also nicht hoffnungslos. Sie stellt zugegebenermaßen eine große Herausforderung dar, aber es besteht auch eine gute Aussicht auf Linderung und Heilung.

Anhang

Anmerkung 1

Die schädliche Wirkung von Fluor bleibt nicht nur auf die Haut beschränkt. In der Euphorie, den Kindern ein kariesfreies Gebiß zu erhalten, wurde die prophylaktische Fluorgabe zum Standard-Dauermedikament ab Geburt erklärt.

Zweifellos braucht der Körper zum Aufbau der Zähne Fluor, jedoch in verschwindend geringen Mengen. Dieses Fluor steht ihm von Natur aus in genügender Dosierung über die Nahrung und das Trinkwasser zur Verfügung.

Wird ihm darüber hinaus mehr Fluor angeboten, baut er dieses Überangebot dankbar ein und die Zähne werden proportional größer. Das »Bugs-Bunny-Lächeln« der Generation der Fluoretten-Kinder ist unübersehbar.

Im Verlauf unserer Entwicklung hat sich – bedingt durch die veränderten, eiweißreichen Ernährungsformen – unser Kiefer etwas zurückentwickelt, und er wurde kleiner. Die Folge ist, daß die größeren Zähne zwar ohne Zweifel gesünder sind, aber sie haben im normalen Kiefer ernsthafte Platzprobleme. Zahnextraktionen und Zahnspangen sind in vielen Fällen die unangenehmen Konsequenzen.

Fluor ist eigentlich hochgiftig und die Dosierung eine schwierige Angelegenheit. In Spuren benötigen wir Fluor – in Mengen ist es giftig. Durch die Nahrung, das Wasser und die verschluckte Zahnpasta wandeln wir ständig in der Nähe der Überdosierung.

Zuviel Fluor im Körper schädigt nachgewiesenermaßen den Knochenstoffwechsel, es »besetzt« die Jodkanälchen in der Schilddrüse, es beeinflußt den Gehirnstoffwechsel und schädigt die Gefäßwände. Den Einfluß auf die Talgdrüsen habe ich schon mehrmals erwähnt.

Hierbei spielen noch andere Interessen eine Rolle: Fluor ist ein Abfallprodukt der Aluminiumindustrie und wird als Sondermüll behandelt.

Mit der Gabe von Fluor wird den Eltern vorgetäuscht, daß sie dem Kind ruhig Süßigkeiten geben dürften, denn dank Fluor würde es trotzdem schöne und gesunde Zähne haben.

Anmerkung 2

DNS ist die Abkürzung für Desoxyribonukleinsäure.

Nahezu jede Körperzelle hat einen Zellkern. Hauptbestandteil dieses Zellkerns ist die DNS. Sie steuert maßgeblich die Stoffwechselvorgänge und die körpereigene Eiweißproduktion. Ferner ist sie der Träger der Erbanlagen (in den Chromosomen). Ein DNS-Molekül kann mit einer spiralig um eine Säule herumgelegten Strickleiter verglichen werden. Die Sprossen der Leiter bestehen aus je zwei Basen, die miteinander »verklebt« sind.

Wenn sich die Zelle zum Zweck der Vermehrung teilt, werden die Sprossen der Leiter aus ihrer Verbindung gelöst, und es entstehen zwei Längsstränge mit nur jeweils einem Sprossenteil, was wie ein geöffneter Reißverschluß aussieht. Nun setzen sich auf die freien Sprossenteile die passenden Gegenstücke, und es entstehen wieder zwei komplette Leitern. Während dieser Zellteilungsphase ist die Zelle anfällig für Störungen von außen wie Erschütterungen oder Strahlen. Es kann bei entsprechender Belastung zu »Ablesefehlern« kommen, und es können falsche Verbindungen entstehen.

Je nachdem, welcher Teil der »Strickleiter« betroffen ist, können es im Gefolge die verschiedensten Störungen sein, wie beispielsweise eine falsche Eiweißproduktion oder unkontrolliertes Wachstum.

Literatur

Aeppli, Ernst, »Der Traum und seine Deutung«, München 1984 (Droemer Knaur Verlag).

Albonico, Hans Ulrich, »Gewaltige Medizin«, Bern, Stuttgart, Wien 1997 (Haupt Verlag).

Bach, Edward, »Blumen, die durch die Seele heilen. Die wahre Ursache von Krankheit, Diagnose und Therapie«, München 1995 (Heinrich Hugendubel Verlag).

Bach, Hans-Dieter, »Äußere Zeichen innerer Erkrankungen«, Tutzing 1996 (Ritter Verlag).

Bock, Carl Ernst, »Das Buch vom gesunden und kranken Menschen«, Leipzig 1893 (Ernst Keil Verlag).

Boericke, William, »Homöopathische Mittel und ihre Wirkungen«, Leer 1986 (Verlag Grundlagen und Praxis).

Braun-Falco, »Dermatologie und Venerologie«, Berlin 1996 (Springer Verlag).

Bruker, Max O., »Vorsicht Fluor – das Kariesproblem«, 1995 (Emu Verlag).

Buchwald, Gerhard, »Impfen. Das Geschäft mit der Angst«, München 1997 (Droemer Knaur Verlag).

Buchwald, Gerhard, Delarue, Simone, Coulter, Harris, »Impfungen – Großangriff auf Gehirn und Seele«, München 1995 (Hirthammer Verlag).

Burnett, J., »Erkrankungen der Haut«, München 1994 (Verlag Müller & Steinicke).

Condrau, Gion, Schipperges, Heinrich, »Unsere Haut. Spiegel der Seele, Verbindung zur Welt«, Zürich 1993 (Kreuz Verlag).

Dahlke, Ruediger, »Krankheit als Symbol«, München 1996 (Bertelsmann Verlag).

Dahlke, Ruediger, »Lebenskrisen als Entwicklungschancen. Zeiten des Umbruchs und ihre Krankheitsbilder«, München 1995 (Bertelsmann Verlag).

Dahlke, Ruediger, »Der Mensch und die Welt sind eins«, München 1987 (Heyne Verlag).

Dahlke, Ruediger, Hößl, Robert, »Verdauungsprobleme«, München 1994 (Droemer Knaur Verlag).

Dahlke, Ruediger, Ehrenberger, Iris, »Wege der Reinigung«, München 1998 (Heinrich Hugendubel Verlag).

Dahm, Ulrike, »Die Kraft des Nein. Wegweiser zur Entscheidungsfreiheit für Frauen«, München 1997 (Heinrich Hugendubel Verlag).

Eichelberger, O., »Kent Praktikum«, Heidelberg 1986 (Haug Verlag).

Estés, Clarissa, »Die Wolfsfrau. Die Kraft der weiblichen Urinstinkte«, München 1993 (Heyne Verlag).

Faber, Stephanie »Natürlich schön«, München 1994 (Heyne Verlag).

Faller, Adolf, »Der Körper des Menschen«, Stuttgart 1980 (Thieme Verlag).

Fischer, Anita, »Akne natürlich behandeln«, München 1991 (Gräfe und Unzer Verlag).

Fischer, Georg, Krug, Erich, »Heilkräuter und Arzneipflanzen«, Heidelberg 1997 (Haug Verlag).

Fischer-Rizzi, Susanne, »Himmlische Düfte. Aromatherapie«, München 1990 (Heinrich Hugendubel Verlag).

Fischer-Rizzi, Susanne, »Medizin der Erde. Legenden, Mythen, Heilanwendungen und Betrachtungen unserer Heilpflanzen«, München 1994 (Heinrich Hugendubel Verlag).

Geiger, Fritz, »Bewährte Heilkräuter-Rezepte«, Neckarsulm 1983 (Jungjohann Verlag).

Heilmann, Andreas, »Adressenverzeichnis Naturheilverfahren. Organisationen und therapeutische Einrichtungen in Deutschland, Österreich und der Schweiz«, Heidelberg 1996 (Haug Verlag).

Heymann, Eberhard, »Haut, Haar und Kosmetik«, Stuttgart 1994 (Hirzel Verlag).

Jung, Carl Gustav, »Briefe 1906 – 1961«, 3 Bände, Olten 1973 (Walter Verlag).

Jung, Carl Gustav, »Vom Leiden und Heilen«, Olten 1991 (Walter Verlag).

Jung, Carl Gustav, »Von Traum und Selbsterkenntnis«, Olten 1986 (Walter Verlag).

Jung, Carl Gustav, »Der Mensch und seine Symbole«, Olten 1968 (Walter Verlag).

Keller, Walter, »Lehrbuch der Kinderheilkunde«, Stuttgart 1991 (Thieme Verlag).

König, »Ratgeber in gesunden und kranken Tagen«, Band 2, Leipzig (Vorname Verlag).

Korting, Günter, »Praxis der Dermatologie« Stuttgart 1982 (Thieme Verlag).

Lesch, Matthias, Förder, Gabriele, »Kinesiologie«, München 1996 (Gräfe und Unzer Verlag).

Linhard, Alfred, »Impfen? Nutzen und Risiken«, Zürich 1994 (Unions Verlag).

Maguire, Anne, »Vom Sinn der kranken Sinne«, München 1996 (Droemer Knaur Verlag).

Maguire, Anne, »Hauterkrankungen als Botschaften der Seele«, Olten 1991 (Walter Verlag).

Mehlhorn, Birgit und Heinz, »Zecken, Milben, Fliegen, Schaben – Schach dem Ungeziefer«, Berlin 1996 (Springer Verlag).

Messing, Norbert, »Naturärzte-Wegweiser«, Bad Schönborn 1997 (Verlag Ganzheitliche Gesundheit).

Montagu, Ashley, »Körperkontakt. Die Bedeutung der Haut für die Entwicklung des Menschen«, Stuttgart 1995 (Klett-Cotta-Verlag).

Müller, Johann, Schmidt, Klaus-Ullrich, »Gesunde Haut«, Niedernhausen 1994 (Falken Verlag).

Nissim, Rina, »Naturheilkunde in der Gynäkologie«, Berlin 1997 (Orlanda Frauenverlag).

Paungger, Johanna, Poppe, Thomas, »Vom richtigen Zeitpunkt«, München 1991 (Heinrich Hugendubel Verlag).

Parker, Leila, »Das Praxisbuch der Kinesiologie«, München 1996 (Goldmann Verlag).

Pflugbeil, Karl, Niestroj, Irmgard, »Schutzorgan Haut«, München 1994 (BLV Verlag).

Robbins, Anthony, »Das Power Prinzip«, Bonn 1995 (Norman Rentrop Verlag).
Scheffer, Mechthild, »Die Bach-Blütentherapie«, München 1981 (Heinrich Hugendubel Verlag).
Schellenbaum, Peter, »Das Nein in der Liebe. Hingabe und Abgrenzung in der erotischen Beziehung«, München 1986 (dtv).
Silbernagel, Stefan, Despopoulos, Agamemnon, »Taschenatlas der Physiologie«, Stuttgart 1983 (Thieme Verlag).
Spieß, Heinz, »Impfkompendium«, Stuttgart 1994 (Thieme Verlag).
Stiefvater, Erich, »Die Organuhr. Tafel und Handbuch«, Ulm 1993 (Haug Verlag).
Strobel, Hermann, »Das Zahnweh – subjektiv genommen. Über Zähne, Zahnschmerzen und Zahnärzte und ihre Bedeutung für unseren Seelenfrieden«, Olten 1990 (Walter Verlag).
Volkmer, Dietrich, »Mars im Spiegel – mythologisch-bißliche Betrachtungen«, Bruchsal 1991 (Energetik Verlag).
Voss, Hermann, Herrlinger, Robert, »Taschenbuch der Anatomie«, Band 3, Stuttgart 1974 (Gustav Fischer Verlag).
Wiesenauer, Markus, »Dermatologische und allergologische Praxis der Homöopathie«, Stuttgart 1994 (Hippokrates Verlag).
Wundram, Dieter, »Kosmetik – Chemie auf Haut und Haaren«, Reinbek 1989 (Rowohlt Verlag).
Zimmermann, Walter, »Homöopathie der Hautkrankheiten«, Regensburg 1979 (Johannes Sonntag Verlag).
»Heilkräuter – Geschenke Gottes für Deine Gesundheit.« Herausgeber und Verlag: Verein Freunde der Heilkräuter, A – 3822 Karlstein-Thaya.
Öko-Test, »Ratgeber Kosmetik. Inhaltsstoffe von A – Z«, Reinbek 1995 (Rowohlt Verlag).

Adressen

Anita Kraut
Heilpraktikerin
Staltannen 6a
86989 Steingaden
Tel. 0 88 62/12 51
FAX 0 88 62/93 20 23
email: info@anita-kraut.de
homepage: www.anita-kraut.de

Marien-Apotheke
Marienplatz 2
86989 Steingaden
Tel. 0 88 62/91 10 20
Amalgam-Ausleitungs-Paket zum
Preis von 37,– Euro zu beziehen.

Fachverband
Deutscher Heilpraktiker
Bundesverband
Maarweg 10
53123 Bonn
Tel. 02 28/61 10 49
FAX 02 28/62 73 59

Internationale Gesellschaft für
ganzheitliche Zahnmedizin
Seckenheimer Hauptstr. 111
68239 Mannheim
Tel. 06 21/47 64 00
(Frankierten und adressierten
Rückumschlag beilegen.)

Zentralverband der Ärzte
für Naturheilverfahren
Bismarckstr. 3
72250 Freudenstadt
(Nur schriftliche Auskunft,
1,44 Euro-Briefmarke beilegen.)

Deutscher Neurodermitiker
Bund e. V.
Spaldingstr. 210
20097 Hamburg
Tel. 040/23 08 10

Register